仁爱天使培养行动系列丛书

形体训练与医护礼仪实训指导

主　编　侯丽丽　王敦丽

西南交通大学出版社

·成　都·

图书在版编目（CIP）数据

形体训练与医护礼仪实训指导 / 侯丽丽，王敦丽主编. -- 成都：西南交通大学出版社，2019.11（2024.1 重印）
（仁爱天使培养行动系列丛书）
ISBN 978-7-5643-7223-1

Ⅰ．①形… Ⅱ．①侯… ②王… Ⅲ．①医药卫生人员－形体－健身运动－卫生学校－教材②医药卫生人员－礼仪－卫生学校－教材 Ⅳ．①R192

中国版本图书馆 CIP 数据核字（2019）第 242762 号

仁爱天使培养行动系列丛书

Xingti Xunlian yu Yihu Liyi Shixun Zhidao
形体训练与医护礼仪实训指导

主　编／侯丽丽　王敦丽　　　　　责任编辑／孟　媛

封面设计／吴　兵

西南交通大学出版社出版发行

（四川省成都市金牛区二环路北一段 111 号西南交通大学创新大厦 21 楼　610031）
营销部电话：028-87600564　　028-87600533
网址：http://www.xnjdcbs.com
印刷：四川森林印务有限责任公司

成品尺寸　185 mm×260 mm
印张　16.25　　字数　404 千
版次　2019 年 11 月第 1 版　　印次　2024 年 1 月第 2 次

书号　ISBN 978-7-5643-7223-1
定价　45.00 元

序

  酒泉卫生学校被甘肃省教育厅、甘肃省财政厅列为"省级中等职业教育改革发展示范学校建设计划"立项建设学校，这在该校发展史上具有里程碑式的重要意义。2015 年底，学校开始申报省级示范校建设项目。申报过程中，学校在学校管理、基础条件、教育教学、校企合作等方面都取得了可喜成绩。2017 年 4 月 27 日，学校参加省教育厅组织的答辩，6 月以全省排名第八（项目编号：GSZZSFX201708）、酒泉排名第一的好成绩正式确定为"省级中等职业教育改革发展示范学校建设计划"建设单位。2017 年 12 月，省教育厅、省财政厅正式通过学校的《建设方案》和《任务书》。省级财政计划下达专项建设资金 1 000 多万元，用 2～3 年时间完成学校三个重点专业——护理专业（老年护理方向）、医学检验技术专业、药剂专业在人才培养模式与课程体系改革，师资队伍建设，校企合作、工学结合运行机制三方面的建设，以及两个特色项目——智慧校园特色项目、"仁爱天使"培养行动特色项目的建设。

  课程建设与课程改革建设涉及开发编写与重点专业和特色项目关联的教材，教材定位于中职医学类各专业，主要满足学生专业实训、专业拓展和综合素质提升，增加实用性，实验实训课程对接工作岗位，突出校企合作、案例示范、理实一体。本套教材共计 20 册，专业课程编写全程企业专家参与，素质拓展教程知名专家指导，部分教程项目法编写符合目前中等卫生职业教育生源和就业特点，体现教材内容的"实用"和强化"学以致用"特点。相信通过老师的努力、专家的严格把关，本套教材将给酒泉卫生学校的发展增添浓墨重彩的佐证。

酒泉卫生学校

2019 年 1 月

省级中等职业教育改革发展示范学校建设系列教材

序号	专业方向	教材名称	主编	实用范围
1	护理专业（老年护理方向）	老年护理	任艳萍　喻志英	护理、农村医学、康复
2		老年营养与膳食指导	李晓彬　任艳萍	护理、农村医学、康复
3		护理学基础学习指导	蔡红霞　刘丽娟	护理、农村医学、康复
4		解剖学基础项目教学	马晓梅　刘军鹏	医学各专业
5		病理学基础项目教学	石玉芹　马晓梅	医学各专业
6		健康评估	刘梅芬　宋正爱	护理
7		康复理疗技术	李　上　王建民	护理、农村医学、康复
8	医学检验技术专业	医学检验技术实训操作规范	曹利平　潘　英	医学检验技术
9		医学检验仪器使用规范	曹利平　许　强	医学检验技术
10	药剂专业	药物分析技术	戴笑娟　孙　辉	药剂
11		药物学基础	王若菲　于治国	医学各专业
12		药剂学基础	于治国　王若菲	药剂
13		药品市场营销	孙　辉　戴笑娟	药剂
14		酒泉地区常用中药材	李　上　王若菲	药剂、农村医学、康复
15	仁爱天使培养行动系列丛书	中职生心理健康教育	黄兵基　李晓彬　孙叶蛟	医学各专业
16		班主任专业化成长指南	王建民　高建仁　莫仁	入职教师、班主任
17		人文素养实用教程	李　锋　张艳梅　文　彤	医学各专业
18		杏苑诗文	李　锋　余　敏	医学各专业、教师
19		形体训练与医护礼仪实训指导	侯丽丽　王敦丽	护理、农村医学、康复
20		中职生硬笔书法训练	宋正爱　余尚军	医学各专业、教师

前　言

孔子曰："不学礼，无以立。"清代思想家颜元认为，国尚礼则国昌，家尚礼则家大，身有礼则身修，心有礼则心泰。中国是具有五千年文明历史的国家，素有"礼仪之邦"之称，中国人也以彬彬有礼的风貌著称于世。在现代生活中，礼仪依旧是每一位现代人必备的基本素养。以体训人，以形表人，以礼待人，方能知书达理。"绅士风度""淑女规范"则自然地成为当代职场人所追求的形象典范。礼仪规范常被视为人生之本、立业之基，也是职业形象和职业礼仪规范，更是当代大学生的基本素养之一。

"形体训练与医护礼仪实训"课程是我校依据《中等职业学校公共艺术教学大纲》并结合专业设置而开设的特色课程，分为形体训练和医护礼仪两部分，其中形体训练是以健康第一为指导思想，以塑造健美形体、增进身心健康为目标，对学生的形体和姿态进行完美训练的一门艺术课程。医护礼仪是一种职业礼仪，是医护工作者在进行医疗护理工作和健康服务过程中所遵循的行为标准，是医护人员素质、修养、行为和气质的综合反映，也是医护人员职业道德的具体表现。如何将这两项教学内容科学合理地整合在一起，减少教学重复，衔接职业岗位，体现课程特色，落实现代职教理念是编写本书所必须考虑的。我们经过反复研讨和大量论证，组织了本次教材的编写。编写理念以科学发展观为指导，贯彻"加快发展现代职业教育"精神，突出职业教育特色，适合中职学生的身心发展，满足教学和社会的需要。编写原则是在充分整合课程资源的前提下，精心组织教材内容、优化教材结构、挖掘课程衔接，尽量做到简明扼要、重点突出、语言流畅和图文并茂，使教材具有较强的系统性、实用性以及实操性，便于教师授课和学生学习。

全书共分二部分：第一部分为形体训练实训指导，第二部分为医护礼仪实训指导。

项目一主要介绍形体训练的概念、意义，及形体美的评价；

项目二、项目三主要介绍形体训练的科学准备、主要内容和训练方法，其中项目三以形体训练为重点内容，共分八节进行教学；

项目四介绍了健美操和体育舞蹈等协调性舞姿练习的技巧和地方舞蹈赏析，同时加入中国民族民间舞组合，并将瑜伽基础练习作为选修部分进行教学；

项目五介绍包括站姿、坐姿等基本礼仪形态的练习方法，为第二部分医护礼仪学习打下重要的基础；

项目六、项目七对礼仪、护理礼仪、日常社交礼仪做了概述；

项目八对医护学生校园礼仪以及医护学生在校园中的行为举止做了规范与要求。

项目九、项目十、项目十一主要介绍了护理人员在仪容、服饰、举止、言谈、工作场所，以及临床实习中应具备的礼仪规范，也是第二部分的重点所在；

项目十二介绍了求职礼仪的具体要求，为医护学生求职应聘提供一定的指导；

项目十三实训指导主要培养学生的实践及动手能力，使学生掌握护理礼仪的实际操作方法。

附录：运动常识作为知识拓展由学生自修。

本教材作为校本教材主要供中、高职医护专业教学使用。

本书编者均为具有丰富教学经验的一线教师，他们以中等职业教育教学目标为依据，深入研究课程特点，严格对照临床工作在医护礼仪方面的标准和要求，参阅大量书籍，以实例为基础，历经多次商讨和修改编成本书，在此对他们高度负责的工作精神和辛勤付出的敬业态度表示最诚挚的感谢。本教材由侯丽丽老师担任主编统改并串编定稿，公建军老师担任初审，王敦丽教授担任主编复审。各项目的作者为：

项目一：姜丽云；

项目二，项目五，项目四中任务三、任务四：张丽；

项目三，项目四中任务一、任务二、任务六：侯丽丽；

项目六，项目七，项目十：蔡红霞；

项目八，项目九，项目十一，项目十二，项目十三中任务二：李娜；

项目四中任务五，项目十三中任务一、任务三、任务四、任务五、任务六、任务七、任务八，附录：王敦丽。

最后感谢兰州理工中等专业学校郑复铭老师对本书的悉心指导；感谢李泉山老师为本教材拍摄并修改图片；感谢高晶、陆斌老师为本教材提供专业支持；感谢胡静怡、仲欣怡、李楠楠、杨凯波、李玲、苏丹所做的动作示范；感谢本教材所引用、参考的文献的作者。

本书在编写过程中得到了校领导的全力支持和各个层面老师的热情关心与帮助，在此致以最衷心的感谢。限于编者的水平和时间有限，教材中难免存在不足之处，恳请使用本教材的同行专家、广大师生和其他读者提出宝贵的意见和建议，以便后续的改进和提高。

编　者

2019 年 5 月 12 日

目　录

第一部分　形体训练

第二部分 医护礼仪

第一部分　形体训练

项目一 认识形体训练

目标实践

形体训练是一项比较优美、高雅的健身项目，主要在舒展优美的舞蹈基础（以芭蕾为基础）上，结合舞蹈（民族舞、民间舞、现代舞、流行舞、健身操）等进行综合训练，可塑造人们优美的体态，培养高雅的气质，改变自然体态，纠正生活中不正确的姿态，提高审美品位，陶冶情操。

任务一 形体训练的基本概述

一、起源与发展

形体训练起源于芭蕾、舞蹈和体操的基本功训练。舞蹈起源于人类求生存和求发展的劳动实践以及其他多种生活实践的需要，是最早产生的艺术形式之一。随着音乐的引入、东西方艺术观念的合理融合，产生于劳动并回归于职业的形体训练便应运而生了。

二、形体训练的定义

形体训练的定义目前有两种，即狭义和广义。狭义的形体训练是以人体科学理论为基础，通过各种身体练习以增进健康、增强体质和塑造体型，它是有目的、有计划、有组织的教育过程。

广义的形体训练认为，只要是有形体动作的训练就可以叫作形体训练，基于此种定义，各式各样的动作都可以称为形体训练，甚至医护人员的程式化动作，比如坐、立、行、礼仪姿势等，也可以被称为形体训练。

三、形体训练的特点

形体训练是以人体的形态科学为基础，以美为标准而进行的一项运动。所以形体训练有区别于其他体育运动的特点，主要有如下表现：

1. 目的性

形体训练的根本目的是使人们拥有良好的身体形态，是以培养良好形态而进行身体练习为主要特征的学科。形体训练的内容多为周期性的静力性活动和控制能力的练习，而非剧烈的体育运动。形体训练以严格规范形体控制为基础，是以舒展优美、符合人体运动的自然规律的练习为基础的运动形式。

2. 艺术性

形体训练具有强烈的艺术性。形体训练是具有美的性质的运动，所以它对美的感受较于其他体育运动来说要强得多，可以说它是一种具有艺术特征的身体运动。形体训练常以其丰富多彩的练习内容及形体美为表达形式，通过舒展优美的姿态、矫健匀称的体型，以及在集体练习中巧妙变换的队形等方式展示强烈的美感。在形体训练中，人们常加入音乐，将整个形体训练生动地结合起来，还可以根据不同风格的乐曲，创造出不同形式的形体训练动作，使整个形体训练变得生动和优美。形体训练同时还提高了形体训练者的音乐素养，培养其良好的气质和修养。值得强调的是，形体素质训练中多采用旋律优美的钢琴曲伴奏，这是因为钢琴的表现力是所有乐器中最为突出的，钢琴是感受音乐美感的首选乐器，也是最好的乐器，所以形体训练对提高音乐素养也起了很大的作用。

3. 多样性

形体训练的方法、形式和项目多种多样，适用于不同水平的练习者。

从形体训练的方法上看，它是在人体解剖学、运动心理学、运动训练学、运动生理学，以及美学等学科理论指导下进行的。根据不同的年龄和性别、不同的体型和体质、不同的训练目的和不同训练者的水平，可选择不同的训练方法。

从形体训练的形式上看，有局部练习，也有全身练习；有单人练习，也有双人练习，还有集体练习；有徒手练习，也有器械练习；有站姿练习，也有坐姿练习；有节奏柔和、缓慢的练习，也有节奏快、动感强的练习。

从形体训练的项目上看，有健身强体的练习；有健美体形的练习；有训练正确的站坐、行走姿态的专门练习；有塑造形象的着装、发式、化妆及言谈、举止、礼仪等形体语言练习；有适合肥胖人士减肥的练习；有适合瘦弱人士丰肌健美的练习等。

4. 舞蹈性

形体训练是以身体表现为主的舞蹈和运动项目相结合的基础训练，也是培养现代礼仪的主要手段。芭蕾、体操、艺术体操等运动项目的基础就是形体的训练，而这些项目又促进形体的训练，两者相辅相成，对提升个人形体美、培养个人艺术素养有着重要的作用。

任务二　形体训练的内容

形体训练包括形体素质训练、身体基本形态训练和形体综合训练三个方面。

一、形体素质训练

形体素质训练具有高密度和低强度的特点，主要是训练形体的控制力和表现力，包括身体力量、柔韧性、协调性、耐力和灵活性的训练。

1. 力　量

力量是指人体肌肉收缩时表现出来的一种克服阻力的能力。力量的大小取决于以下几方面：① 肌肉的生理横断面；② 支配肌肉收缩的神经中枢的作用程度；③ 肌肉组织的生化积极性；④ 完成动作的技术。在训练中，对肌肉活动的不同形式形成了不同的力量概念，即绝对力量、速度力量和耐力力量。绝对力量取决于肌肉最大限度地任意收缩的能力；速度力量取决于肌肉迅速收缩时克服外部阻力的能力；耐力力量取决于人的肌体在做长时间的耐力活动时对抗疲劳的能力。在形体训练中，培养局部力量（如前、侧、后控制的力量）具有特别的重要意义，但必须合理适度，其目的是发展肌肉的速度力量和耐力力量。

培养力量的基本方法有极限训练法、重复训练法、动力训练法和静力训练法。极限训练法不适用于形体训练、高负荷和中负荷训练。对形体训练者来说，重复训练法是非常有效的培养力量的方法。动力训练法适用于培养速度力量素质，其具体表现是弹跳力。弹跳力是一种综合素质，这种素质的基础在于保持动作最大幅度的情况下，使肌肉收缩的力度与速度相结合并在形体训练中表现出来。弹跳力有着非常重要的意义，如各种大跳动作，它是表明练习者技术水平与素质的一种指标。静力训练法就是使肌肉经受长达56秒最大的重复性紧张，为了有目的地培养人体某块肌肉群，形体艺术训练广泛采用静力训练法，如各种控制动作和各种平衡姿势的腿部动作。

2. 柔韧性

柔韧性一般称为"软度"，它是指肌肉、韧带的弹性和关节的活动范围及灵活性。柔韧性的好坏在形体训练中起着重要的作用。良好的柔韧性能够增加形体动作的幅度，使动作更加舒展、优美和完善，是高质量完成动作的基本保证。要使形体艺术训练的动作更加完善，就必须全面发展身体各部位的柔韧性，否则无法发挥出动作的优美表现力和塑造力，也无法提高动作的技术。如若关节的灵活性较差，那么往往会使动作受到局限或变得僵硬，因此在形体训练过程中，提高脊柱的柔韧性（如腰椎、胸椎和颈椎的柔韧性）具有特殊意义。脊柱的柔韧性对掌握波浪、摆动和结环等动作非常重要。

柔韧性又分为主动柔韧性和被动柔韧性两种。主动柔韧性是指练习者不借助外力，只靠自身的肌肉力量独立完成动作，其关节可以获得最大限度的灵活性。被动柔韧性是靠同伴、器材或负重等外力作用最大限度地完成动作。只有同时发展主动和被动这两种柔韧性，才能使身体各关节获得适宜的灵活性。但是，发展柔韧性要与放松练习交替进行，这样才有利于韧带和肌肉的伸展和放松，避免损伤。

3. 协调性

协调性是指练习者身体各部位在时间和空间上相互配合，合理有效地完成动作的能力。它是身体素质中最不好练习、最不容易提高的一项素质，但它同时也是形体训练中必须具备的素质之一。协调性可通过各种舞蹈组合（如爵士舞组合、现代舞组合等）、健美操和形体动作组合来提高，因为这些练习需要全身大小肌肉都参加此项运动，而许多肌肉在日常生活和其他运动项目中是活动不到的。这些练习的动作有对称的也有不对称的，变化较多。在安排一些动作的组合练习时，练习者应选择那些需要上下肢、躯干，以及头等多部位相互配合，具有一定复杂性的动作，这样可锻炼大脑支配身体各部位，同时能参与不同运动的能力。要提高协调性，还应让练习者尽可能多地学习和掌握各种类型的动作。学习的动作越多，神经和肌肉的支配能力就越能得到锻炼和提高。

4. 耐　力

耐力就是在尽可能长的时间内，坚持完成某种规定动作的能力。耐力有一般耐力和专项耐力之分。形体的一般耐力是指持续完成某项动作的能力，这项动作往往可使许多肌群参与活动，而且会对心血管系统、呼吸系统和中枢神经系统提出更高的要求，有了一般耐力，就能使练习者顺利地完成大负荷的动作。形体的专项耐力是指完成某种非常剧烈但为时不长的动作的能力，有了这种能力，练习者就能够轻松自如、连贯流畅、舒展优美、富于表现力地完成无比精彩、复杂和新颖的表演动作。

5. 灵活性

灵活性在身体素质训练中占有特殊的位置，它与其他身体素质的联系最为广泛，是一种最综合的素质。灵活性有一般灵活性和专项灵活性之分。一般灵活性是指一种能正确协调自身动作与合理完成动作的能力。专项灵活性则是一种能根据项目的特点，合理运用该项运动技术的能力。灵活性的基础在于运动技能的灵巧、肌肉感的高度发达和神经系统的可塑性。练习者对自己所做动作的领悟能力越高越正确，就能越好地理解新动作的要领。

身体素质训练的内容较多，但力量、柔韧性、协调性和灵活性是形体基本素质训练中最主要的内容，它们的好坏影响身体形态的控制力和表现力。因此，在形体艺术训练中，每个动作都和增强形体专项素质的能力有密切的关系，练习者尤其需要加强基本体质的训练以利于良好身体形态的形成，从而达到形体训练的目的。

二、身体基本形态训练

身体基本形态训练主要是指在音乐伴奏下进行大量的徒手练习、地面练习和把杆练习，其目的是培养练习者正确的体态以及完成动作的协调性和准确性，进一步改善身体形态的原始状态，逐渐形成正确站姿、坐姿、走姿和优雅举止，以提高形体动作的灵活性和表达能力。

三、形体综合训练

形体综合训练主要以有节奏的形体动作为主要练习手段，一般采用基本舞步，通过舞蹈组合、韵律操、健美操和体育舞蹈等多种项目进行练习。形体综合训练可提高练习者的有氧代谢能力，促进其身体的全面发展，提高练习者的节奏感、音乐表现力和形态表达能力，还可以提高练习者的兴趣，陶冶情操，培养他们高雅的气质和风度以及对美的感受和欣赏能力，丰富其想象力和创造力，保持健美体形，促进优美体态的形成。

任务三　形体训练的作用

形体训练是指通过训练身体，达到提高训练者各个机能的目的，其作用主要表现在以下三个方面：

一、健　身

形体训练是以训练身体为基本手段，均匀和谐地发展人体，增强体质，使人体更加健美的一种体育运动。通过形体训练，如健美操锻炼、体态训练和柔韧练习等都能增强运动系统的功能，有益于肌肉、骨骼和关节匀称、和谐地发展，有利于形成正确的体态和健美的形体，还能增强心血管系统及呼吸系统的功能，提高体能素质，实现健身的目的，为良好形象气质的形成奠定坚实的基础。

形体训练通过基本动作和成套动作练习，对身体各关节、韧带、各重要肌肉群和内脏器官施加合理的运动负荷，对心血管功能、身体柔韧性、协调性、力量、耐力、体重，以及体质等的改善都有十分显著的作用。如采用压、拉肩及下腰等练习来发展柔韧性；采用舞蹈、徒手和成套动作练习来锻炼大脑支配身体部位同步运动，发展身体的协调性；采用健美操中的仰卧起坐、快速高踢腿、跳步等来发展力量和弹跳力，提高动作的速度和力度；采用跑跳动作和健身操等练习来提高耐力素质，增强体能。

人的身体是由骨骼、关节和肌肉组成的，骨骼、关节和肌肉的发育正常与否，将直接影响一个人身体的基本素质情况。经常性的形体训练能使骨密质增厚，骨径变粗，骨周围的血液循环得到改善，肌肉的控制能力增强，关节更加灵活。经常进行形体训练，还能使身体变得强壮有力，有利于改善训练者的心肺功能，提高消化系统的活力，增强皮肤的血液循环，促进新陈代谢，从而加强人体的防御能力，真正实现健身的目的。

二、健　美

健美主要是指通过形体训练使人体的形体美得到塑造，即使人体外形达到匀称和谐。形体美基本上是由身高、体重和人体各部分的长度、围度及比例所决定的。通过形体锻炼的力量练习，可使身体各部分的肌肉协调、匀称地发展，其主要特征是身体部分肌肉特别发达、线条清晰。通过健美操的练习，可使身体各部分的肌肉减少，肌肉的协调性、灵活性增强，其主要特征是动作优美动人。进行系统的形体训练还对良好的站姿、优美的体态的形成有特殊的功效。长期坚持形体锻炼可以使少年儿童形成正确的身体姿态；使青年人动作优美、体态矫健；使中年人延缓身体的衰老，保持良好体型。

健美的形体是通过运动锻炼出来的。训练者通过科学、系统的形体锻炼，使身体协调发展，塑造自己理想的形体，达到良好的健美效果。

三、健　心

形体训练的健身价值是显而易见的，而它的健心价值对青年人的健康成长同样有着不可替代的作用。

1. 增强乐感

在形体训练的过程中，我们一般根据不同的训练内容，安排一些节奏舒缓或者节奏鲜明的音乐。形体训练的教学实践证明：初次接触形体训练的学生大多数节奏韵律感差，听不出音乐的节奏，对于一拍一动、二拍一动更是摸不着头脑，只有少数学生能合拍有节奏地练习，而通过一段时间的形体训练后，大部分学生都能跟上音乐的节奏，较好地表达音乐的内涵。所以，形体训练在一定程度上有增强训练者音乐感的作用。

2. 丰富想象力、创造力

想象，是在表象重新组合的基础上，反映未直接感受过的事物新形象的过程。想象在形体训练中具有一定的随意性，练习者在音乐的伴奏下可以进行各种练习，随意发挥情绪，尽情欢跳。如在韵律操的创编中，不得多次重复某个动作，音乐的选配也与动作的表现力相吻合。此时，同学们可以充分发挥自己的想象力和创造力。

3. 锻炼顽强意志

意志是人们自觉地确定目标并支配行动，克服种种困难而实现目的的心理过程。形体健身的意义及其价值就是把形体训练作为一项健身、健心的娱乐项目来进行身体锻炼，让训练者始终保持充沛的精力、愉快的心情，培养良好的身体姿态，促进生理和心理的健康发展。对从未接触过舞蹈、体操的人来说，刚开始训练时会遇到许多困难，如动作不协调或无法到位、柔韧性差、体力跟不上，以及姿态差等。可形体训练以其独特的魅力吸引着练习者去克服困难，咬紧牙关，坚持下去。良好的意志品质不是自发产生的，而是在学习中形成的。形体训练要有成效，必须有一个量的积累过程，即从量变到质变，那就需要一定的耐力和坚强的意志。

4. 培养正确的审美观

形体训练不仅仅是身体素质的训练，也是精神文明教育和审美教育的训练。人体美的主要表现形式是外在美，但也脱离不开内在美。"人的外表和纯洁应是他内心的优美和纯洁的表现。"形体训练，即发挥其自身丰富的内容和独特的形式，培养训练者良好的审美意识，陶冶美的情操，形成合适的审美观。由漂亮的木地板、宽敞的落地镜组成的体操房和舞蹈教室，优美、欢快的音乐，丰富多彩的动作，矫健匀称的体型，五颜六色的服装，构成一幅美的图画。在形体练习中，练习者不仅心情愉快，精神上得到了满足，而且可以懂得什么是美的动作、美的仪表和美的心灵，由此提高他们对美的感受、鉴赏、表现和创造能力。

总之，形体训练可以陶冶训练者的情操，美化他们的心灵，培养其热爱生活、乐观积极的品格，激发他们对生活的自信心和进取心，使他们形成豁达、乐观、开朗的良好心境，极大地促进训练者身心健康。

任务四　形体美的标准

著名美术教育家刘海粟说过："人体美乃美中之至美。"确实，世间美好的东西太多，但创造万物的人体乃是一切美中最美的。爱美之心，人皆有之，社会需要美，人类更需要美。人体美是人们追求的美的目标之一，不朽的传世之作"维纳斯""大卫""掷铁饼者"等留给人们极深的印象，其根本原因是这些作品体现了人体美。我们认为，人体美是健、力、美三者的有机结合。它包含了肌肉、骨骼的发育情况，机体的完善程度，人体的外形美，以及人的精神气质。形体美的标准包括如下几个方面：

1. 肌肉发达、健壮有力

在人类学家、艺术家和体育家的眼里，骨骼发育正常，身体各部分之间比例适宜、匀称，肌肉发达，体魄健壮是人体美的重要表现。正常的脊柱弯角度形成一个端庄的上体姿势，加上一个前后较扁的圆锥形的胸廓，大小适中而扁平的盆骨以及长短比例适中的上下肢骨，就构成一副匀称而协调的身材雏形。但仅有一副匀称而协调的骨架还不能显示出形体的优美，还需要有发达且健壮的肌肉。

肌肉是运动器官，它们在神经系统、循环系统和其他系统的密切配合下，起着保护、支持人体和运动的作用。人全身的肌肉约 500 块，重量约占体重的 40%。健美的形体、健壮的体魄和发达的肌肉密切相关。发达的颈肌及胸锁乳突肌能使人的颈部挺直，强壮有力；发达的胸大肌（含胸小肌）能使人的胸部变得坚实和健美；发达的肱二头肌和肱三头肌能使人的上肢线条鲜明，粗壮有力；发达的三角肌能使肩膀变得宽阔，再加上发达的背阔肌，就会使人体呈美丽的"V"字形；骶棘肌是脊柱两侧的最长肌肉，它的发达能固定脊柱，使人的上体挺直；发达的臀肌和有力的下肢肌（股四头肌、股二头肌、小腿三头肌）能固定人的下肢，支持全身，构成健美的曲线。总之，发达而有弹性的肌肉是力量的源泉，亦是美的象征。

2. 体型匀称、线条鲜明

体型有不同的分类，我们一般把体型分成胖型、肌型（或运动型）和瘦型三类。

（1）胖型：其特点是上（肩宽、胸围）下（腰围、臀围）一般粗，躯干像个"圆水桶"，而且腰围很大。腰两侧下垂，腹部松软且堆积的脂肪很厚，肚脐很深，胸部的脂肪多而下坠，颈部短而粗，体重往往超过标准体重30%~50%。

（2）肌型（运动型）：其特点是肩宽、背阔、腰细、臀小且上翘，上体呈"V"形，腹壁肌肉垒块明显、四肢匀称、肌肉发达、无双下巴，颈部强壮有力，体重在标准体重+5%的范围内。

（3）瘦型：其特点与肥胖相反，上下都细、肩窄、胸平、腰细、四肢细长、脂肪极少、肌肉消瘦，胸腹部可见肋骨，背部可见肩胛骨，体重小于标准体重25%~35%。

女性和男性在体型分类上大体相同，但女性有其自身的特点，强调身体比例匀称，线条流畅，整个体型呈曲线形。如女性的骨盆通常比男性要大，所以躯干一般呈现出上小、下大的正三角形。女性的脂肪普遍比男性多5%左右，而肌肉发达程度及肌力只能达到同级男性的75%~80%。因此，女性肌型（运动型）体型的特点是躯干呈三角形（少数为倒三角形）、四肢匀称、肌肉圆滑、胸部丰满、腰细臀圆、颈长腹平。从侧面看，运动型女性的胸、腰、臀更富于曲线美。

胖型的女性躯干多为上下一般粗（或上小下大）的水桶形，胸厚、腰粗、腹壁脂肪厚，即使仰卧在床上，腹部隆起高度仍超过胸部高度，颈部普遍短粗，四肢多为上粗下细。瘦型的女性和胖型相反，呈现出胸部扁平、四肢干瘦、不丰满，以及无线条的特征。

3. 精神饱满、坚韧不拔

精神饱满的外在表现是指皮肤美、容貌美、姿态美和动作美，其内在表现是朝气蓬勃、勇敢顽强和坚韧不拔。

（1）皮肤美。

皮肤是健康状况的镜子，是人体美的重要表征。红光满面、气色好的人才有精神。

（2）容貌美。

容貌美常常是人们见面时的第一感觉。它是由面部骨架（脸型）、眼睛、眉毛、耳朵、鼻梁和口唇共同构成的一种美丽、丰富而生动的面部形象。根据人们对女性美的审美实践，眼大明眸、眼皮双褶、口唇红润、牙齿皓白整齐、鼻子竖直、颈脖修长、耳郭分明等都是女性容貌美的特征。而男子的容貌美则有别于女性的秀美和妩媚的审美特征，在现代女性眼中，以方圆脸形、五官端正、浓眉大眼、眼睛明亮有神、前额宽广、鼻梁端正、嘴型大小适度的男性为美。

（3）姿态美。

姿态美即动作洒脱。优美的姿态和洒脱的动作，既符合人体解剖学和生理学的规律，又给人以美的印象。我国传统礼仪很重视一举一动，要求坐有坐相、走有走相、站有站相、卧有卧相、吃有吃相。总之，衣食住行均应有规矩，应讲究文明礼貌。

（4）勇敢顽强，坚韧不拔。

古希腊人很崇尚勇敢无畏的精神，我们把这种精神称之为"奥林匹克精神"。我国优秀的体育运动员，他们的形体普遍是健美的，他们的身手是矫健的，他们的成绩是惊人的，他们在赛场上的拼搏精神更是令人们崇敬的，正如中国女垒姑娘们说的那样："掉皮、掉肉、不掉队，顽强拼搏争胜利。"她们为了祖国的荣誉拼搏，这种美是发自心灵深处的。她们的健美英姿和勇敢无畏的精神在中国人民和世界人民心中留下了极深的印象。她们是形体美和内在美完美结合的代表。

任务五　形体的测量与衡量指数

形体健美在很大程度上取决于身体各部位体围的尺寸和相互间的比例。

身高主要反映人体骨骼的发育程度；体重是反映人体发育状况的重量指标；胸围反映胸廓的大小、胸部肌肉以及乳房的发育情况，是人体厚度和宽度最有代表性的测量值，也是身体发育状况的重要指标；腰围反映一个人的腰背健壮程度和脂肪状况；上臂围反映一个人肱三头肌和肱二头肌的发达程度；大腿围反映一个人股四头肌及股后肌群的发育状况；臀围反映一个人髋部骨酪和肌肉的发育情况。

1．测量方法

准备一条软尺，把全身主要的地方正确地测量出来并做好记录，判断自己的形体。

（1）身高和体重：身高和体重即便在一日之内也会有微妙的变化，故以在早晨起床后，身体还没活动之前测量为宜，尤其是体重，饭前饭后差别很大。

（2）胸围：测量时，身体直立，两臂自然下垂。皮尺前面放在乳房上缘，后面置于肩胛骨下角处。先测安静时的胸围，再测吸气时的胸围，最后测深呼气时的胸围。一般成人呼吸差为 6~8 厘米，经常参加锻炼者的呼吸差可达 10 厘米以上。呼吸差可反映呼吸器官的功能。测量未成年女性胸围时，应将皮尺一端放在肩胛骨下角，前方则放在乳峰上。测量时不要耸肩，呼气时不要弯腰。

（3）腰围：测量时，身体直立，保持呼吸平稳，两臂自然下垂，不要收腹，皮尺水平放在髋骨上、肋骨下最窄的部位（腰最细的部位）。

（4）臀围：测量时，两腿并拢直立，两臂自然下垂，皮尺水平放在前面的耻骨联合处。

（5）臂围：手臂与手腕是比较纤细的部分，基本而言，上臂围是指肘至肩部最粗的部位，比颈围（下巴抬起颈部细长的状态）细 4.5 厘米是最理想的。

（6）颈围：测量时，身体直立，测量颈的中部最细处。

2．形体美的衡量指数

女性形体美的衡量指数与男性形体美的衡量指数有所区别，分别如下：

（1）女性形体美的衡量指数。

标准体重计算公式为：[身高（厘米）－100]×0.85（千克）。

上下身比例：以肚脐为界，上下身比例应为 5：8，符合"黄金分割定律"。

胸围应为身高的二分之一。

腰围的标准围度比胸围小 20 厘米。

臀围应较胸围大 4 厘米。

大腿围应较腰围小 10 厘米。

小腿围应较大腿围小 20 厘米。

足颈围应小于小腿围 10 厘米。

手腕围应较足颈围小 5 厘米。

颈围应等于小腿围。

肩宽即两肩峰之间的距离，应等于胸围的 1/2 减去 4 厘米。

（2）男性形体美的衡量指数。

标准体重计算公式为：[身高（厘米）– 100]×0.9（千克）。

身体的中心点应在股骨大转子顶部。

向两侧平伸两臂，两手中指尖的距离应等于身高。

肩宽应等于身高的四分之一。

胸围应等于身高的二分之一加 5 厘米。

腰围应较胸围小 15 厘米。

髋围应等于身高的二分之一。

大腿围应较腰围小 22.5 厘米。

小腿围应较大腿围小 18 厘米。

足颈围应较小腿围小 12 厘米。

手腕围应较足颈围小 5 厘米。

上臂围等于大腿围的二分之一。

颈围应等于小腿围。

项目二 训练与科学

学习目标和任务

【目标】

1. 使学生改变自身的形态习惯，通过规范、科学、严格的训练，训练出良好的体态；
2. 初步认识形体训练并为今后的训练做好充分的准备。

【任务】

1. 通过合理的、科学的理论知识和身体练习，达到增强体质、增进健康和提高用肢体语言表达思想感情的能力的目的；
2. 通过形体课程的学习，使学生了解和掌握芭蕾、古典舞蹈的基本手位和脚位；
3. 通过对热身操的学习，做好训练前的准备。

目标实践

形体美是每一个人所向往和追求的，尽管随着时代的变化，形体美的标准不尽相同，但现代人对美的体型已有共识。形体训练必须建立在健康的基础上，以人体科学原理和美学原理为指导，以身体练习为基本手段，以发展形体专项素质为基础，以塑造健美形体为核心，以提高形体的控制力与表现力为重点，将科学培养良好个性与气质的目标贯穿于教学活动的全过程。

任务一 形体锻炼与饮食

形体锻炼的目的是改善形体，增进健康。然而，饮食是人体健康以及人体健美的基础，二者是相互影响、相互促进的。只有在形体锻炼的同时，根据自身形体健美的要求，依据各类食物的营养成分及所含热能，科学、合理地制定和调整个人的饮食结构，才能更好地达到形体美的目标。

人体从事各种活动以及体内器官在完成各自的生理功能时，都需要消耗能量。人体在一定时间内所消耗的总能量，应该与同时间机体物质代谢过程中所产生的总能量相等。人体的能量代谢随性别、年龄、体重、环境，及从事的活动等情况而有所不同，普通成人每天需要 2 300～3 500 千卡的能量。人体必需的营养由糖、脂肪、蛋白质、维生素、无机盐和水等构成，而这些营养大都来自我们日常的食物。一般而论，除了老年人之外，一般人只要吃饱且不偏食，就能从多种食物中摄取各种营养元素，满足人们日常生活和锻炼所需要的营养物质要求。

一、科学地摄取饮食营养

1. 食物的分类与选择

营养学专家认为，如果每天的食物包括表 2-1-1 所示的五组内容，就可以称为达到平衡膳食的标准了。

表 2-1-1　平衡膳食的构成

五谷杂粮、薯类、豆类（不含大豆），及脂肪少的坚果类	主要供给淀粉，其次供给蛋白质、矿物质和维生素，同时也是膳食纤维的主要来源。摄取量以适应训练者身体消耗、脂肪少的坚果类为宜
肉、鱼、禽、蛋、及大豆类（包括含脂肪较高的坚果类）	主要供给优质蛋白质和脂肪，也供给一部分矿物质和维生素。它们之间最大的区别是所含脂肪质和量的不同。一般来说，植物脂肪含不饱和脂肪酸较高，动物脂肪含饱和脂肪酸较高（鱼的含脂量较少）。这类食物能够提供优质蛋白质，并以脂肪形式补充必要的能量，故训练者每日膳食中不可缺少，其用量以 100～200 克为宜，其中动物性食品与大豆类或豆制品最好各占 50%
蔬菜，水果类	主要可供给维生素、矿物质和纤维。它们能增加膳食的体积，促进肠蠕动，有利于消化、吸收和排泄。能降低胆固醇的分解代谢与排泄（对减轻高胆固醇血症，预防动脉硬化非常有益）。这类食物应以绿叶蔬菜为主，每日摄入量以 0.5 千克左右为宜
奶及奶制品	主要可供给优质蛋白、脂肪、脂溶性维生素、维生素 B2 和钙
油脂类	主要可供给热能、不饱和脂肪酸和部分脂溶性维生素。虽然动物脂肪完全可以由第二类食物替代，但植物油必不可少，因为它是不饱和脂肪酸的主要来源，又是烹饪的必备辅料

中国大部分地区的人群没有摄入鲜奶或奶制品的饮食习惯。所以，训练者在进行形体锻炼时，要特别注重奶制品的营养补充。营养学专家认为，食用各种颜色的食物，对营养的补充，特别是微量元素的补充有好处。

2. 合理地摄取饮食营养

蛋白质、脂肪、糖类（碳水化合物）、矿物质（无机盐）、维生素、水和纤维，是与健美直接有关的养分。锻炼过程中，由于人体的运动，营养和能量消耗增大，使身体糖原的储备减少，体温上升，酸性代谢物堆积。同时，由于不同程度地出汗，随着水分的流失，也会带走部分热能。因此，需要适当地利用食物来补偿调节，以免营养失衡，影响锻炼效果。

研究表明，人体生长和维持生命所需要的养料大约有 50 多种，但与身体结构，尤其与身体健康和健美有直接关系的主要是：蛋白质、脂肪、碳水化合物（糖）、矿物质、维生素、水和纤维等七大类，其中部分养分的作用如表 2-1-2 所示。

表 2-1-2　与人体结构直接相关的几种养分的作用

维生素、矿物质	训练的"润滑油"
水	训练时排废调温的"媒介"
脂肪、碳水化合物（糖）	提供训练能源的"燃料"
蛋白质	人体健美的"基石"

3. 过度摄取营养的副作用

过度摄取营养的副作用如表 2-1-3 所示。

表 2-1-3　营养过度的副作用

蛋白质过量	增加胆、肾的负担
糖、油脂（包括胆固醇）过量	增加心脏的负荷，降低身体的灵敏度，妨碍内脏器官的正常功能，诱发心血管疾病等，而且容易造成肥胖
维生素 A 补充过量	引起中毒并破坏发质，导致脱发等问题
摄取过多食盐	导致高血压，使体内积存过多水分，身体变得臃肿

二、膳食的合理安排

形体锻炼中如何合理安排膳食营养？这是许多健身爱好者十分关心的问题。

健美界有句行话叫"一半靠练，一半靠吃"。在这里，"练"是指训练者科学地安排运动量，"吃"是指合理地摄入营养。一个合理可行的饮食结构，不仅要正确选择富含蛋白质、碳水化合物和脂肪的食物，还要保证食物的多样化，摄入足够的蔬菜和水果，以保证维生素、矿物质和微量元素的摄入量。总的说来，不同类型的体格和不同的锻炼目标，需要不同的训练和营养方案。非专业运动员控制形体时，在"吃"方面虽不像专业运动员那么讲究，但也不能不加控制地暴食暴饮。

三、形体锻炼饮食原则

训练者要使自己的形体更加健美，一定要养成良好的饮食习惯，注意食物的营养搭配。在形体锻炼过程中，不妨参照以下饮食原则：

（1）适当摄入人体所需的各种营养物质，不要过分地节食造成营养不良，也不要过多地摄入营养物质导致能量过剩而肥胖。

（2）多吃蔬菜、水果、谷物和奶制品。

（3）少吃油炸食品及膨化食品。

（4）合理饮酒。有饮酒习惯的人要适当控制摄入量和次数，一般一天不超过两次，不能过量。饮酒前最好先吃点淀粉或脂肪高的食物，减少酒精对胃的刺激。

任务二 形体锻炼与呼吸

在形体锻炼中，许多练习者往往比较重视练习次数、练习强度和手脚动作等，却忽视了呼吸的形式和节奏是掌握正确锻炼方法和技术不可缺少的因素。合理的呼吸有利于保持体内环境的基本恒定，有利于充分发挥人体机能，有利于提高呼吸机能。掌握正确的形体锻炼方法和健身强体的技术，能有效地提高形体锻炼的效果。因此，在运动中练习者应根据不同的活动方式、不同的动作结构和技术要求，采取合理的呼吸方法，以增加肺通气量，减少氧债，加强代谢能力，推迟疲劳现象的出现。

一、健身运动中合理呼吸的原理

呼吸是生命的基本现象。呼吸时吸入的氧气使糖、脂肪、蛋白质等营养素氧化分解，释放出人体所需要的能量，提高肌肉收缩力量。而呼吸不当则会造成体内供氧不充分，使气血上涌，容易引起练习者的疲劳，严重时甚至会引发晕厥。

人们在健身运动中，不论是胸式呼吸还是腹式呼吸，都存在着呼吸频率与呼吸深度的合理配合问题。针对不同的健身练习项目和练习时间，练习者的呼吸必须根据技术动作的不同而进行调整，以保证练习的质量。呼吸与运动配合的原则是：呼为"发"，是"放、伸"的过程；吸为"蓄"，是"收、缩"的过程。

二、不同动作的结构、技术与呼吸相结合的形式

呼吸是人体与外界之间进行的气体交换。合理的呼吸方法是形体锻炼的重要组成部分。运动时进行合理呼吸，有利于保持机体内环境的基本恒定，提高锻炼效果，充分发挥人体的机能。不同的动作结构和技术要求，需要运用不同的呼吸方法。

1. 周期性锻炼的呼吸方法

在进行健身跑、功率自行车等周期性锻炼时，呼吸有高度的节奏配合的要求。从起跑开始时练习者要注意呼吸，以减少氧债，推迟极点的出现。实践证明，两步一吸，两步一呼的呼吸节奏既能快速吸入所需要的氧气，又能保持必要的呼吸深度；一步一吸，一步一呼，呼吸频率较快，易造成呼吸肌疲劳；三步一吸，三步一呼，则过于缓慢，不利于保持体力。出现极点时，呼吸频率加快，但呼吸较浅，这时人们往往只注意吸气，却忽视了呼气。正确的方法应当是：缓慢均匀地深吸气，深长有力地呼气；减少呼吸次数，尽量多地排出废气。

2. 力量性练习的呼吸方法

在做力量性练习时，发展肌肉的很多动作也属于周期性动作结构。不论是否使用器械，都应重视呼吸与动作的配合。例如，练习者在做仰卧起坐时，如果在仰卧时机械地完成整个吸气过程，就不利于动作完成。应该在向后仰卧时开始吸气，肩背部触垫的瞬间屏气收腹，上体抬起至腹部有胀感时快速呼气。做深蹲练习时，应在下蹲时吸气，站起成准备姿势时呼气。总之，在力量性练习中，正确的呼吸方法应是：用力时吸气，肌肉放松或还原时呼气。

吸气时用鼻，呼气时用嘴。呼吸要自然彻底，不能时快时慢、时续时停，吸气要充分，呼气应将气尽量呼出。当采用较重的重量时（如深蹲、卧推、硬拉），若力竭前最后一两次呼吸比较急促，可采用张口闭齿的吸气方法，或采用鼻吸嘴呼的连续深呼吸方法，以增大肺活量。练习者在持器械练习时，则应在放下器械时吸气，举起器械时呼气。

3. 形体基本练习的呼吸方法

练习者在进行形体基本练习时，呼吸与动作一般是这样配合的：展体，向上举臂、踢腿时吸气；下蹲，体前屈，臂或腿下落时呼气；腿由屈缓缓伸直时均匀地呼气；做平衡动作时有短暂的屏气，或是极浅的呼吸；做跳步时，起跳的瞬间猛地吸气，紧接着屏气；做很有力的动作和落地站稳时需要屏气，同时关闭声门，加大腹压，似欲呼而又呼不出去。在完成两臂前屈、外旋、扩胸、提肩、展体或反弓形动作时，采用吸气较好；在完成两臂后伸、内收、内旋、含胸、塌肩、屈体或团身时，采取呼气较好。在做胸廓相对固定的动作时，多以腹式呼吸为主；在做腹肌相对紧张的动作时，常侧重于胸式呼吸。我们在做形体基本练习时，往往是在收腹、提气的情况下进行的，此时也采用胸式呼吸。

三、练习呼吸的方法

1. 在准备活动中配合呼吸

形体锻炼的准备活动多以跑、跳、健身操和专门练习为主。这些活动多是周期性运动，应按照周期性运动的呼吸方法进行。

2. 在动作练习中配合呼吸

形体锻炼由单个动作和成套动作组成。在练习单个动作时，应放慢速度，以动作与呼吸配合的技巧来掌握呼吸变化。在做成套动作练习时，则应先弄清各个动作连接处的变化及其与呼吸的配合，再进行练习。必要时可以放慢动作接处的练习速度，然后随技术的掌握逐渐提高动作速度，最终达到呼吸与动作配合的自动化。

3. 在整理活动中配合呼吸

在剧烈的力量训练之后，心脏和血液循环系统的工作活性会逐渐下降，肌体需要一定的时间才能恢复正常。因此，这时的呼吸应以缓慢舒长为主。练习者在负荷较大的训练课后，应采用牵拉练习的主要方式，开始牵拉时深吸一口气，保持牵拉姿势时慢慢呼气。

任务三　形体训练的准备

形体锻炼前的准备活动和运动后的整理活动，在形体锻炼过程中是必不可少的。许多人往往在锻炼时忽视了这两个部分，这样一段时间后，不但起不到锻炼的效果，反而对身体有害。只有在锻炼前，根据自身情况做好充分的准备活动，才能使机体进入运动状态，发挥机能运动的最佳效能；在运动后，练习者还应做适当的整理运动，这样能使机体逐步恢复到静止状态。

一、要充分做好准备活动

每个人都知道在运动前要做准备活动，但仍有人在锻炼时忽略这一点，他们认为形体锻炼出现意外伤害的可能性很小，所以不需要做准备活动，这种想法是不正确的。我们都知道，如果所有参与运动的肌肉和韧带没有预先舒展和拉伸，各关节没有活动充分，那么在锻炼中或锻炼后身体会感到不适，会出现肌肉不舒服的情况，甚至会造成肌肉和韧带的损伤等一系列问题。

准备活动是在锻炼前进行的热身练习。通过准备活动可以使内脏器官逐渐兴奋起来，克服内脏器官的生理惰性，使全身的肌肉、韧带和关节得到充分的活动，并使机体尽快达到适宜的协调的运动状态，为正式锻炼做好机能上的动员和准备。只有这样，机体在进入正式运动时，才能发挥更大的工作效率，并可避免或减轻心慌、气喘、出冷汗、腹痛和动作变形等现象，防止肌肉、韧带和关节出现损伤。

做准备活动时，要求练习者轻松自如，运动量由弱至强，并根据每个人的实际情况进行练习，不要求千篇一律。准备活动的时间一般在 15 分钟左右，夏天可短点，冬天可长点。练习者一旦感到关节灵活，身体轻松有力，全身发暖，最好能微微出汗，就说明准备活动已经充分，可以开始正式锻炼了。

二、准备合适的着装

形体锻炼的动作有其特殊性，一般动作比较舒展，幅度比较大，因此练习者要注意练习时的着装，避免因着装不当而产生的运动损伤。

练习者应尽量穿运动服、软底鞋，最好是合身的、有良好弹性的运动服。总原则是舒适、质地柔和、通气和吸汗性能良好，有利于身体自由活动。同时要做到运动过程中适时增减衣服，防止感冒。服装要保持清洁干燥，并符合季节要求。在形体锻炼运动量较大时，根据需要使用护腕、护膝、护腰等护具，避免在锻炼中造成损伤。

三、基本手位和脚位

舞蹈以提炼、组织、美化了的人体动作为主要艺术手段，练习者优美的旋律中翩翩起舞，不仅可以发展身体的协调性、柔软性和灵活性，培养良好的身体姿势，而且还可以提高表现力、创造力和鉴赏力，陶冶美的情操，达到锻炼健美的形体、提高动态美和静态美、培养高雅气质的目的。因此，舞蹈也成为现代形体美的锻炼形式。为了给今后的形体训练顺利开展做好准备，下面介绍芭蕾舞蹈及古典舞蹈的基本手位和脚位。

1. 芭蕾手位及脚位

（1）基本手型如图 2-3-1 所示：

芭蕾舞对手的形态要求是：手指并拢，自然伸直，拇指与中指稍向内合，从腕到指尖为一圆滑的弧线。

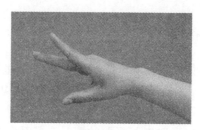

图 2-3-1

（2）基本手位如图 2-3-2 所示：

一位手：脚下一位基本直立体态准备。双手自然垂于胸前，肘关节微提，手臂延伸，两臂合成一个椭圆形，掌心朝上，两手手指相距约一掌，手掌与身体的相距约一拳。要求练习者保持身体的基本体态，注意垂肩。

二位手：在一位手的基础上，以呼吸带动两臂（由大臂带动）平稳地向上端起，到掌心对准胃的高度，使肩到手臂再到手指形成一个自然向下的坡度，双肩仍保持一位手的弧度，有一种合抱大树的感觉。要求练习者保持身体的基本体态，注意沉肩。

三位手：练习者在二位手的基础上，呼吸后由大臂带动双臂同时向头顶上方拉起，手心对着头顶，肘关节仍保持微提并稍向后打开，双臂保持延伸状态下的弧形。要求练习者保持身体的基本体态，注意沉肩。

四位手：练习者在三位手的基础上，一臂保持原有形态，另一臂呼吸后由大臂带动下降到二位手的位置。要求练习者保持身体的基本体态，注意沉肩。

五位手：练习者在四位手的基础上，停留在三位手的手臂仍保持不动，下降至二位手的手，在呼吸后由大臂带动向外向旁扩张出去到正旁稍靠前，肘关节保持微提，手心向前，从肩到手指呈自然向下的坡度。要求练习者保持身体的基本体态，注意沉肩，打开的手臂适度。

六位手：练习者在五位手的基础上，已打开到旁的手臂保持不动，另一手臂从三位手的位置上，在呼吸后由大臂带动下降到二位手的位置上。要求练习者保持身体的基本体态，注意沉肩。

七位手：练习者在六位手的基础上，原已打开的手臂仍保持不动，下降到二位手的位置，在呼吸后由大臂带动向外向旁扩张出去到正旁，此时双臂都到了身旁，注意肘关节保持微提，双臂打开适度，忌背膀子，感觉上好像几个人在围抱一棵更大圆周的大树一样。要求练习者保持身体的基本体态，注意沉肩。

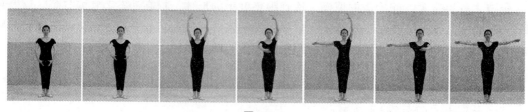

图 2-3-2

芭蕾舞的手位练习：

① 按次序学习芭蕾的七个手位。

② 结合脚位进行练习。

③ 对手位进行重新组合练习。

（3）基本脚位如图2-3-3所示：

一位：练习者两脚跟靠拢，脚尖向两侧分开，两脚呈一字形。

二位：在一位的基础上，两脚跟分开，相距约一脚。

三位：在二位的基础上，脚跟收回相叠在另一脚的脚弓处平行站立。

四位：两脚前后平行，脚尖向两侧，两脚间距离约一脚。

五位：两脚前后平行靠拢，脚尖向两侧。

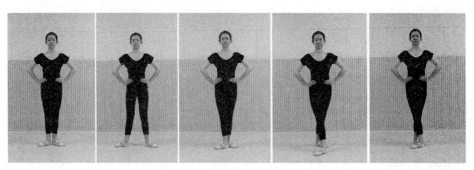

图 2-3-3

训练注意事项：

（1）练习者在练习芭蕾舞手位时，双肩要放松，两臂始终保持圆弧形，肘、腕以及指关节自然微屈，不可出现棱角。

（2）在练习芭蕾舞手位时，手臂在前或侧面时，肘部不能下塌，要高于手腕，肩、肘、腕、指依次由高到低，顺序不要改变。

（3）在芭蕾舞手位动作过程中，要以肩关节为轴，整个手臂同时移动，肘和腕关节不要有多余的动作，眼随手动。

（4）在练习芭蕾舞脚位时，站立时髋部要保持正直，腿部、臀部和腹部的肌肉要向上收紧。

（5）芭蕾舞脚位练习前，要先活动脚踝关节和膝关节，然后再进行脚位练习，以免造成损伤。

（6）芭蕾舞脚位的练习要求两腿外旋，要有较好的开度，在练习中，如果开度达不到要求，不可强求，可先站大八字，以免造成损伤。

（7）按次序学习芭蕾舞的五个脚位，可以采用单手扶把或双手扶把的方式进行练习。

（8）结合手位进行练习。

2. 古典手位和脚位

（1）基本手型如图2-3-4所示：

实心拳：四指并拢向掌心弯屈，拇指弯屈紧贴食指、中指形成实心拳。

半握拳：四指并拢向掌心弯屈，拇指弯屈紧贴食指形成空心拳。

虎口掌：虎口张开，其余四指并拢伸直，掌的外侧发力，拇指内侧稍向手心靠拢，使掌心形成自然沟，该手位为男性常用。

兰花掌：四指伸直，略微分开，中指用力往下压，拇指向中指靠拢，该手位为女性常用。

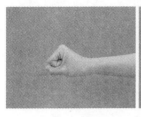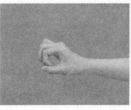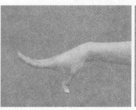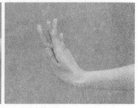

图 2-3-4

（2）基本手位：

① 单臂进行的手位如图 2-3-5 所示：

山膀位：手臂向侧撩掌至侧平举位置内旋，肘微屈，手臂成弧形，以掌的外侧用力，微扣腕，手心朝外，指尖向前。

按掌位：手臂屈肘按于胸前，手掌与胸窝处平，离胸窝约 100 厘米，手心对准身体另一侧的斜下方。

托掌位：手臂上举成弧形，掌心向前上方托起。托掌的位置以练习者不抬头，眼往上能看到手掌为准。

提襟位：臂在体侧内旋成弧形，手握拳置于胯旁，微扣腕，拳心向下。

扬掌位：臂侧上举，掌心向上。

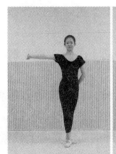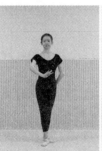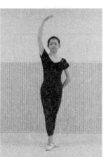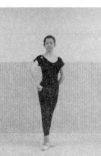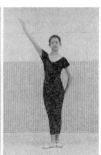

图 2-3-5

② 双臂配合的手位如图 2-3-6 所示：

双山膀：双手均于山膀位。双手同时向侧撩起至侧平举位置内旋，肘微屈，手臂成弧形，以掌的外侧用力，微扣腕，手心朝外，指尖向前。

托按掌：一手托掌位，一手按掌位。右手撩掌，眼随右手，受掌至胸前成按掌，左手撩掌至托掌位，左手撩掌时眼随左手，至托掌时眼看八点钟方向。可反向进行练习。

顺风旗：一手在山膀位，一手在托掌位。左脚踏步，双手向侧撩掌至头上方、切掌经胸前交叉（左手在外）、向下分掌，再经撩掌左手至托掌位，右手至山膀位。最后甩头眼看两点钟方向。可反向进行练习。

山膀按掌：一手在山膀位，手按掌位。脚下呈丁字步，两臂同时向左撩掌，右手停于按掌位，左手停于山膀位，上体向左侧屈。也可两臂同时向右撩掌，左手停于按掌位，右手停于山膀位，上体向右侧屈。脚可以配合小射雁，也可结合圆场步。

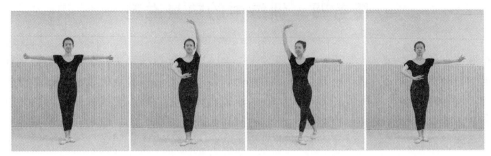

图 2-3-6

（3）脚的基本位置如图 2-3-7 所示：

正步：身体对 1 点，两脚并找，脚尖向前对 1 点，重心在两脚上，眼看 1 点。

八字步：身体对 1 点，两脚跟靠拢，脚尖稍分开，重心在两脚上，眼看 1 点。

大八字步：在八字步的基础上，两脚跟之间相距一脚宽，重心在两脚之间。

丁字步：身体对 2 点，左脚在前，脚尖对 8 点，脚跟紧靠在右脚的脚弓处，脚尖对 2 点，重心在两脚上，眼看 1～8 点之间，称左丁字步。右丁字步则与此对称。

踏步：身体对 2 点，在左丁字步位置上，左腿直立为重心，右脚向 6 点后撤点地，膝稍屈，两膝内侧相靠，眼看 1～8 点，要求向上提胯，重心微微向前，避免扣胸撅臀。

大掰步：身体对 2 点，在左踏步位置上，左腿屈膝半蹲，右腿伸直继续向 6 点后撤，两大腿根相靠，向左拧身并向右侧倾，眼看 8 点斜上方。

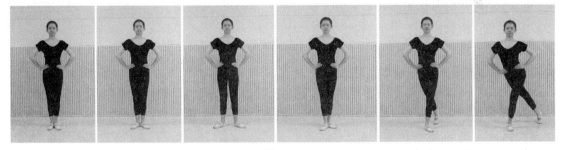

图 2-3-7

训练注意事项：

（1）按次序学习古典舞的手位，进行练习。

（2）练习者在古典舞手位练习时，手位结合双臂配合手位变换练习。

（3）古典舞手位练习时，右臂练习时均站左丁字步，身对 2 点，眼看 8 点，左臂练习时方向相反。

（4）在动作过程中，练习者眼神随手，身体和头都要随手而动。手到一定的位置时，手腕先松弛上提，立即有力地扣压腕停顿，眼神由手的方向快速转向 8 点或 2 点亮相。

（5）古典舞手脚练习站立时，要注意保持身体的正直和平衡。两腿要有力地站直，臀部收紧，但要避免僵硬，自然地挺胸，两肩放松。

任务四　训练中的热身准备

在形体训练前，练习者需要从头到脚活动每个关节，配以缓慢的拉伸使关节得到屈伸，使运动的负荷由小到大，动作由简到繁，强度由弱到强，使心率变化由低到高，呈波浪形逐渐上升，从而使心血管系统、呼吸系统、消化系统和内脏器官慢慢进入运动状态，为接下来的运动奠定基础。在音乐的伴奏下，练习者通过肢体动作展现自我，培养优雅的举止。当进行热身运动的时候，心肺会使呼吸和运动有节奏地配合，让身体热起来。心脏在这一过程中也会为我们的身体提供大量血液。血液中含氧量的提升会为练习者后面的练习做好准备。

一、热身操

热身操是一种有氧代谢运动，一般一套简单的热身操的时间大概在 4～5 分钟，练习者通过强度适中的身体练习，对身体各关节、韧带、主要肌群和内脏器官施加合理的运动负荷，从而有效地提高心血管、呼吸系统等内脏器官的机能，发展力量、灵敏、柔韧等运动素质，增强体质，促进练习者良好的生长发育，尤其是学生，可提高他们学习的兴趣，活跃课堂气氛。

1. 伸展运动（四个 8 拍），如图 2-4-1 所示

预备姿势：直立，两臂自然下垂于体侧。

第一个 8 拍：起落脚跟。

1—2 拍：两脚跟提起，两手叉腰。

3—4 拍：两脚跟落下，手不动。

5—8 拍：重复 1—4 拍动作，但最后一拍两手放下。

第二个 8 拍：起落脚跟加手臂摆动。

1—2 拍：两脚跟提起同时两臂经侧摆至侧上举，手心朝外，稍抬头挺胸。

3—4 拍：两脚跟落下，同时两臂柔和地还原。

5—8 拍：重复 1—4 拍动作。

第三个 8 拍：重复第一个 8 拍。

第四个 8 拍：重复第二个 8 拍。

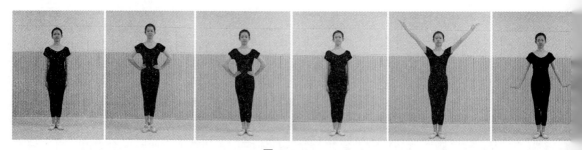

图 2-4-1

2. 头部运动（四个 8 拍），如图 2-4-2、2-4-3、2-4- 4 所示

第一个 8 拍：低头、抬头，如图 2-4-2 所示。

1 拍：两腿半蹲，同时两手叉腰低头。

2 拍：两腿伸直，头还原成两手叉腰直立。

3 拍：两腿半蹲，同时抬头。

4 拍：两腿伸直，头还原成两手叉腰直立。

5—8 拍：重复 1—4 拍动作。

第二个 8 拍：左、右转头。

1 拍：右脚向右跨一步比肩稍宽，屈膝成弓箭步，左手叉腰，右臂肩侧上屈，五指张开，手心向前，上体向右侧倾，同时头向左转 90 度。

2 拍：右脚蹬地，收回成直立，右手还原成叉腰。

3—4 拍：与 1—2 拍动作相同，方向相反。

5—8 拍：重复 1—4 拍动作，但最后一拍两臂放下。

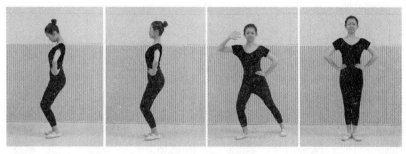

图 2-4-2

第三个 8 拍：左、右侧屈头，如图 2-4-3 所示。

1—2 拍：右脚向侧一步成开立，左腿屈膝内扣，向右顶胯一次，两手叉腰，头向右侧屈一次并还原成开立。

3—4 拍：右腿屈膝内扣，向左顶胯一次，两手叉腰，头向左侧屈一次并还原成两臂下垂的开立。

5—6 拍：左腿屈膝内扣，向右顶胯两次，头向右侧屈两次。

7—8 拍：右腿屈膝内扣，向左顶胯两次，头向左侧屈两次。

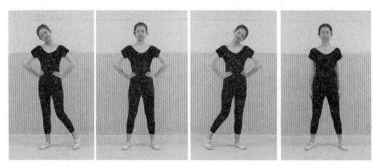

图 2-4-3

第四个 8 拍：头绕环，如图 2-4-4 所示。

1—3 拍：头从左向右环绕一周半至右侧。

4 拍：重心移至右腿，左脚尖侧点地，同时向右侧抬头。

5—8 拍：与 1—4 拍动作相同，方向相反。

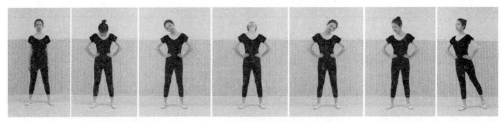

图 2-4-4

3. 肩部运动（四个 8 拍），如图 2-4-5、2-4-6 所示

第一个 8 拍：提沉肩，如图 2-4-5 所示。

1—2 拍：两脚开立，提沉右肩一次，眼睛看右肩。

3—4 拍：两脚开立，提沉左肩一次，眼睛看左肩。

5—8 拍：两脚开立，提沉双肩两次，眼视正前方。

第二个 8 拍：与第一个 8 拍动作相同，方向相反。

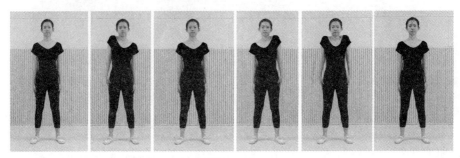

图 2-4-5

第三个 8 拍：肩部绕环，如图 2-4-6 所示。

1—2 拍：两脚不动，两臂伸直下垂，两肩经后、上、前环绕一周。

3—8 拍：重复 1—2 拍动作三次。

第四个 8 拍：与第三个 8 拍动作相同，方向相反。

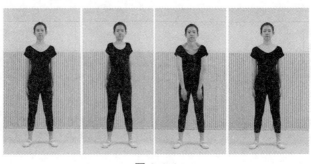

图 2-4-6

4. 胸部运动（四个 8 拍），如图 2-4-7 所示

第一个 8 拍：滚动步含展胸。

1—2 拍：右脚收回，经双脚提踵立右脚，由脚尖滚动至全脚掌着地，左腿屈膝内扣，脚尖点地，同时两臂向右前下方合拢，两臂弧形，手腕靠拢，手心朝外，上体右转 45 度含胸，眼看右前下方。

3—4 拍：经双脚提踵立左脚由脚尖滚动至全脚掌着地，右腿屈膝内扣，脚尖点地，同时两手翻腕，两臂柔和地打开侧下举，手心向前，上体左转 45 度挺胸，眼看左前方。

5—8 拍：重复 1—4 拍的动作。

第二个 8 拍：屈伸腿含展胸。

1—2 拍：两腿屈膝半蹲，同时两臂柔和地向前合抱，上下重叠（任何一臂在上），似抱圆形物，含胸、弓背、低头。

3—4 拍：两腿伸直，同时两手翻腕，手心向外，柔和地向两侧推伸至侧举，上体右侧屈，挺胸，眼睛看右手。

5—6 拍：重复 1—2 拍动作。

7—8 拍：同 3—4 拍，但上体和头的方向相反。

第三个 8 拍：与第一个 8 拍动作相同，方向相反。

第四个 8 拍：与第二个 8 拍动作相同，方向相反。

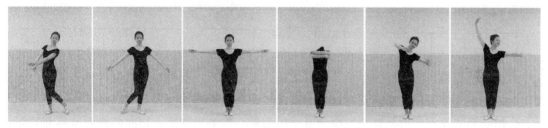

图 2-4-7

5. 体侧运动（四个 8 拍），如图 2-4-8、2-4-9 所示

第一个 8 拍：体侧屈、手臂波浪。

1—2 拍：右脚向右侧一步，左脚向右后方交叉点地，同时两臂向上交叉环绕至右臂侧举，左臂上举，手心向外。

3—4 拍：两臂波浪一次，上体右侧屈，头右转，眼睛看右侧。

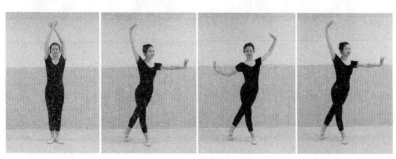

图 2-4-8

5拍：左臂打开至侧举，手心向上，上体还原直立，眼睛看左侧。

6拍：两臂弧形上举，手腕靠拢，手心向外，同时上体右侧屈，眼睛看右下方。

7—8拍：左脚向左一步成开立，两臂打开至侧举，两手手心向上，上体还原。

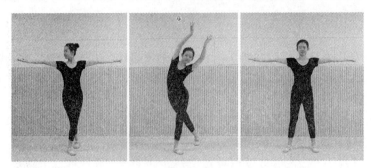

图 2-4-9

第二个8拍：与第一个8拍动作相同，方向相反。

第三个8拍：重复第一个8拍动作。

第四个8拍：重复第二个8拍动作。

6. 体转运动（四个8拍），如图 2-4-10、2-4-11 所示

第一个8拍。

1—2拍：左手扶头后，右手背贴腰，带动上体向右转动一次并转回，两臂打开。

3—4拍：右手扶头后，左手背贴腰，带动上体向左转动一次并转回，两臂打开。

5拍：两腿稍屈膝，膝盖朝前，向右出胯，上体右转，同时两臂以肘为轴，两手由下从腰间向外翻出（中绕环）至侧下举，手心朝前，眼睛看右跨。

6拍：两腿伸直，重心移至左腿，臀部稍后移，右脚稍离地，同时两臂收至胸前平屈，手心向下，上体不转回稍前倾。

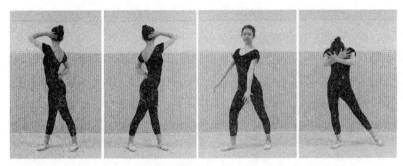

图 2-4-10

7拍：右脚向右一步屈膝并向右侧上方挺身（身体侧波浪动作），同时两臂向下推压伸直，左腿直腿并拢成提踵立。如图 2-4-11 所示。

8拍：右脚向右一步成开立，上体还原。

第二个8拍：与第一个8拍动作相同，方向相反。

第三个 8 拍：重复第一个 8 拍的动作。

第四个 8 拍：重复第二个 8 拍的动作。

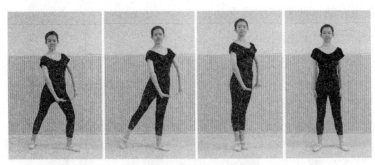

图 2-4-11

7. 髋部运动（四个 8 拍），如图 2-4-12 所示

第一个 8 拍。

1 拍：左腿收回屈膝内扣，右腿伸直向右顶胯，同时左臂屈肘前摆，右臂屈肘后摆。

2 拍：右腿屈膝内扣，左腿伸直向左顶胯，同时右臂屈肘前摆，左臂屈肘后摆。

3—4 拍：左腿屈膝内扣，右腿伸直向右顶胯两次，同时左臂屈肘前摆，右臂屈肘后摆。

5—7 拍：脚跟向左、右、左转三次，同时臀部左、右、左扭转三次，与脚跟转动的方向相同，两臂左、右、左水平摆动，依次屈伸三次（左臂先侧举，右臂先胸前平屈），头转动的方向与手臂摆动的方向相反。

8 拍：还原直立。

第二个 8 拍：同第一个 8 拍动作相同，方向相反。

第三个 8 拍：重复第一个 8 拍。

第四个 8 拍：重复第二个 8 拍。

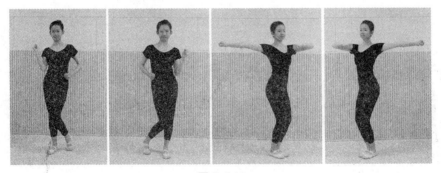

图 2-4-12

8. 全身运动（四个 8 拍），如图 2-4-13 所示

第一个 8 拍。

1—2 拍：两臂经前上举，两手互握，带动上体向后挺身。

3—4 拍：上体前屈，两手尽量碰地。

5—6拍：上体抬起，右腿后伸，前脚掌点地。左腿屈膝成弓步，同时两臂向侧打开至侧举，手心向上，上体尽量向后屈，挺胸抬头。

7—8拍：右腿收回，两臂还原成直立。

第二个8拍：同第一个8拍动作相同，左腿后伸成弓步。

第三个8拍至第四个8拍：重复第一个8拍至第二个8拍的动作。

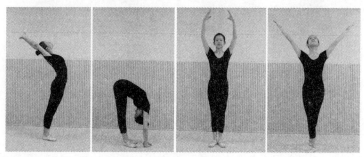

图 2-4-13

9. 跳跃运动（两个8拍），如图2-4-14所示

第一个8拍。

1—2 拍：右脚向右侧一步蹬地跳一次，左腿膝盖向右侧提起（膝盖朝右侧），同时两臂经腹前交叉打开至右臂上举手心向外，左臂侧举手心向下，上体向左拧转，眼视前方。

3—4 拍：左脚向左侧一步蹬地跳五次，右腿膝盖向左侧提起（膝盖朝左侧）后落地，同时两臂经腹前交叉打开至左臂上举手心向外，右臂侧举手心向下，上体向右拧转，眼视前方。

5—8 拍：右脚蹬地小跳，左腿屈膝上提后与右脚同时落地（左脚开始跑跳步），再换右腿，左、右、左、右共做四次，同时两臂屈肘依次前后摆动（同跑步）。

第二个8拍：与第一个8拍动作相同，方向相反。

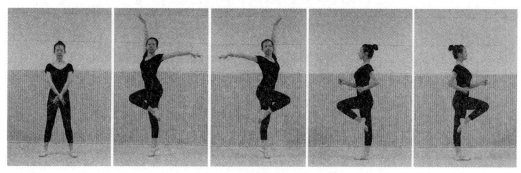

图 2-4-14

10. 整理运动（三个8拍），如图2-4-15、2-4-16、2-4-17所示

第一个8拍：甩臂拍打腰、背部和肩膀。

1 拍：左腿屈膝，右腿前伸点地，左臂在前向右甩臂拍打右上臂，右臂在后向左甩臂拍打腰背部，同时上体向右转动。

2 拍：腿还原成直立，两臂向左甩至侧下举。

3—4 拍：与 1—2 拍动作相同，方向相反。

5 拍：左腿屈膝，右腿前伸点地，左臂在前向右拍打腰侧肌肉，右臂在后向右甩臂拍打腰部，同时上体向右转动。

6 拍：腿还原成直立，两臂向左甩至侧下举。

7—8 拍：与 5—6 拍动作相同，方向相反，但最后一拍左脚收成开立。

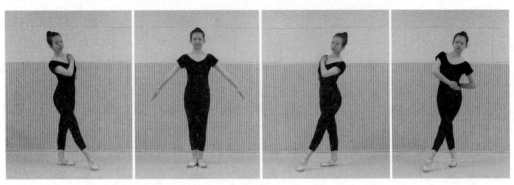

图 2-4-15

第二个 8 拍如图 2-4-16 所示。

1—2 拍：两臂向左甩，左臂在前拍打右肩，右臂在后用手背拍打腰背部，同时上体向右转动。

3—4 拍：与 1—2 拍动作相同，方向相反。

5—6 拍：左臂在前向右拍打腰侧肌肉，右臂向后甩臂拍打后腰部，同时上体向右转动。

7—8 拍：与 5—6 拍动作相同，方向相反。

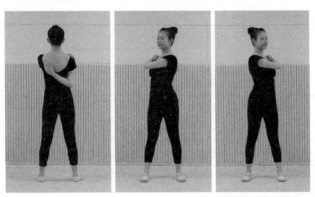

图 2-4-16

第三个 8 拍：深呼吸，如图 2-4-17 所示。

1—4 拍：两臂经侧打开至侧上举，手心向下，深吸气。

5—8 拍：两臂柔和地放下，深呼气。最后一拍左脚收回成直立。

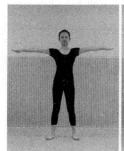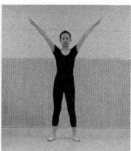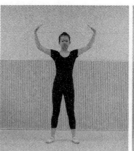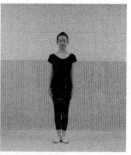

图 2-4-17

训练注意事项：

• 斜上举时手臂位于前、侧、上三个方向 45 度之间的位置，斜下举时手臂位于前、侧、下三个方向 45 度之间的位置。

• 两腿伸直或屈膝时踝关节有弹性地屈伸。脚尖或脚跟抬起时，保持身体的稳定性和踝关节的弹性。

附录：形体训练教学实训部分考核标准

第一部分为学习过程考核，占总评成绩的 40%；第二部分为考试部分，占总评成绩的 60%。

形体训练教学实训部分考核标准：

一、平时成绩扣分标准（百分制）

序　号	项　目	分　数
1	旷课一次	扣 20 分
2	迟到一次	扣 10 分
3	上课嬉戏	扣 10 分
4	未按要求着装	扣 10 分

二、期末考试成绩扣分标准（百分制）

任务一：芭蕾手位 20 分

1. 能正确、标准地做出基本手形；
2. 动作时手臂成内大弧线；
3. 动作要领的正确程度；
4. 动作幅度符合要求的完成程度；
5. 动作完成时的肢体美感；

6. 完成动作时变换方向的肢体优美度；
7. 动作完成时的连贯性；
8. 动作与音乐的配合。

任务二：芭蕾脚位 20 分

1. 动作要领的正确程度；
2. 动作幅度符合要求的完成程度；
3. 动作完成时的肢体美感；
4. 完成动作时变换方向的肢体优美度；
5. 动作完成时的连贯性；
6. 动作与音乐的配合。

任务三：古典手位 20 分

1. 能正确、标准地做出兰花指；
2. 动作时手臂成大弧线；
3. 动作要领的正确程度；
4. 动作幅度符合要求的完成程度；
5. 动作完成时的肢体美感；
6. 完成动作时变换方向的肢体优美度；
7. 动作完成时的连贯性；
8. 动作与音乐的配合。

任务四：古典脚位 20 分

1. 动作要领的正确程度；
2. 动作幅度符合要求的完成程度；
3. 动作完成时的肢体美感；
4. 完成动作时变换方向的肢体优美度；
5. 动作完成时的连贯性；
6. 动作与音乐的配合。

任务五：热身操 20 分

1. 动作完成的到位程度；
2. 动作要领的正确程度；
3. 动作幅度符合要求的完成程度；
4. 动作完成时的肢体美感；
5. 完成动作时变换方向的肢体优美度；
6. 动作完成时的连贯性；
7. 动作与音乐的配合。

考试内容分数评定表

序 号	星 级	分 数
1	AAAAAAAA	95～100 分
2	AAAAAAA	90～94 分
3	AAAAAA	85～89 分
4	AAAAA	80～84 分
5	AAAA	75～79 分
6	AAA	70～74 分
7	AA	65～69 分
8	A	60～64 分

项目三　身体各部位的训练方法

学习目标和任务

【目标】

1. 通过学习，有针对性地发展相关身体素质；

2. 通过学习，全面锻炼身体的主要部位，从而提高人体灵活性及可塑性；

3. 通过学习，培养正确的体态，改善不良姿势，达到形体健美、姿态优雅和动作协调的目的。

【任务】

1. 掌握发展形体基本素质的训练方法；

2. 促进力量、柔韧、灵敏、协调等身体素质的发展。

目标实践

形体训练的基本内容包括地面练习、扶把练习、中间练习等板块。通过对人体的肩、胸、腰、腹、腿等部位进行训练，从而提高身体各部位的柔韧性，为塑造良好的人体外形形态，改善形体的控制能力打下良好的基础。人体从总体上看是一个整体，是由头部、上肢、躯干、下肢等部分组成，为了使自己的身体健康，体型健美，体态优雅，肌肉线条修长而富有弹性，关节灵活，身体比例适度而优美，可根据自身的实际情况，有针对性地对身体各部位进行局部锻炼。练习者通过锻炼，可以延缓身体机能的衰退和肌肉的老化，预防身体各部位的疾病和纠正身体某部分畸形的发展，从而弥补某部分的不足。

任务一　头部的练习

我们平常所说的头部其实也包括颈部，称为头、颈部。头部运动是靠颈椎和周围的肌肉、韧带的运动来完成的。

头部在人体解剖结构中属于最上面的一小部分。在运动中，一个人头部的空间位置是决定人的精神面貌、气质、风度等极其重要的因素。

通过头部锻炼，不但能促进头部的血液循环，改善头部的营养供应，消除脑部疲劳，而且还可以提高头部的灵活性和肌肉、韧带的弹性，有效防止颈部肌肉松弛和脂肪堆积，减少脸部和颈部的皮肤皱纹，使颈部显得挺直而修长。

知识链接

通过本节内容，可以充分锻炼斜方肌、胸锁乳突肌等肌肉。

一、头部的正确位置

人体直立时，从正面看，头在整个身体的正中线；从侧面看，两肩峰要正对自己耳廓的正中线。这样就可以纠正探颈、侧颈、缩颈等不良姿势。练习者在日常生活中坐、立、行走时，头都要保持端正，下颌微收，头顶要有尽力向上顶的感觉，使颈部向上伸长，目光平视，面部略带微笑，从而显示出一个人的精神面貌、气质与风度。

二、头部锻炼的方法

近年来，随着信息技术的不断发展，手机、电脑等工具已经成为人们生活中必不可少的一部分，而颈部疾病的发病率也在持续上升，所以锻炼就显得尤为重要了。

按头部正常位置的要求，头要避免前伸，应该适当后靠，颈部肌肉要有适度紧张感。练习时要感到有一股力量从头顶"百会穴"的位置把头向上牵拉。从外观上看，这样人体比较直，从侧面看，头部不会有往前探颈的感觉。

1. 低头、仰头、左倾头、右倾头，如图 3-1-1、3-1-2 所示

预备姿势：直立，两手叉腰。

第一个 8 拍如图 3-1-1 所示。

第 1—2 拍：低头。

第 3—4 拍：还原正中位。

第 5—6 拍：向后仰头。

第 7—8 拍：还原正中位。

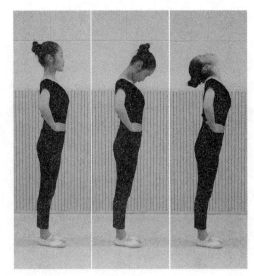

图 3-1-1

第二个 8 拍如图 3-1-2 所示。

第 1—2 拍：左倾头。

第 3—4 拍：还原正中位。

第 5—6 拍：右倾头。

第 7—8 拍：还原正中位。

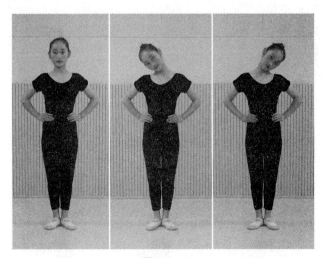

图 3-1-2

2. 头部绕环，如图 3-1-3 所示

预备姿势：直立，两手叉腰。

第一个 8 拍：

第 1—2 拍：低头。

第 3—4 拍：左倾头。

第 5—6 拍：后仰头。

第 7—8 拍：右倾头。

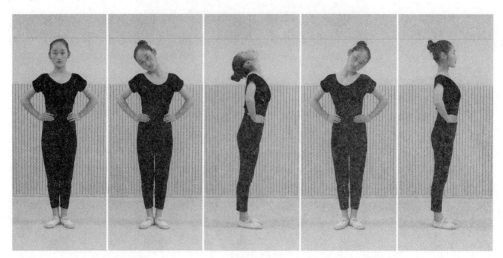

图 3-1-3

3. 左、右转头练习，如图 3-1-4 所示

预备姿势：直立，两手叉腰。

第一个 8 拍：

第 1—2 拍：头向左转。

第 3—4 拍：还原正中位。

第 5—6 拍：头向右转。

第 7—8 拍：还原正中位。

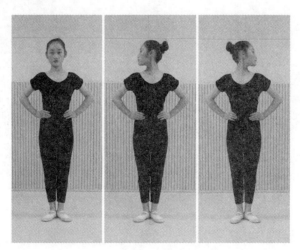

图 3-1-4

4. 颈部拉伸练习，如图 3-1-5 所示

预备姿势：直立，两手叉腰。

第一个 8 拍：

第1—2拍：向斜上 45 度前伸颈部，下巴向上。

第3—4拍：向前伸颈部。

第5—6拍：向斜上 45 度前伸颈部，下巴向上。

第7—8拍：向后收回，还原正中位。

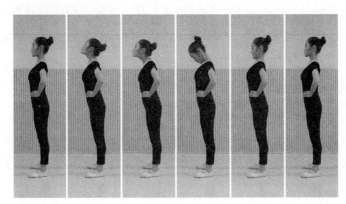

图 3-1-5

训练注意事项：

（1）可以根据动作节奏重新组合。

（2）练习时，动作幅度可由小变大，节奏可由慢变快。

（3）低头时，下巴贴靠锁骨窝；仰头时，枕骨向后背贴靠，下巴指向天花板，左倾头时，左耳贴左肩、右倾头时右耳贴右肩。

（4）头部绕环时，用头顶带动整个头颈部，绕一个水平地面的圆。

（5）左、右转头练习时，以鼻尖带动，水平转动。

（6）颈部拉伸练习时，以下巴带动，绕一个垂直地面的立圆。

三、不良姿势的纠正

站立，应该是人类最基本的体位动作之一，很多人都存在体位问题，而颈椎问题尤为突出。那么，如何来改善自己的头部不良体位就显得尤为重要了。

1. 向前伸脖子

纠正方法：枕骨贴墙、头顶顶书，下巴收回向颈部，保持姿势不动。每次训练 5 分钟。

2. 仰卧位牵伸斜方肌上部

纠正方法：取仰卧位，保持颈部拉长，头尽力转向右侧，收下颌，左肩尽力靠近足部，然后将左臂压在身体下固定左肩，右手绕过头部以使手指能够握住枕骨的基底部，然后试着用力在无痛范围内拉伸 30 秒。

3. 仰卧位自我牵伸胸锁乳突肌

纠正方法：取仰卧位，头部尽力左旋，保持颈部拉长，左手置于头下，右手置于右耳上，从起始姿势开始，慢慢使头部右旋同时双手施加阻力，持续 5~10 秒。结束后，调整呼吸，尽力左旋拉伸胸锁乳突肌，在运动的过程中，注意头部不能离开地面，只是头部右旋。

4. 仰卧位拉伸斜角肌

纠正方法：取仰卧位，下拉左肩以使其远离左耳，并把左臂压在身下以固定左肩部。鼻尖始终正对天花板，不可旋转头部，颈部侧屈，尽力使右肩靠近右耳，将右手臂环绕过头，手指恰好在左耳上方，然后右手用力在无痛范围内拉伸。

5. 仰卧位拉伸枕下肌

纠正方法：取仰卧位，双手包绕置于头后，大拇指位于颅骨的基底部，收紧下颌靠近喉部，但头不能抬离地面，手头部柔和地后仰，同时大拇指抵住颅骨的基底部，以抵抗头部后仰的动作，维持 5~10 秒，然后放松，更大幅度地收下颌，加强对枕下肌的牵伸。

6. 俯卧收下颌

纠正方法：取俯卧位，双肩尽量下沉靠近足部，取一毛巾垫于额头下方，收下颌，鼻尖正对地面，然后缓慢将头部向远离地板方向移动，保持鼻尖正对地板，尽力收取下颌，到达最高点时保持，至颈部出现酸胀的感觉，然后放松休息 30 秒，进行 3~4 组。

7. 静力性颈侧屈

纠正方法：坐姿，腰背挺直，挺胸收腹，右手放于头右侧，另一手叉于腰间，右手用力把头向左侧推动，同时颈部用力与右手推力进行静力性对抗，在运动的过程中，不要耸肩，持续至颈部感到酸胀，换另一侧进行，每侧进行 3~4 组。

8. 静力性颈扭转

纠正方法：坐姿，腰背挺直，挺胸收腹，双手置于脸颊两侧，两拇指拖住下颌，头缓慢用力向右侧扭转，同时右手用力对抗，使头部保持中立位置，感到颈部酸胀之后，换另一侧进行，每侧进行 3~4 组。

任务二　肩部的练习

肩关节是身体和手臂运动的枢纽。肩部的柔韧性和灵活性直接影响上臂动作的舒展及幅度。肩部的位置，直接影响人体站立姿态。

一、肩部的正确位置

从正面看，两肩保持水平，要有下沉感；从侧面看，两肩的肓峰正对耳朵的中线。

知识链接

通过本节内容，充分了解如何锻炼斜方肌、肩胛上肌、肩胛下肌、三角肌等肌肉。

二、肩部锻炼的方法

在日常生活中我们常常会遇到端肩、斜肩、扣肩等不良姿态的人，加之电脑的普及，很多做伏案工作的人因肩部得不到锻炼，而易患肩周炎等肩部疾病，所以肩部锻炼就显得更加重要了。

1. 提肩、沉肩练习，如图 3-2-1、3-2-2 所示

预备姿势：直立站姿，两臂自然下垂于体侧。
第一个 8 拍如图 3-2-1 所示。
第 1—2 拍：左肩上提，靠近左耳。
第 3—4 拍：左肩下沉，颈部伸长。
第 5—6 拍：右肩上提，靠近右耳。
第 7—8 拍：右肩下沉，颈部伸长。

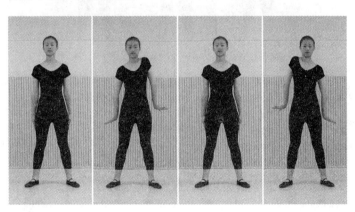

图 3-2-1

第二个 8 拍如图 3-2-2 所示。
第 1—2 拍：双肩上提，靠近左耳。
第 3—4 拍：双肩下沉，颈部伸长。
第 5—6 拍：同第 1—2 拍。
第 7—8 拍：同第 3—4 拍。

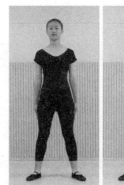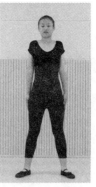

图 3-2-2

2. 扣肩、展肩练习，如图 3-2-3 所示

预备姿势：直立站姿，两臂自然下垂于体侧。

第一个 8 拍：

第 1—4 拍：双肩同时向前扣，含胸。

第 5—8 拍：双肩同时向后展，挺胸。

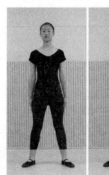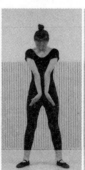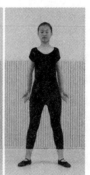

图 3-2-3

3. 甩肩练习，如图 3-2-4 所示

预备姿势：直立站姿，左脚前点，双手十指相扣，掌心外翻，两臂伸直。

第一个 8 拍：

第 1—2 拍：双肩向上后方直臂甩出提，挺胸。

第 3—4 拍：还原放松。

第 5—6 拍：同第 1—2 拍。

第 7—8 拍：同第 3—4 拍。

预备姿势：直立站姿，右脚前点，双手十指相扣，掌心外翻，两臂伸直。

第二个 8 拍：

第 1—2 拍：双肩向上后方直臂甩出提，挺胸。

第 3—4 拍：还原放松。

第 5—6 拍：同第 1—2 拍。

第7—8拍：同第3—4拍。

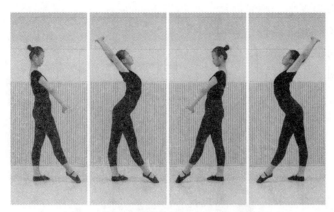

图 3-2-4

4. 把上压肩练习，如图 3-2-5 所示

第一个 8 拍（开腿低头压肩）：

预备姿势：双手交叉相握，双臂伸直搭在把杆上，身体下趴与把杆齐平，双腿开立与肩同宽或略大于肩，低头目视下方，挺胸，肩关节松弛。

第1—2拍：身体下压，臀部发力前推，塌腰。

第3—4拍：还原准备姿势。

第5—6拍：同第1—2拍；

第7—8拍：同第3—4拍。

第二个 8 拍（并腿抬头压肩）：

预备姿势：双手交叉相握、双臂伸直搭在把杆上，身体下趴与把杆平，双腿并拢、直膝，抬头，眼睛看把杆上的手。

第1—2拍：下压，臀发力前推，塌腰。

第3—4拍：还原准备姿势。

第5—6拍：同第1—2拍。

第7—8拍：同第3—4拍。

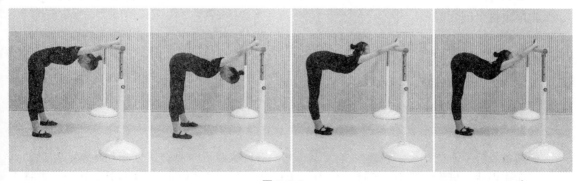

图 3-2-5

第三个 8 拍（推胸腰），如图 3-2-6 所示。

预备姿势：练习者背对把杆，直立站姿，双手臂搭在把杆上，仰头。

第1—2拍：脚尖立半，胸骨前推，保持后部仰头。

第3—4拍：还原准备姿势。

第5—6拍：同第1—2拍。

第7—8拍：同第3—4拍。

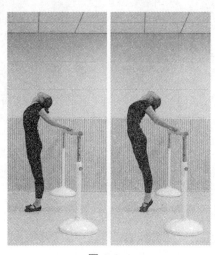

图 3-2-6

训练注意事项：

（1）可以根据动作节奏重新组合。

（2）练习时，练习者动作幅度可由小变大，节奏可由慢变快。

（3）在动作的过程中腿要一直伸展，膝盖向后蹬直。

（4）在把杆练习中，要保持塌腰、翘臀；推胸腰练习，忌胯向外推送。

三、不良姿势的纠正

很多人由于生活中的不良姿态，经常出现圆肩驼背的体态。圆肩驼背的人从外观看上去不那么漂亮、挺拔，同时也会出现肩颈疼痛以及其他一些健康上的隐患，下文将告诉大家怎么去解决这个问题。

1. 拇指引领夹肩胛练习

纠正方法：双手展开、握拳、伸出拇指，然后手臂展开端平，两拇指的连线大约对准我们的肩胛中间，双手向后伸，两肩胛骨向内夹紧，然后保持5秒再放松，重复8到10次。

2. "小燕飞"练习，如图 3-2-7 所示

预备姿势：直立站姿，两脚开立大于肩宽，双臂在身后十指交叉处相扣，掌心相对。

动作做法：挺胸、抬头，手臂直臂向上抬到最高点，保持停止3～5秒钟，还原。重复次数以10～15次为宜。

动作要求：胸部尽量挺立，手臂尽量上抬。

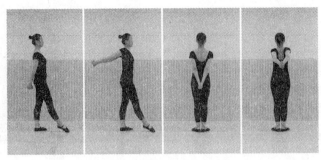

图 3-2-7

3. 利用墙壁或肋木进行矫正，如图 3-2-8 所示

预备姿势：身体面对墙或肋木，两臂前上举，两手掌撑扶墙壁或肋木，两脚并立或开立，保持离墙一个上体的距离。

动作做法：挺胸、抬头，用胸去靠墙或肋木，臀部翘起，塌腰。停止 3～5 秒钟后还原。重复次数以 10～15 次为宜。

动作要求：胸尽量靠近墙或肋木，手臂尽量全部贴在墙上或肋木上。

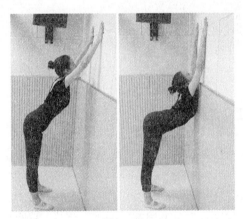

图 3-2-8

任务三　手臂的练习

手臂是人们日常生活中做出各种优美动作的重要部位，分为大臂（肘关节至肩关节）与小臂（腕关节至肘关节）。手臂练习动作包括软手练习、摆臂练习、"手臂波浪"练习、环绕练习等。练习者通过练习可以有效增强手臂的肌肉力量，提高各关节的灵活性、柔韧性和动作的优美性。

一、手臂的正确位置

人保持直立站姿时，两手臂自然下垂，在侧中线上，双手自然放松，肩与指尖向地面方向延伸。

知识链接

二、锻炼方法

手臂可以做出很多优美的动作来表达人们内心的情感。手臂动作优美，能够提高形体的表现力，而手臂上的肌肉和韧带非常丰富，它们是控制手臂动作的关键，所以锻炼手臂就显得非常重要了。

1. 软手练习，如图 3-3-1 所示

预备姿势：盘腿坐姿，双背手。

第一个 8 拍：

第 1 拍：左手手指向手心处抓。

第 2—7 拍：手指关节一节一节向上展开。

第 8 拍：还原。

第二个 8 拍：

第 1 拍：右手手指向手心处抓。

第 2—7 拍：手指关节一节一节向上展开。

第 8 拍：还原。

第三个 8 拍：

第 1 拍：双手手指向手心处抓。

第 2—7 拍：手指关节一节一节向上展开。

第 8 拍：还原。

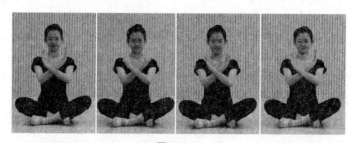

图 3-3-1

2. "手臂波浪"练习，如图 3-3-2、3-3-3、3-3-4 所示

预备姿势：直立站姿，两臂垂于体侧。

第一个 8 拍如图 3-3-2 所示。

第 1 拍：左臂开始，提肩。

第 2 拍：提肘。

第 3 拍：提腕。

第 4 拍：延伸手指。

第 5 拍：沉肩。

第 6 拍：沉肘。

第 7 拍：沉腕。

第 8 拍：落手指。

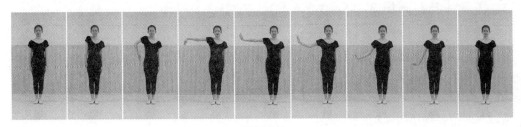

图 3-3-2

第二个 8 拍如图 3-3-3 所示。

第 1 拍：右臂开始，提肩。

第 2 拍：提肘。

第 3 拍：提腕。

第 4 拍：延伸手指。

第 5 拍：沉肩。

第 6 拍：沉肘。

第 7 拍：沉腕。

第 8 拍：落手指。

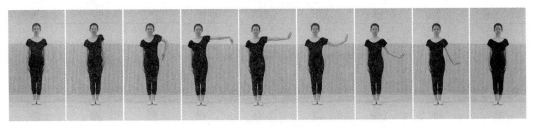

图 3-3-3

第三个 8 拍如图 3-3-4 所示。

第 1 拍：双臂开始，提肩。

第 2 拍：提肘。

第 3 拍：提腕。

第 4 拍：延伸手指。

第 5 拍：沉肩。

第 6 拍：沉肘。

第 7 拍：沉腕。

第 8 拍：落手指。

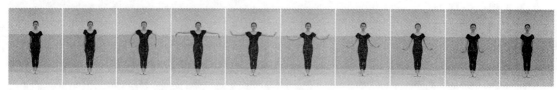

图 3-3-4

3. 摆臂练习，如图 3-3-5、3-3-6、3-3-7、3-3-8 所示

预备姿势：直立站姿，两臂垂于体侧。

第一个 8 拍（前 30 度与后 15 度同时摆臂）如图 3-3-5 所示。

第 1—2 拍：两臂向前弧形摆动，手心对向腿前侧。

第 3—4 拍：两臂经下向后弧形摆动，压手腕，用手腕的力量带动手臂，手心向下。

第 5—6 拍：同第 1—2 拍。

第 7—8 拍：同第 3—4 拍。

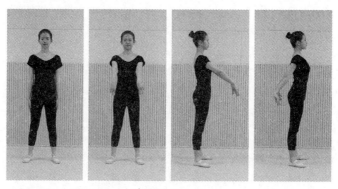

图 3-3-5

第二个 8 拍（前 90 度与后 15 度同时摆臂）如图 3-3-6 所示。

第 1—2 拍：两臂向前弧形摆动，手心对向腿前侧。

第 3—4 拍：两臂经下向后弧形摆动，压手腕，用手腕的力量带动手臂，手心向下。

第 5—6 拍：同第 1—2 拍。

第 7—8 拍：同第 3—4 拍。

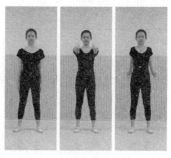

图 3-3-6

第三个 8 拍（左与右 30 度同时摆臂）如图 3-3-7 所示。

第 1—2 拍：两臂向左摆动，手腕带动手臂。

第 3—4 拍：两臂经波浪手臂落下，压手腕。

第 5—6 拍：两臂向右摆动，手腕带动手臂。

第 7—8 拍：两臂经波浪手臂落下，压手腕。

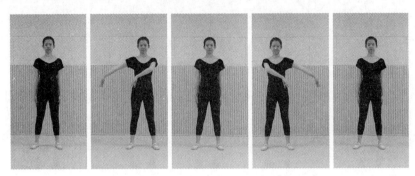

图 3-3-7

第四个 8 拍（左与右 90 度同时摆臂）如图 3-3-8 所示。

第 1—2 拍：两臂向左摆动，手腕带动手臂。

第 3—4 拍：两臂经波浪手臂落下，压手腕。

第 5—6 拍：两臂向右摆动，手腕带动手臂。

第 7—8 拍：两臂经波浪手臂落下，压手腕。

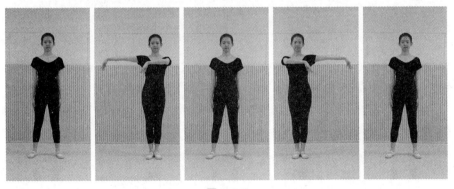

图 3-3-8

4. 环绕练习，如图 3-3-9、3-3-10、3-3-11、3-3-12 所示

预备姿势：直立站姿，两臂垂于体侧。

第一个 8 拍如图 3-3-9 所示。

第 1—4 拍：左臂经体前向右侧环绕半周（划立圆），身体随手臂经右屈至直立，眼睛随手臂动作而动。

第 5—8 拍：翻手腕，掌心向外，左臂继续经头上方向右侧环绕半周（划立圆），身体直立，眼睛随手臂动作而转动。

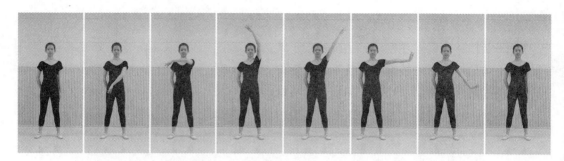

图 3-3-9

第二个 8 拍如图 3-3-10 所示。

第 1—4 拍：右臂经体前向左侧环绕半周（划立圆），身体随手臂经左屈至直立，眼睛随手臂动作而转动。

第 5—8 拍：翻手腕，掌心向外，左臂继续经头上方向左侧环绕半周（划立圆），身体直立，眼睛随手臂动作而转动。

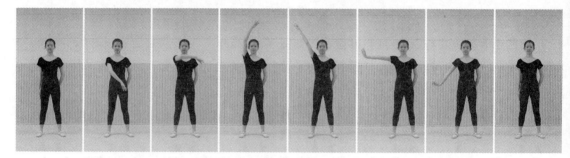

图 3-3-10

第三个 8 拍如图 3-3-11 所示。

第 1—4 拍：双臂经体前向左侧环绕半周（划立圆），身体随手臂经右屈至直立，眼睛随手臂动作而转动。

第 5—8 拍：翻手腕，掌心向外，左臂继续经头上方向右侧环绕半周（划立圆），身体直立，眼睛随手臂动作而转动。

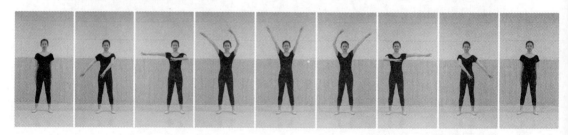

图 3-3-11

第四个 8 拍如图 3-3-12 所示。

第 1—4 拍：双臂经体前向右侧环绕半周（划立圆），身体随手臂经右屈至直立，眼睛随手臂动作而转动。

第5—8拍：翻手腕，掌心向外，左臂继续经头上方向右侧环绕半周（划立圆），身体直立，眼睛随手臂动作而转动。

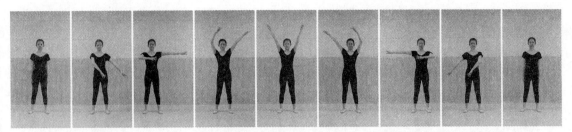

图 3-3-12

训练注意事项：
（1）练习者可以根据动作节奏重新组合。
（2）练习时，动作幅度可由小变大，节奏可由慢变快。
（3）软手练习时，要注意体会手指关节一节一节延展的感觉。
（4）"手臂波浪"练习时，要注意体会如流水一般连贯流畅的感觉。
（5）摆臂练习时，要配合呼吸，向上摆时吸气，向下落时呼气。
（6）环绕练习时，由手指尖带动整条手臂向远延伸。

三、不良姿势的纠正

手臂动作可以表达练习者内心的情感，手臂动作越优美，越能提高形体的表现力，而手臂含有大量的肌肉群和韧带，手臂的美观直接影响了肢体语言的美感，所以手臂不良姿势的纠正就十分重要。

1. 蝴蝶袖，如图 3-3-13 所示

预备姿势：直立站姿，双腿开立大于肩宽，双手掌心向前下垂于体侧。
纠正方法：
第 1 拍：手臂直臂向内拧转至最大幅度。
第 2 拍：还原拧转，保持直臂。
第 3 拍：手臂向上抬至 15 度，直臂向内拧转至最大幅度。
第 4 拍：还原拧转，保持直臂。
第 5 拍：手臂向上抬至 30 度，直臂向内拧转至最大幅度。
第 6 拍：还原拧转，保持直臂。
第 7 拍：手臂向上抬至 45 度，直臂向内拧转至最大幅度。
第 8 拍：还原拧转，保持直臂。
第 9 拍：手臂向上抬至 60 度，直臂向内拧转至最大幅度。
第 10 拍：还原拧转，保持直臂。
第 11 拍：手臂向上抬至 90 度，直臂向内拧转至最大幅度。
第 12 拍：还原拧转，保持直臂。

重复次数：每次转动保持 3~5 秒，每组 10~15 次为宜。

动作要求：保持直立站姿，手臂尽量拧转。

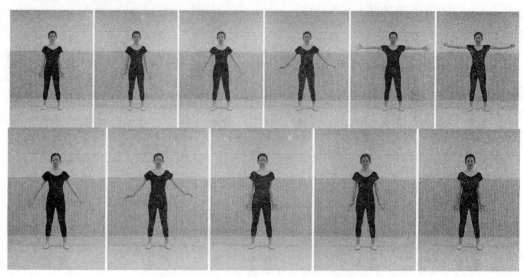

图 3-3-13

任务四　胸部的练习

胸部是人类形体的重要构成部分，胸部的美观直接影响了姿态的美感。通过胸部锻炼，可以使胸廓得到更好的发育，能够增强练习者的肺活量、胸部肌肉力量以及胸部韧带弹性。

知识链接

通过本节内容，充分锻炼胸大肌、背阔肌、前锯肌、膈肌等肌肉。

一、胸部的正确位置

胸部向前上方挺出，保持挺胸姿势，两肩下沉，略微后展。

二、锻炼方法

胸部的外形与胸肌发育过程及肌力、韧带的拉升力都有很大关系，如果胸部肌肉萎缩会造成含胸、驼背等不良姿态。我们可以通过胸部锻炼来改善胸部的肌肉线条，以此增加美感。

1. 含胸、展胸练习，如图 3-4-1 所示

预备姿势：直立站姿，两臂垂于体侧。

第一个 8 拍：

第 1—2 拍：含胸，两肩向前扣，胸部内收，背部向后顶出。

第 3—4 拍：还原。

第 5—6 拍：展胸，两肩向后展，肩胛发力向脊柱靠拢，胸部向前挺出。

第 7—8 拍：还原。

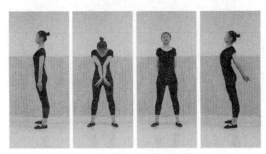

图 3-4-1

2. 上挺胸、下放胸练习，如图 3-4-2 所示

预备姿势：直立站姿，双腿开立大于肩宽，双手叉腰。

第一个 8 拍：

第 1—2 拍：吸气，胸部上抬。

第 3—4 拍：还原。

第 5—6 拍：呼气，胸部下放。

第 7—8 拍：还原。

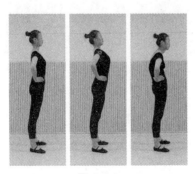

图 3-4-2

3. 前平推胸、后平推胸练习，如图 3-4-3 所示

预备姿势：直立站姿，双腿开立大于肩宽，双手叉腰。

第一个 8 拍：

第 1—2 拍：胸部前平推，保持挺胸。

第3—4拍：还原。

第5—6拍：胸部后平推，保持含胸。

第7—8拍：还原。

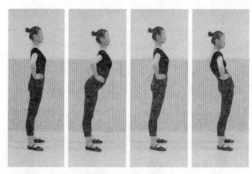

图 3-4-3

4. 左、右侧平推胸练习，如图 3-4-4 所示

预备姿势：直立站姿，双腿开立大于肩宽，双手叉腰。

第一个8拍：

第1—2拍：胸部左平推，保持挺胸。

第3—4拍：还原。

第5—6拍：胸部右平推，保持含胸。

第7—8拍：还原。

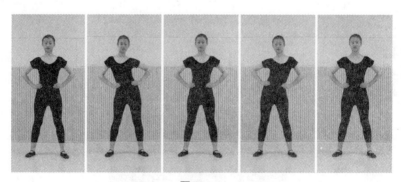

图 3-4-4

5. 胸部水平环绕练习，如图 3-4-5 所示

预备姿势：直立站姿，双腿开立大于肩宽，双手叉腰。

第一个8拍：

第1拍：胸部前平推，保持挺胸。

第2拍：胸部向左侧平推，保持挺胸。

第3拍：胸部向后平推，含胸。

第4拍：胸部向右侧平推，保持挺胸。

第5—8拍：同第1—4拍。

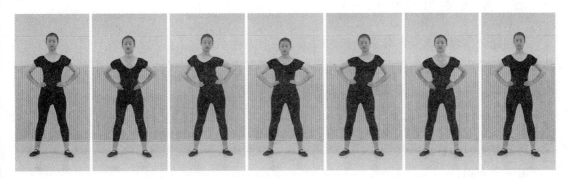

图 3-4-5

6. 扩胸练习，如图 3-4-6 所示

预备姿势：直立站姿，两臂垂于体侧。

第一个 8 拍：

第 1 拍：两臂经胸前平屈交叉，双手握拳，拳心向下，两臂向两侧打开后扩胸。

第 2 拍：拳心向前，并顺势回到前平举交叉位置。

第 3—8 拍：重复第 1—2 拍动作。

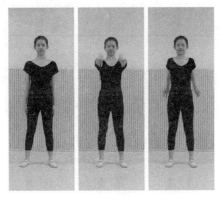

图 3-4-6

训练注意事项：

（1）练习者可以根据动作节奏重新组合。

（2）练习时，动作幅度可由小变大，节奏可由慢变快。

（3）含胸、展胸练习时，练习者可按自己的能力做到最大限度。

（4）上挺胸、下放胸练习时，练习者要配合呼吸做练习，上挺胸时吸气、下放胸时呼气。

（5）前平推胸、后平推胸练习时，练习者注意保持下半身的稳定性。

（6）左、右侧平推胸练习时，练习者注意保持下半身的稳定性，切勿左右晃动髋部。

（7）胸部水平环绕练习时，练习者动作完成要流畅，每一个动作都是在上一个动作的静止姿态上向下一个动作路线转动。

（8）扩胸练习时注意爆发力。

三、不良姿势的纠正

胸部充分体现了人类形体美中的曲线美，在日常生活中，人们时常忽视自己的姿态，经常含胸、驼背以及趴睡，时间一久就会影响到胸部的健康，久而久之人们的体态就会改变。其实，保持正确的姿态，才能让人们的胸部曲线完美。

1. 体前屈挺胸，如图 3-4-7 所示

预备姿势：两臂经两臂后摆，上体稍前屈，挺胸抬头至最大限度。

第一个 8 拍：

第 1—2 拍：两臂经两臂后摆，上体稍前屈，挺胸抬头至最大限度，下压震颤，尾骨向远延伸、翘臀。

第 3—4 拍：两臂经两臂后摆，上体稍前屈，挺胸抬头至最大限度，下压震颤，尾骨向远延伸、翘臀，控制。

第 5—6 拍：同第 1—2 拍。

第 7—8 拍：同第 3—4 拍。

重复次数：15～20 次为宜。

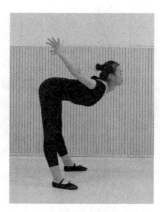

图 3-4-7

2. 后振扩胸，如图 3-4-8 所示

预备姿势：直立站姿，两臂胸前平屈，双手臂交叉平举，掌心向下。

第一个 8 拍：

第 1 拍：两臂经胸前平屈交叉，双手掌心向下，两肘发力向后扩胸。

第 2 拍：顺势回到前平举交叉位置。

第 1—8 拍：重复第 1—2 拍动作。

重复次数：15～20 次为宜。

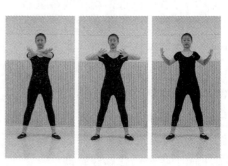

图 3-4-8

任务五　腰腹部的练习

腰腹部是人类形体的重要组成部分。如果腹部肌肉萎缩或松弛，很容易造成脂肪堆积过厚。如果小腹凸起，就破坏了形体的协调性与美感，加重了腰部负担，使臀部和腿受到严重影响。

通过腹部锻炼，可以有效地防止腹部肌肉松弛，削减皮下脂肪，保持身体优美的曲线，促进腹部血液循环的同时还能对腹腔和盆腔内的组织器官起到按摩作用。

知识链接

通过本节内容，充分锻炼腹直肌、腹外斜肌、腹内斜肌、腰大肌、胞横肌等肌肉。

一、腰部和腹部的正确位置

腹部收紧，并向上提气，使腹部向里收进去，把腹部的肌肉拉直，这样有利于腰背部的直立。在坐、立和走时，人们都应保持这种姿势。这种姿势既能够保持体型又能防止腹部脂肪的堆积。

二、锻炼方法

腹部肌肉萎缩或松弛容易使脂肪乘虚而入，造成腹部脂肪囤积过厚，还会使两肋同样积聚脂肪，对消化器官造成压力。小腹凸起，破坏了体型的协调，加重了腰部负担，使臀部和腿受到严重影响，从而使人失去魅力。所以，加强对腹部的锻炼就显得尤为重要了。

1. 仰卧举腿，如图 3-5-1 所示

预备姿势：仰卧，双臂打开在身体两侧 90 度位置，掌心向下。

第一个 8 拍：

第 1—2 拍：双腿并拢、绷脚，直腿向上举。

第 3—4 拍：两腿还原。

第 5—6 拍：同第 1—2 拍。

第 7—8 拍：同第 7—8 拍。

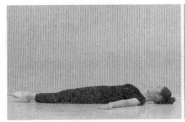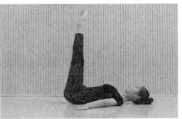

图 3-5-1

2. 仰卧抬上身，如图 3-5-2 所示

预备姿势：屈膝仰卧，双手抱头。

第一个 8 拍：

第 1—2 拍：收紧腹部抬上体，背部离地。

第 3—4 拍：保持 1—2 拍姿势，双手手臂伸直，手指触膝。

第 5—6 拍：还原成第 1—2 拍。

第 7—8 拍：缓慢落下，还原预备姿势。

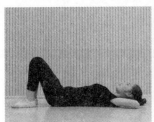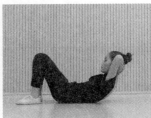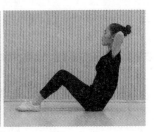

图 3-5-2

3. 开立体前屈转体，如图 3-5-3 所示

预备姿势：直立站姿，两臂侧平举，掌心向下。

第一个 8 拍：

第 1—2 拍：上体前屈尽量左转，两臂保持侧举姿势，右臂尽量向左前伸，触摸左脚外侧的地面，左臂尽量后摆，眼睛看左手。

第 3—4 拍：还原直立站姿。

第 5—6 拍：上体前屈尽量右转，两臂保持侧举姿势，左臂尽量向右前伸，触摸右脚外侧的地面，右臂尽量后摆，眼睛看右手。

第 7—8 拍：还原直立站姿。

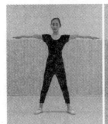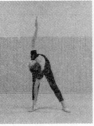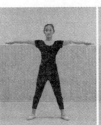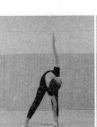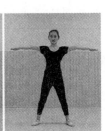

图 3-5-3

4. 仰卧拧腰，如图 3-5-4 所示

预备姿势：仰卧，两臂侧举，手心触地。

第一个 8 拍：

第 1—2 拍：两腿并拢向上举，绷脚。

第 3—4 拍：两腿向右侧下压，髋部右转，两脚尽量触地，双手手掌贴地，上身保持不动。

第 5—6 拍：还原成 1—2 拍动作。

第 7—8 拍：两腿落下成准备姿势。

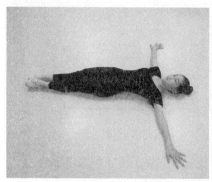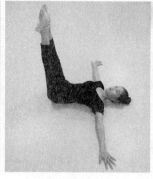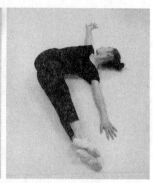

图 3-5-4

5. 前平推腰、后平推腰练习，如图 3-5-5 所示

预备姿势：直立站姿，两臂侧平举，掌心向下。

第一个 8 拍：

第 1—2 拍：挺胸，下半身保持直立站姿不动，髋关节向前平推。

第 3—4 拍：还原直立站姿。

第 5—6 拍：挺胸，下半身保持直立站姿不动，髋关节向后平推。

第 7—8 拍：还原直立站姿。

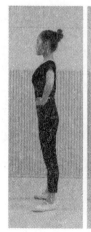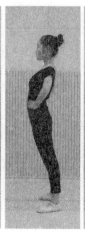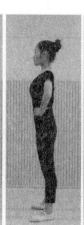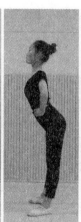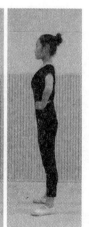

图 3-5-5

6. 左平推腰、右平推腰练习，如图 3-5-6 所示

预备姿势：直立站姿，两臂侧平举，掌心向下。

第一个 8 拍：

第 1—2 拍：挺胸，下半身保持直立站姿不动，髋关节向左平推。

第 3—4 拍：还原直立站姿。

第 5—6 拍：挺胸，下半身保持直立站姿不动，髋关节向右平推。

第 7—8 拍：还原直立站姿。

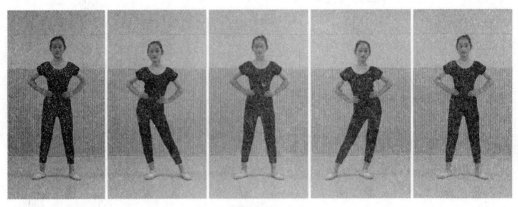

图 3-5-6

7. 腰部水平环绕练习，如图 3-5-7 所示

预备姿势：直立站姿，两臂侧平举，掌心向下。

第一个 8 拍：

第 1—2 拍：挺胸，下半身保持直立站姿不动，髋关节向前平推。

第 2—4 拍：挺胸，下半身保持直立站姿不动，髋关节向左平推。

第 5—6 拍：挺胸，下半身保持直立站姿不动，髋关节向后平推。

第 7—8 拍：挺胸，下半身保持直立站姿不动，髋关节向右平推。

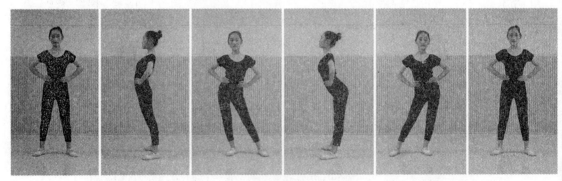

图 3-5-7

训练注意事项：

（1）练习者可以根据动作节奏重新组合。

（2）练习时，练习者的动作幅度可由小变大，节奏可由慢变快。

（3）仰卧举腿练习时，练习者要注意双腿尽量并拢不分开，下落时腿要有控制，缓慢向远落下。

（4）开立体前屈转体练习时，练习者两臂尽量向远处伸展，上体尽量转动，幅度尽可能拉大。

（5）仰卧拧腰练习时，练习者的上身尽量控制不动，目视前方，扭转时膝盖尽可能向下压至触碰地面。

（6）前平推腰、后平推腰练习时，注意保持上段的稳定性，切勿全身乱晃。

（7）左平推腰、右平推腰练习时，注意保持上段的稳定性，切勿全身乱晃。

（8）腰部水平环绕练习时，动作完成要流畅，每一个动作都是在上一个动作静止姿态的基础上向下一个动作路线转动。

三、不良姿势的纠正

研究表明，有80%以上的人的腹部赘肉的堆积是日常不良习惯导致的，而坐姿是导致腹部赘肉排名第一的杀手。弓背、含胸会让赘肉在腰部堆积，时间长了就会出现难看的"救生圈"。还有不少人习惯吃完饭后就坐着或躺着，其实这样的做法非常不科学，吃进去的热量就会变成腰上的赘肉，不过饭后立即运动也是不对的，会让血液在胃部停留。所以科学的锻炼方法就显得十分重要了。

1. 调整姿势

纠正方法：靠垫。正确使用靠垫不仅有调整脊椎的作用，还可以非常好地支撑背部，让后背挺直从而减少赘肉。

2. 饭后运动

纠正方法：步行。饭后坐5到10分钟左右，接着起身步行。每次坚持15分钟以上，不仅可以有效地帮助食物消化，还可以消除胃胀。

3. 侧身仰卧起坐，如图3-5-8所示

纠正方法：侧卧，双手放于身体两侧。抬起左手放到脑后。腰部以下呈侧仰卧姿势，上身上抬10次，换右手，腰部以下部位换一边侧卧，同样进行10次。

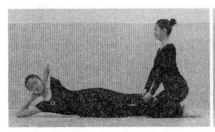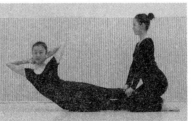

图 3-5-8

4. 腹部快速燃脂法

纠正方法：

第一组：在瑜伽垫上平躺，双手抱头，双腿依次抬起的同时进行卷腹，如图 3-5-9 所示。

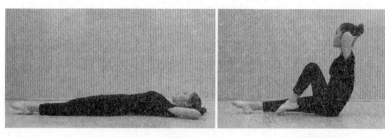

图 3-5-9

第二组：双腿往上举起，膝盖夹住健身球，双手抱头进行卷腹，如图 3-5-10 所示。

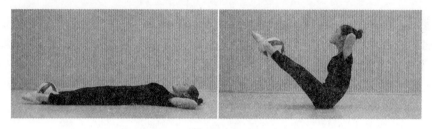

图 3-5-10

第三组：仰卧双臂自然放在身体两侧，膝盖夹住健身球，腿部弯曲往上举直到碰到胸部，如图 3-5-11 所示。

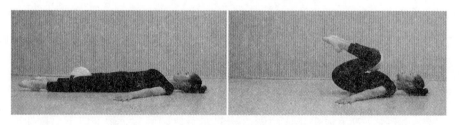

图 3-5-11

任务六　背部、臀部以及胯部的练习

胯部由骨盆、骨盆带肌和体积较大的肌肉群组成。如果髋部长期处于不正确的位置，会引起腰部、背部姿势的不正确，肌肉就会长期处于紧绷的状态，从而引发肌肉劳损。

臀部是髋部后面体积较大的肌肉群和脂肪组织，它是形体曲线美的重要基础。

知识链接

通过本节内容，充分锻炼竖脊肌、背阔肌、前锯肌、臀大肌、股四头肌、股二头肌、大腿内收肌、腓肠肌等肌肉。

一、背部、臀部以及胯部的正确位置

髋部的位置正确，才能保证腰和背部姿势的正确，腰和背部姿势正确才能保证整个后背肌群肌肉不处于紧张状态，也就不易造成损伤。正确的骨盆姿态是：整个骨盆水平于地面，骨盆下部内收，使骨盆（髋部）口朝上，臀部肌肉收紧，使腰、背部直立。

二、锻炼方法

胯部和臀部是人体的中间点，也是形体曲线美的重要基础。通过锻炼可以有效提高髋关节的灵活性，增加臀部肌肉弹性，减少脂肪堆积，提高臀位线。

1. 仰卧挺髋练习，如图 3-6-1 所示

预备姿势：仰卧屈膝，双腿分开与肩同宽，两臂放于体侧。
第一个 8 拍：
第 1—2 拍：两腿蹬伸，两臂用力下压，同时臀大肌用力收紧向上挺髋。
第 3—4 拍：臀部落地，还原预备姿势。
第 5—8 拍：同第 1—4 拍。

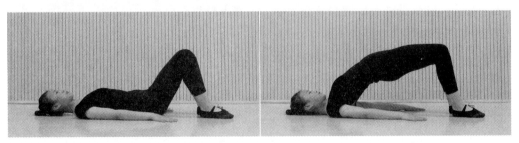

图 3-6-1

2. 俯卧后抬腿，如图 3-6-2 所示

预备姿势：俯卧，两臂肘关节、小臂放于地面，与肩同宽。
第一个 8 拍：
第 1—2 拍：左腿直膝，绷脚然后做后抬腿姿势，腿部肌肉收紧。
第 3—4 拍：下落，还原预备姿势。

第5—6拍：同第1—2拍。

第7—8拍：同第7—8拍。

第二个8拍：

第1—2拍：右腿直膝，绷脚然后做后抬腿姿势，腿部肌肉收紧。

第3—4拍：下落，还原预备姿势。

第5—6拍：同第1—2拍；

第7—8拍：同第3—4拍。

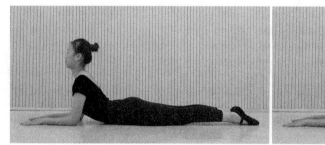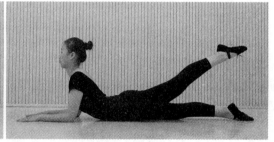

图 3-6-2

3. 扶把45度后抬腿，如图3-6-3所示

预备姿势：双手扶把，直立站姿，一脚芭蕾一位，一脚后擦地准备。

第一个8拍：

第1—2拍：左腿保持外旋，绷脚直膝上抬，上身保持直立。

第3—4拍：左腿保持外旋，绷脚直膝下落，上身保持直立。

第5—6拍：同第1—2拍。

第7—8拍：同第3—4拍。

第二个8拍：

第1拍：左腿保持外旋，绷脚直膝上抬，上身保持直立。

第2—7拍：保持上抬姿势不动。

第8拍：左腿保持外旋，绷脚直膝下落，上身保持直立。

第三个8拍：

第1—2拍：右腿保持外旋，绷脚直膝上抬，上身保持直立。

第3—4拍：右腿保持外旋，绷脚直膝下落，上身保持直立。

第5—6拍：同第1—2拍。

第7—8拍：同第3—4拍。

第四个8拍：

第1拍：右腿保持外旋，绷脚直膝上抬，上身保持直立。

第2—7拍：保持上抬姿势不动。

第8拍：右腿保持外旋，绷脚直膝下落，上身保持直立。

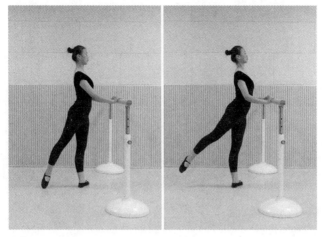

图 3-6-3

4. 背肌练习，如图 3-6-4 所示

预备姿势：俯卧，双手掌心向下前伸。

第一个 8 拍：

第 1—2 拍：上、下身同时向上，匀速地离开地面，抬起成两头翘。

第 3—4 拍：向远延伸，匀速慢落还原预备姿势。

第 5—6 拍：同第 1—2 拍。

第 7—8 拍：同第 3—4 拍。

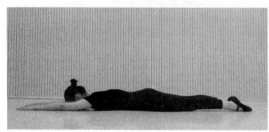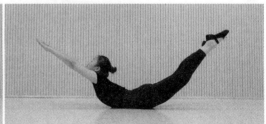

图 3-6-4

5. 盘腿压胯，如图 3-6-5 所示

预备姿势：脚心相对，盘腿坐地，双手十指扣套住脚尖。

第一个 8 拍：

第 1—2 拍：低头含胸下压。

第 3—4 拍：保持下压。

第 5—6 拍：上身关节逐步起身。

第 7—8 拍：还原准备直立坐姿。

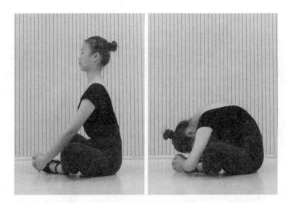

图 3-6-5

第二个 8 拍（展胸压胯）如图 3-6-6 所示。

第1—2 拍：抬头展胸压胯。

第3—4 拍：保持下压。

第5—6 拍：上身分关节逐步起身。

第7—8 拍：还原准备直立坐姿。

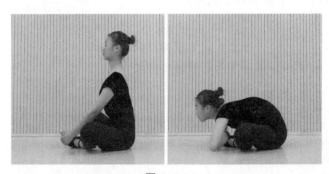

图 3-6-6

第三个 8 拍：颤胯，如图 3-6-7 所示。

第1 拍：两膝下压打开、弹压。

第2 拍：两膝微微抬起、弹压。

第3、5、7 拍：同第1 拍。

第4、6、8 拍：同第2 拍。

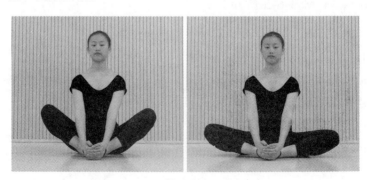

图 3-6-7

训练注意事项：

（1）练习者可以根据动作节奏重新组合。

（2）练习时，练习者动作幅度可由小变大，节奏可由慢变快。

（3）仰卧挺髋练习时，蹬伸挺髋时，脚、双手、头以及肩不离开地面。

（4）俯卧后抬腿练习时，上身尽量直立，髋部不离开地面，腿尽可能绷脚上抬。

（5）扶把45度后抬腿练习时，膝部要有直立感，大腿要控制晃；练习中，始终保持抬头、挺胸、立腰和立背的基本形态；后抬时，上身要保持直立，不前倾，腿尽量抬高，向远方延伸。

（6）背肌练习时，上、下身同时离开地面，离地距离越高越好，下放时要轻而慢。

（7）压胯练习时，颤胯胯根放松，膝关节尽可能找地面；含胸压胯头最后动（↑腹→胸→颈→头，↓头→颈→胸→腹）；展胸压胯保持抬头；下压时肘关节放在腿前垂直于地面，整个过程中勿用力过猛。

三、不良姿势的纠正

生活中，我们经常可以看到骨盆前倾的人。臀部起到支撑作用，如果臀部无力，就只能靠竖脊肌来稳定核心。腰椎生来就很脆弱，长期不正确的姿势，会对人体造成极大的伤害，极有可能引发腰部物理伤病。所以不要把骨盆前倾当作翘臀，骨盆前倾的恢复需要加强臀大肌训练，只要多练习，就能用翘臀告别骨盆前倾。

1. 平板支撑，如图3-6-8所示

纠正方法：

（1）胳膊肘与地面呈90度，尽量不要超过自己的体宽。

（2）不要仰头，让脊椎保持全平状态，全程用力收腹，一定要夹紧臀部，因为这样才能让练习者的骨盆后倾，让腰椎和臀部保持在一条直线上。

（3）每组30~60秒，每次6~8组。

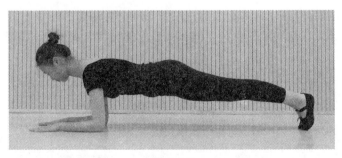

图 3-6-8

任务七　腿部的练习

腿部是人体运动的根基，它包括大腿和小腿，腿对形体的线条美起着很大的作用。肌肉线条修长，外观丰满而富于弹性的腿部形态，是构成优美体型极其重要的部分。腿部锻炼可减少腿部脂肪堆积，防止腿部肌肉萎缩，使小腿肚上提，让腿部线条修长、优美、挺拔。

知识链接

通过本节内容，充分锻炼臀大肌、股四头肌、股二头肌、大腿内收肌、腓肠肌、缝匠肌等肌肉。

一、腿部的正确位置

两脚脚跟并拢，脚尖略分开呈"V"字形，两腿挺直并拢。

二、锻炼方法

练习者通过腿部锻炼，可使腿部的肌肉和韧带拉长，并富有弹性，增加关节的柔韧性、灵活性和腿部的弹跳力。富有弹性、柔韧性好的双腿，是优美姿态造型的基础。

1. 前弓箭步压腿，如图 3-7-1 所示

第一个 8 拍：

预备姿势：左腿后伸点地，脚跟离地，右腿屈膝，两手扶于右膝上，立直上身。

第 1—2 拍：身体有控制地下压，伸拉左大腿前部和右大腿后部的肌肉和韧带。

第 3—4 拍：还原预备姿势。

第 5—6 拍：同第 1—2 拍动作。

第 7—8 拍：同第 3—4 拍动作。

第二个 8 拍：

预备姿势：右腿后伸点地，脚跟离地，左腿屈膝，两手扶于左膝上，立直上身。

第 1—2 拍：身体有控制地下压，伸拉右大腿前部和左大腿后部的肌肉和韧带。

第 3—4 拍：还原预备姿势。

第 5—6 拍：同第 1—2 拍动作。

第 7—8 拍：同第 3—4 拍动作。

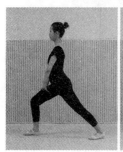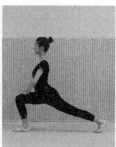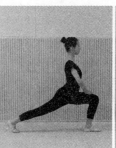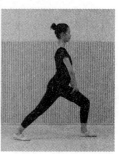

图 3-7-1

2. 侧弓箭步压腿，如图 3-7-2 所示

第一个 8 拍：

预备姿势：右腿屈膝，左腿侧伸脚内侧着地，双手放置在双腿上。

第 1—2 拍：身体有控制地下压，伸拉左腿内侧的肌肉和韧带，右手按压右膝，左手扶左膝。

第 3—4 拍：还原预备姿势。

第 5—6 拍：同第 1—2 拍动作。

第 7—8 拍：同第 3—4 拍动作。

第二个 8 拍：

预备姿势：右腿屈膝，左腿侧伸，左脚跟着地，双手放置在双腿上。

第 1—2 拍：身体有控制地下压，伸拉左腿后侧的肌肉和韧带，右手按压右膝，左手扶左膝。

第 3—4 拍：还原预备姿势。

第 5—6 拍：同第 1—2 拍动作。

第 7—8 拍：同第 3—4 拍动作。

第三个 8 拍：

预备姿势：左腿屈膝，右腿侧伸，脚内侧着地，双手放置在双腿上。

第 1—2 拍：身体有控制地下压，伸拉右腿内侧的肌肉和韧带，右手按压右膝，左手扶左膝。

第 3—4 拍：还原预备姿势。

第 5—6 拍：同第 1—2 拍动作。

第 7—8 拍：同第 3—4 拍动作。

第四个 8 拍：

预备姿势：左腿屈膝，右腿侧伸，右脚跟着地，双手放置在双腿上。

第 1—2 拍：身体有控制地下压，伸拉右腿后侧的肌肉和韧带，右手按压右膝，左手扶左膝。

第 3—4 拍：还原预备姿势。

第 5—6 拍：同第 1—2 拍动作。

第 7—8 拍：同第 3—4 拍动作。

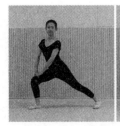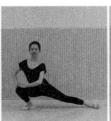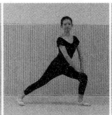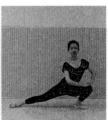

图 3-7-2

3. 地面压腿

第一个 8 拍：坐地正前压腿，如图 3-7-3 所示。

预备姿势：坐地，两腿并拢伸直，绷脚，双手在体侧下旁展开。

准备拍：双手向上至芭蕾三位手或双托掌。

第1—2拍：身体前倾下压，两臂尽量前伸。

第3—4拍：还原直立坐姿，手臂保持不变。

第5—6拍：同第1—2拍。

第7—8拍：同第3—4拍。

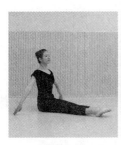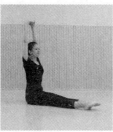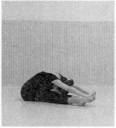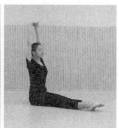

图 3-7-3

第二个8拍：半劈叉压左旁腿，如图3-7-4所示。

预备姿势：右腿盘坐，左腿向旁伸直，双手一位。

准备拍：左手打开成芭蕾七位手，右手成芭蕾三位手或左手按掌，右手单托掌。

第1—2拍：身体向左旁倒、下压。

第3—4拍：还原直立坐姿。

第5—6拍：同第1—2拍。

第7—8拍：同第3—4拍。

第三个8拍：半劈叉压右旁腿，如图3-7-4所示。

预备姿势：左腿盘坐，右腿向旁伸直，双手一位。

准备拍：右手打开成芭蕾七位手，左手成芭蕾三位手或右手按掌，左手单托掌。

第1—2拍：身体向右旁倒、下压。

第3—4拍：还原直立坐姿。

第5—6拍：同第1—2拍。

第7—8拍：同第3—4拍。

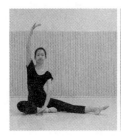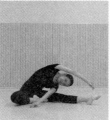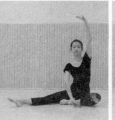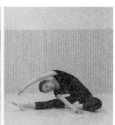

图 3-7-4

第四个8拍：半劈叉压左后腿，如图3-7-5所示。

预备姿势：右腿前盘腿，左腿后伸直，双手身体两旁撑地。

准备拍：右手撑地，左手经芭蕾二位手到三位手或经单山膀到单托掌。

第1—2拍：向后下腰。

第3—4拍：还原。

第5—6拍：同第1—2拍。

第7—8拍：同第3—4拍。

第五个8拍：半劈叉压右后腿。

预备姿势：左腿前盘腿，右腿后伸直，双手身体两旁撑地。

准备拍：左手撑地，右手经芭蕾二位手到三位手或经单山膀到单托掌。

第1—2拍：向后下腰。

第3—4拍：还原。

第5—6拍：同第1—2拍。

第7—8拍：同第3—4拍。

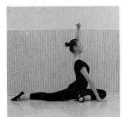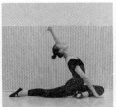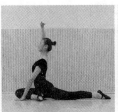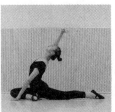

图 3-7-5

4. 把上压腿

第一个8拍：把上压左正前腿，如图3-7-6所示。

预备姿势：面对把杆，左手扶杆，右手臂经芭蕾三位手或单托掌位，左腿绷脚搭在把杆上，右脚脚尖向外打开。

第1—2拍：上身前倾，下压，胸腹部尽量贴靠大腿面，后背部拉长。

第3—4拍：上身缓慢起身，还原准备姿态。

第5—6拍：同第1—2拍。

第7—8拍：同第3—4拍。

第二个8拍：把上压右正前腿。

预备姿势：面对把杆，右手扶杆，左手臂芭蕾三位手或单托掌位，右腿绷脚搭在把杆上，左脚脚尖向外打开。

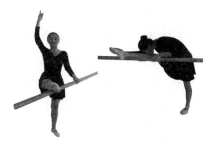

图 3-7-6

第1—2拍：上身前倾，下压，胸腹部尽量贴靠大腿面，后背部拉长。

第3—4拍：上身缓慢起身，还原准备姿态。

第5—6拍：同第1—2拍。

第7—8拍：同第3—4拍。

第三个 8 拍：把上压左旁腿，如图 3-7-7 所示。

预备姿势：面对把杆，身体距离把杆约一脚的距离。左手扶杆，右手臂经芭蕾三位手或单托掌位，左腿绷脚搭在把杆上，脚背保持外开，左脚脚尖向左旁打开。

第 1—2 拍：上身前倾，下压，左身体侧面贴靠大腿，右侧腰部肌肉拉长。

第 3—4 拍：上身缓慢起身，还原准备姿态。

第 5—6 拍：同第 1—2 拍。

第 7—8 拍：同第 3—4 拍。

第四个 8 拍：把上压右旁腿。

预备姿势：面对把杆，身体距离把杆约一脚的距离。右手扶杆，左手臂经芭蕾三位手或单托掌位，右腿绷脚搭在把杆上，脚背保持外开，左脚脚尖向左旁打开。

第 1—2 拍：上身前倾，下压，右身体侧面贴靠大腿，左侧腰部肌肉拉长。

第 3—4 拍：上身缓慢起身，还原准备姿态。

第 5—6 拍：同第 1—2 拍。

第 7—8 拍：同第 3—4 拍。

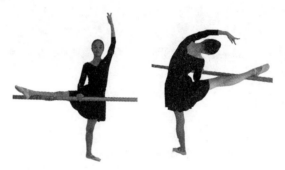

图 3-7-7

第五个 8 拍：把上压左后腿，如图 3-7-8 所示。

预备姿势：侧对把杆，身体距离把杆约一脚的距离。右手扶杆，左手臂经芭蕾三位手或单托掌，左腿绷脚搭在把杆上，脚背保持外开，右脚脚尖向前。

第 1—2 拍：主力腿屈膝半蹲，上身后倾下压，后背部尽量贴靠大腿，腹部肌肉拉长。

第 3—4 拍：上身缓慢起身，还原准备姿态。

第 5—6 拍：同第 1—2 拍。

第 7—8 拍：同第 3—4 拍。

第六个 8 拍：把上压右后腿。

预备姿势：侧对把杆，身体距离把杆约一脚的距离。左手扶杆，右手臂经芭蕾三位手或单托掌，右腿绷脚搭在把杆上，脚背保持外开，左脚脚尖向前。

第 1—2 拍：主力腿屈膝半蹲，上身后倾下压，后背部尽量贴靠大腿，腹部肌肉拉长。

第 3—4 拍：上身缓慢起身，还原准备姿态。

第 5—6 拍：同第 1—2 拍。

第 7—8 拍：同第 3—4 拍。

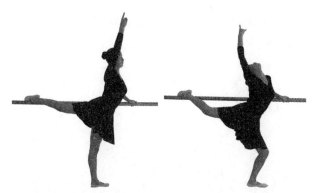

图 3-7-8

5. 小踢腿，如图 3-7-9 所示

预备姿势：右手扶杆，左手臂成芭蕾一位手，左前五位脚站立。

预备拍：起始动作，左手臂经芭蕾二位到芭蕾七位手。

第一个 8 拍：向前方小踢腿。

第 1—2 拍：左脚擦地至前四位点地。

第 3—4 拍：向前踢腿至 30 度至 45 度；

第 5—6 拍：右脚落地前四位点地；

第 7—8 拍：右脚擦地还原预备姿势。

第二个八拍：向侧方小踢腿。

第 1—2 拍：左脚擦地至左侧点地；

第 3—4 拍：左腿向左腿踢至 30 度至 45 度；

第 5—6 拍：左脚落地后侧点地；

第 7—8 拍：左脚擦回成前五脚。

第三个 8 拍：向后方小踢腿。

第 1—2 拍：左脚擦地至后四位点地。

第 3—4 拍：向后小踢腿至 30 度至 45 度。

第 5—6 拍：左脚落地后四位点地。

第 7—8 拍：擦回至后五脚。

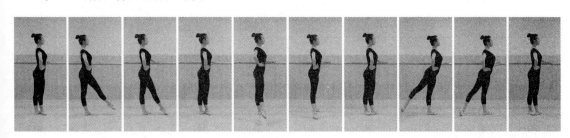

图 3-7-9

6. 地面大踢腿，如图 3-7-10 所示

第一个 8 拍：仰卧踢左前腿

预备姿势：仰卧，两腿并拢伸直脚尖，双手掌心向下扶地。

第1—2拍：左前大踢腿。

第3—4拍：落地。

第5—6拍：同第1—2拍动作。

第7—8拍：同第3—4拍动作。

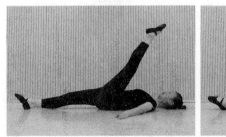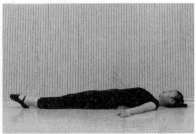

图 3-7-10

第二个8拍：仰卧踢右前腿，如图3-7-11所示。

第1—2拍：右前大踢腿。

第3—4拍：落地。

第5—6拍：同第1—2拍动作。

第7—8拍：同第3—4拍动作。

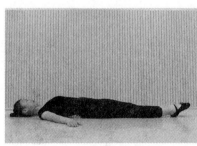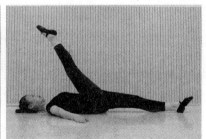

图 3-7-11

地面旁踢腿如图3-7-12所示。

第三个8拍：侧卧旁踢左腿。

预备姿势：右侧身卧地，两腿并拢伸直。右手掌心向下，在左耳旁伸直扶地，另一只手胸前扶地。

准备拍2小节：右腿向外旋开，绷紧脚背。

第1—2拍：左旁踢腿。

第3—4拍：落地。

第5—6拍：同第1—2拍动作。

第7—8拍：同第3—4拍动作。

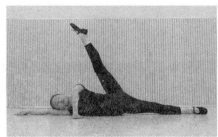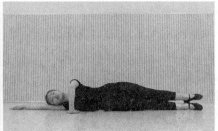

图 3-7-12

间奏拍：翻转，换方向。

第四个 8 拍：侧卧旁踢右腿，如图 3-7-13 所示。

预备姿势：左侧身卧地，两腿并拢伸直。左手掌心向下，在左耳旁伸直扶地，另一只手胸前扶地。

准备拍 2 小节：左腿向外旋开，绷紧脚背。

第 1—2 拍：右旁踢腿。

第 3—4 拍：落地。

第 5—6 拍：同第 1—2 拍动作。

第 7—8 拍：同第 3—4 拍动作。

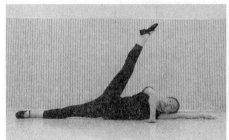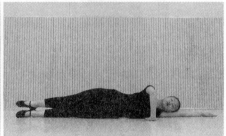

图 3-7-13

地面后踢腿如图 3-7-14 所示。

第五个 8 拍：跪姿踢左后腿。

预备姿势：右膝跪地，左腿向后伸直，后脚尖点地，双手与肩同宽撑地。

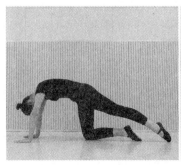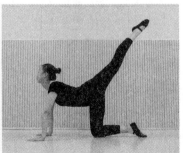

图 3-7-14

第1—2拍：左腿后踢。

第3—4拍：落地后点地，腿部保持外旋。

第5—6拍：同第1—2拍动作。

第7—8拍：同第3—4拍动作。

间奏拍：换腿。

第六个8拍：跪姿踢右后腿，如图3-7-15所示。

预备姿势：左膝跪地，右腿向后伸直，后脚尖点地，双手与肩同宽撑地。

第1—2拍：右腿后踢。

第3—4拍：落地后点地，腿部保持外旋。

第5—6拍：同第1—2拍动作。

第7—8拍：同第3—4拍动作。

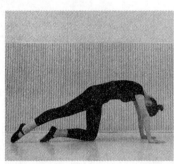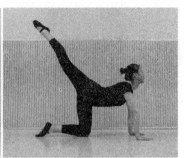

图 3-7-15

7. 把上大踢腿，如图3-7-16所示

第一个8拍：左前大踢腿。

预备姿势：右手扶杆，左手臂成芭蕾一位手，一位站立。

准备拍：左手经芭蕾二位至芭蕾七位手，左脚后四位点地。

第1—2拍：左脚绷脚，向前上方踢。

第3—4拍：回落成后四位点地。

第5—8拍：同第1—4拍。

第二个8拍：右前大踢腿。

预备姿势：左手扶杆，右手臂成芭蕾一位手，一位站立。

准备拍：右手经芭蕾二位至芭蕾七位手，右脚后四位点地。

第1—2拍：右脚绷脚，向前上方踢。

第3—4拍：回落成后四位点地。

第5—8拍：同第1—4拍。

第三个8拍：左侧大踢腿。

预备姿势：双手扶杆，一位站立。

准备拍：左脚后交叉点地。

第1—2拍：左腿向侧上方踢。

第3—4拍：回落至后交叉点地。

第5—8拍：同第1—4拍。

第四个8拍：右侧大踢腿。

预备姿势：双手扶杆，一位站立。

准备拍：右脚后交叉点地。

第1—2拍：右腿向侧上方踢。

第3—4拍：回落至后交叉点地。

第5—8拍：同第1—4拍。

第五个8拍：左后大踢腿。

预备姿势：右手扶杆，左手臂成芭蕾一位手，一位站立。

准备拍：左手经芭蕾二位至芭蕾七位手，左脚前点地。

第1—2拍：左脚绷脚，向后上方踢。

第3—4拍：回落成后点地。

第5—6拍：左脚还原前点地位置。

第7—8拍：保持不动。

间奏拍：换方向。

第六个8拍：右后大踢腿。

预备姿势：左手扶杆，右手臂成芭蕾一位手，一位站立。

准备拍：右手经芭蕾二位至芭蕾七位手，右脚前点地。

第1—2拍：右脚绷脚，向后上方踢。

第3—4拍：回落成后点地。

第5—6拍：右脚还原前点地位置。

第7—8拍：保持不动。

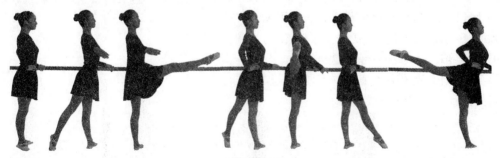

图 3-7-16

8. 吸伸腿

向前：

第一个8拍：仰卧吸撩左腿，如图3-7-17所示。

预备姿势：仰卧，两腿并拢，绷脚伸直，双手举向头上方。

第1—2拍：左腿正前吸腿45度。

第3—4拍：向前伸直45度（撩腿）。

第5—6拍：还原左腿正前吸腿45度。

第7—8拍：落地。

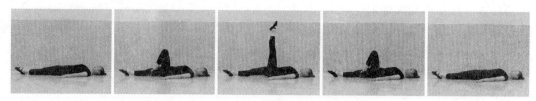

图 3-7-17

第二个 8 拍：仰卧吸撩右腿，如图 3-7-18 所示。

预备姿势：仰卧，两腿并拢，绷脚伸直，双手举向头上方。

第 1—2 拍：右腿正前吸腿 90 度。

第 3—4 拍：向前伸直 90 度（撩腿）。

第 5—6 拍：还原右腿正前吸腿 90 度。

第 7—8 拍：落地。

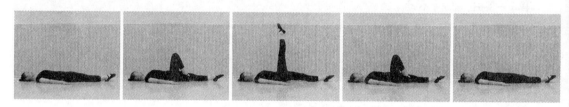

图 3-7-18

向旁：

第三个 8 拍：左侧卧吸撩腿，如图 3-7-19 所示。

预备姿势：右侧卧，两腿并拢，大腿外旋，绷脚伸直，右手向上伸直，左手胸前扶地。

第 1—2 拍：左腿外旋呈开状，正旁吸腿 90 度。

第 3—4 拍：向上伸直 90 度（撩腿）。

第 5—6 拍：还原左正旁吸腿 90 度。

第 7—8 拍：还原准备姿势。

间奏拍：向右侧翻身成侧卧。

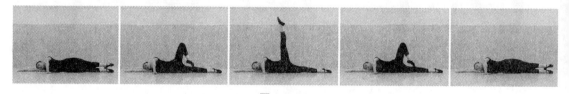

图 3-7-19

第四个 8 拍：右侧卧吸撩腿，如图 3-7-20 所示。

预备姿势：左侧卧，两腿并拢，大腿外旋，绷脚伸直，左手向上伸直，右手胸前扶地。

第 1—2 拍：右腿外旋呈开状，正旁吸腿 90 度。

第 3—4 拍：向上伸直 90 度（撩腿）。

第 5—6 拍：还原左正旁吸腿 90 度。

第 7—8 拍：还原准备姿势。

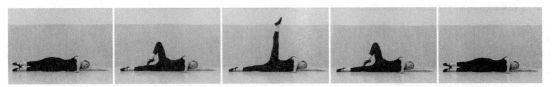

图 3-7-20

向后：

第五个 8 拍：俯卧左后吸腿，如图 3-7-21 所示。

预备姿势：两手小臂相叠撑地，上身立起，两腿绷脚，先伸直、然后并拢。

第 1—2 拍：左腿后吸小腿。

第 3—4 拍：放下。

第 5—6 拍：同第 1—2 拍。

第 7—8 拍：同第 7—8 拍。

第六个 8 拍：俯卧右后吸腿。

第 1—2 拍：右腿后吸小腿。

第 3—4 拍：放下。

第 5—6 拍：同第 1—2 拍。

第 7—8 拍：同第 7—8 拍。

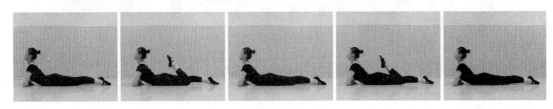

图 3-7-21

9. 蹲，如图 3-7-22 所示

预备姿势：双手扶把，一位脚站立。

第一个 8 拍：一位半蹲。

第 1—4 拍：双腿屈膝外开，半蹲。

第 5—8 拍：缓慢直膝，回到原位。

第二个 8 拍：一位全蹲。

第 1—4 拍：双腿屈膝外开，全蹲。

第 5—8 拍：缓慢直膝，回到原位。

变换拍：换成芭蕾二位脚。

第 1—4 拍：变二位脚。

第 5—8 拍：保持二位直立站姿。

第三个 8 拍：二位半蹲。

第 1—4 拍：双腿屈膝外开，半蹲。

第5—8拍：缓慢直膝，回到原位。

第四个8拍：二位全蹲。

第1—4拍：双腿屈膝外开，全蹲。

第5—8拍：缓慢直膝，回到原位。

变换拍：换成芭蕾五位脚。

第1—4拍：变五位脚。

第5—8拍：保持五位直立站姿。

第五个8拍：五位半蹲。

第1—4拍：双腿屈膝外开，半蹲。

第5—8拍：缓慢直膝，回到原位。

第六个8拍：五位全蹲。

第1—4拍：双腿屈膝外开，全蹲。

第5—8拍：缓慢直膝，回到原位。

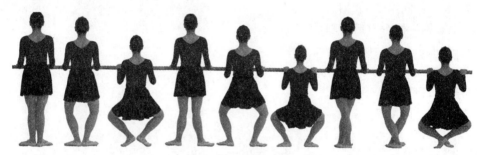

图 3-7-22

训练注意事项：

（1）练习者可以根据动作节奏重新组合。

（2）练习时动作幅度可由小变大，节奏可由慢变快。

（3）前弓箭步压腿练习时，练习者上体要尽量保持直立，后腿膝盖要伸直，步幅要加大。下压时力量不要过猛，防止肌肉拉伤。

（4）侧弓箭步压腿练习时，练习者上体要尽量保持直立，侧伸腿膝盖要伸直，步幅要加大。下压时力量不要过猛，防止肌肉拉伤。

（5）地面压腿练习时，始终保持抬头、挺胸、立腰和立背的基本形态。前压时，胸腹尽量贴靠大腿；侧压时，用肩和腰的侧弯带动胸腹，上体侧振，尽量以肩和身体外侧贴近大腿；后压时，以头带动，动作腿伸直，尽量把头靠近动作腿脚尖。

（6）把上压腿练习时，始终保持抬头、挺胸、立腰、立背的基本形态。前压时，胸腹尽量贴靠，后背找延伸感，腿部保持外旋，髋关节要正对把杆；侧压时，用肩和腰的侧弯带动胸腹，腰肌一侧拉长另一侧收缩，胯部正对把杆，始终保持外开，尽量以肩和身体外侧贴近大腿；后压时，以头带动，动作腿伸直，尽量把头靠近动作腿脚尖。

（7）小踢腿练习时，脚面带动小腿，小腿绷脚迅速擦地，离地10~15厘米；向前、向后踢腿，脚面外翻；向侧踢腿脚面内侧。

（8）地面大踢腿练习时，踢腿速度要快，最好在一拍完成，保持好正确卧姿态，腿有力踢出，另一腿伸直绷脚，不能跟动作，腿不能晃动。后踢时注意两肩要保持平正，踢出去的腿要对准自己的后脑勺，不要掀胯，保持髋关节不离开地面。

（9）把杆上大踢腿练习时，保持上体直立形态，两腿伸直；踢腿要迅速而有力，绷脚面用脚背力量带动踢腿。

（10）吸伸腿练习时，吸腿脚尖要始终贴住另一条腿的膝盖处，不能松散，动作腿从动作开始就要保持外旋，吸伸动作要连贯，吸腿要紧，撩要伸长。

（11）蹲的练习时，要求髋、膝、踝、外开，上体正直，重心始终保持在两腿上。蹲或起时，动作要连贯、匀速且有控制。

三、不良姿势的纠正

腿部线条的美观直接影响了人类形体的整体美感，除遗传因素外，婴儿期的护理不得当和成长过程中日常生活中不良的习惯以及运动方式的不正确，都是造成腿部线条畸形的重要原因。腿部线条畸形不但影响美观，而且会对日常活动造成不同程度的不便，所以对畸形腿进行矫正是很有必要的。

1."O"型腿的判断

正步站立时两脚和脚踝能并在一起，而两膝却不能接触，相距 1.5～2 厘米以上的，称之为"O"型腿。"O"型腿的形成主要有三种原因，一是在幼儿时期站立过早，行走时间过长；二是缺钙；三是行走姿势长期不正确。一旦形成"O"型腿，一个人的站姿、走姿和形体都会受到不同程度的影响，应及早发现并及时矫正。

（1）跪姿降臀，如图 3-7-23 所示。

纠正方法：两膝并拢，两小腿分开跪立，两手叉腰。

第 1—2 拍：臀部缓缓向下压，用上体的重量压迫两腿慢慢地向下扣膝至跪坐。

第 3—6 拍：控制。

第 7—8 拍：还原

重复次数：10～15 次为宜。

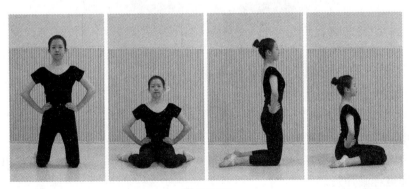

图 3-7-23

（2）利用松紧带下蹲，如图 3-7-24 所示。

纠正方法：双脚并拢站立，用松紧带将膝关节捆住，两手叉腰。

第 1—2 拍：屈膝下蹲。

第 3—4 拍：还原直立。

第 5—6 拍：同第 1—2 拍。

第 7—8 拍：同第 2—4 拍。

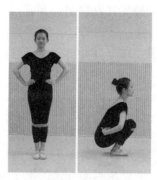

图 3-7-24

（3）坐姿夹球，如图 3-7-25 所示。

纠正方法：坐在椅子上，两腿屈膝，两膝把健身球夹紧。

第 1—2 拍：两腿屈膝向上提，靠近胸部，同时两脚向两侧摆，尽量分开，两手用力握撑住椅子。

第 3—6 拍：保持。

第 7—8 拍：还原。

重复次数：20～25 次为宜。

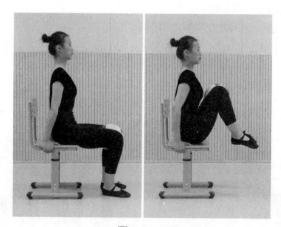

图 3-7-25

注意事项：

（1）练习者在跪姿降臀练习时，臀部尽量往下降；降臀时，要缓慢，不要用力过猛，并膝跪坐的时间可逐渐加长。

（2）利用松紧带下蹲练习时，膝关节的屈伸动作要完全到位。

（3）坐姿夹球练习时，所夹物体可先厚再薄，两膝用力夹紧物体，两脚尽力向外侧摆。

2. "X" 型腿的判断

"X" 型腿是指股骨内收或内旋，两膝能并拢和胫骨外展、外旋，是一种骨关节异常和腿部形态异常的现象。形成这种畸形的主要原因是遗传因素，后天的行为习惯也有一定的影响。

"X" 型腿的测量方法是：正步位站立，两膝并拢，两脚并不拢的间隔距离约为 1.5 厘米以上。

（1）坐姿压胯，如图 3-7-26 所示。

纠正方法：坐姿，两腿屈膝，两脚掌相对，两膝外展，两手分别放在同侧腿的膝关节内侧。

第 1—2 拍：上体稍前倾，同时两手掌用力向下压膝关节的内侧，至最大限度并且保持。

第 3—4 拍：还原。

第 5—6 拍：同第 1—2 拍。

第 7—8 拍：同第 3—4 拍。

重复次数：20 ~ 25 次为宜。

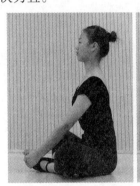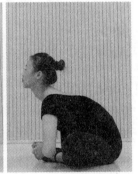

图 3-7-26

（2）"青蛙趴"，如图 3-7-27 所示。

纠正方法：两腿屈膝分开成跪撑，两脚靠近，细脚尖。

第 1—2 拍：身体适当用力下压，尽量使两膝慢慢分开，臀部下降并适当后坐，随着臀部的下降，上体也随着下降，屈膝时成两前臂撑地，两膝分开至最大限度，控制。

第 3—4 拍：还原。

第 5—6 拍：同第 1—2 拍。

第 7—8 拍：同第 3—4 拍。

重复次数：10 ~ 15 次为宜。

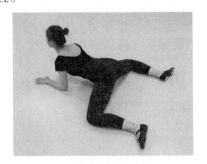

图 3-7-27

（3）"踢毽子"，如图 3-7-28 所示。

纠正方法：直立，右手持毽子。用脚的内侧连续踢毽子，或左右脚交替踢毽子。

重复次数：20～25 次为宜。重复的次数根据练习者水平的提高而增加。

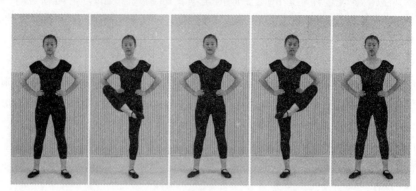

图 3-7-28

（4）坐位按压膝盖，如图 3-7-29 所示。

纠正方法：坐在椅子上，左腿屈膝把小腿放在左大腿上，右手扶住左脚踝处，左手放在右膝盖上。

第 1—2 拍：右手用力将右膝向下按压，压至最大限度。

第 3—4 拍：控制，然后慢慢两手放松还原。

第 5—6 拍：同第 1—2 拍。

第 7—8 拍：同第 3—4 拍。

重复次数 15～20 次为宜。

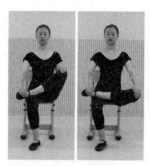

图 3-7-29

（5）利用松紧带进行矫正，如图 3-7-30 所示。

纠正方法：坐在椅子上，两腿屈膝，两脚踝用松紧带捆住。

第 1—2 拍：两膝提起。

第 3—4 拍：停留控制。

第 5—6 拍：慢慢向前伸直膝关节，绷脚。

第 7—8 拍：还原。

重复次数：8～10 次为宜。

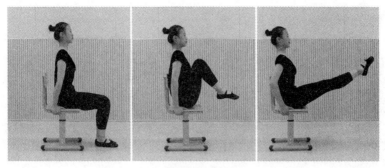

图 3-7-30

训练注意事项：

（1）练习者在坐姿压胯练习时，下压膝关节，要使大腿外侧尽量靠近地面；两手用力要均匀，不可太快和太猛。

（2）"青蛙趴"练习时，不能用力过猛，下压动作要缓慢，两膝分开的程度要量力而行。他人助力也要视练习者的素质情况而行。

（3）"踢毽子"练习，脚向上踢起时，膝盖用力向外侧下压。

（4）坐位按压膝盖练习时，按压的力量不要过猛，应先轻后重；按压的速度要缓慢；控制的时间根据锻炼的水平逐渐增加。

（5）利用松紧带进行矫正练习时，提膝和伸膝时，两脚踝尽力夹紧。

任务八　脚部的练习

脚是人体的根基，支撑着整个身体，所以加强脚部力量对我们来说十分重要，脚部力量越强，不仅动作的稳定性越强，而且形体的整体线条也会更加优美。

知识链接

通过本节内容，充分锻炼股四头肌、股二头肌、大腿内收肌、腓肠肌、缝匠肌、脚踝部肌肉群等肌肉。

一、脚部的正确位置

脚部力量强的人往往都有很优美的脚背线条。高脚背会让腿外侧形成 S 曲线。强壮的脚部力量能让脚部动作更加流畅自如，使人能够感知力量从腿部中心流向脚趾的整体走向。

二、锻炼方法

强壮的脚部力量需脚背、脚趾、脚跟和脚掌的共同支撑。生活中无论是穿高跟鞋，还是平底鞋，抑或是赤脚，强壮的脚部力量都会让练习者的舞蹈动作更加稳定、更具质感。

1. 地面勾、绷脚练习

预备姿势：直立坐姿，双腿并拢伸直，双手放于体侧，脚尖下压。

第一个 8 拍：分关节勾、绷脚，如图 3-8-1 所示。

第 1—2 拍：双脚勾脚趾。

第 3—4 拍：双脚勾脚踝。

第 5—6 拍：双脚绷脚趾。

第 7—8 拍：还原准备姿势。

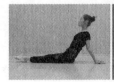

图 3-8-1

第二个 8 拍：抬左腿 45 度勾绷脚，如图 3-8-2 所示。

第 1—2 拍：左腿直膝盖绷脚上抬 45 度，右腿伸直、绷脚。

第 3—4 拍：保持上抬、勾脚。

第 5—6 拍：保持上抬、绷脚。

第 7—8 拍：下落、还原准备姿势。

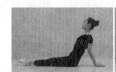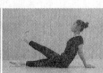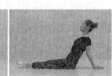

图 3-8-2

第三个 8 拍：抬右腿 45 度勾绷脚，如图 3-8-3 所示。

第 1—2 拍：右腿直膝盖绷脚上抬 45 度，左腿伸直、绷脚。

第 3—4 拍：保持上抬、勾脚。

第 5—6 拍：保持上抬、绷脚。

第 7—8 拍：下落、还原准备姿势。

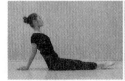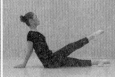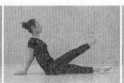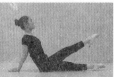

图 3-8-3

第四个 8 拍：绷脚抬左腿，如图 3-8-4 所示。

第 1—4 拍：绷脚上抬左腿 45 度。

第 5—8 拍：下落、还原准备姿势。

第五个 8 拍：绷脚抬右腿。

第 1—4 拍：绷脚上抬右腿 45 度；

第 5—8 拍：下落、还原准备姿势。

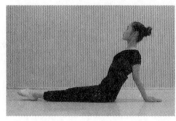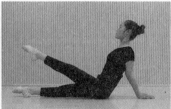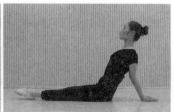

图 3-8-4

第六个 8 拍：勾脚抬左腿，如图 3-8-5 所示。

第 1—4 拍：勾脚上抬左腿 45 度。

第 5—8 拍：下落、还原准备姿势。

第七个 8 拍：勾脚抬左腿。

第 1—4 拍：勾脚上抬左腿 45 度。

第 5—8 拍：下落、还原准备姿势。

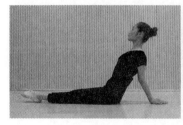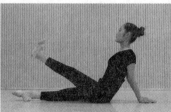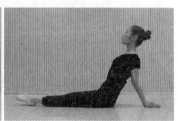

图 3-8-5

第八个 8 拍：直立坐姿、旁摆左腿，如图 3-8-6 所示。

预备姿势：直立坐姿，右腿屈膝踏地，左腿向旁摆动。

第 1—2 拍：保持绷脚、勾脚，直膝、直腿旁摆腿 90 度。

第 3—4 拍：还原。

第 5—8 拍：第 1—4 拍。

第九个 8 拍：直立坐姿、旁摆右腿。

预备姿势：直立坐姿，左腿屈膝踏地，右腿向旁摆动。

第 1—2 拍：保持绷脚、勾脚，直膝、直腿旁摆腿 90 度。

第 3—4 拍：还原。

第 5—8 拍：第 1—4 拍。

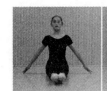

图 3-8-6

2．压脚趾

第一个 8 拍：压脚背。

预备姿势：双手扶把，两腿交叉，脚背放于地面，左膝外开，右腿保持直立。如图 3-8-7 所示。

第 1—2 拍：屈膝半蹲，下压，脚背。

第 3—4 拍：还原直立。

第 5—6 拍：同第 1—2 拍。

第 7—8 拍：还原。

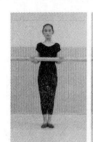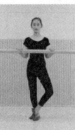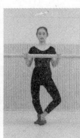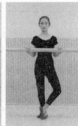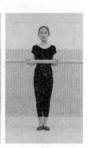

图 3-8-7

第二个 8 拍如图 3-8-8 所示。

预备姿势：双手扶把杆，两腿交叉，脚背放于地面，右膝外开，左腿保持直立。

第 1—2 拍：屈膝半蹲，下压，脚背。

第 3—4 拍：还原直立。

第 5—6 拍：同第 1—2 拍。

第 7—8 拍：还原。

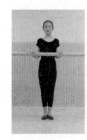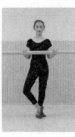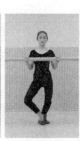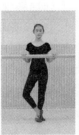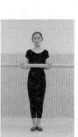

图 3-8-8

预备姿势：双手扶把直立站姿，如图 3-8-9 所示。

第三个 8 拍：分关节压左脚趾。

第1—2拍：下压，左脚趾关节，屈左膝，右腿保持直立。

第3—4拍：下压，脚背，右腿保持直立。

第5—6拍：还原下压脚趾关节。

第7—8拍：还原。

第四个8拍：分关节压右脚趾。

第1—2拍：下压，右脚趾关节，屈左膝，左腿保持直立。

第3—4拍：下压，脚背，左腿保持直立。

第5—8拍：还原下压脚趾关节。

第7—8拍：还原。

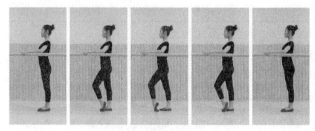

图 3-8-9

3. 擦地绷脚练习，如图 3-8-10 所示

第一个8拍：芭蕾一位，向左前擦地。

预备姿势：芭蕾一位脚，双手扶把杆，直立站姿。

第1—4拍：左脚尖沿地面向前擦地至远段地。

第5—8拍：左踝关节用力下压擦地，还原成预备姿势。

第二个8拍：芭蕾一位，向右前擦地。

第1—4拍：右脚尖沿地面向前擦地至远段地。

第5—8拍：右踝关节用力下压擦地，还原成预备姿势。

第三个8拍：芭蕾一位，向左旁擦地。

第1—4拍：左脚尖沿地面向侧擦地至远段地。

第5—8拍：左踝关节用力下压擦地，还原成预备姿势。

第四个8拍：芭蕾一位，向右旁擦地。

第1—4拍：右脚尖沿地面向侧擦地至远段地。

第5—8拍：右踝关节用力下压擦地，还原成预备姿势。

第五个8拍：芭蕾一位，向左后擦地。

第1—4拍：左脚尖沿地面向后擦地至远段地。

第5—8拍：左踝关节用力下压擦地，还原成预备姿势。

第六个8拍：芭蕾一位，向右后擦地。

第1—4拍：右脚尖沿地面向后擦地至远段地。

第5—8拍：右踝关节用力下压擦地，还原成预备姿势。

第七个8拍：芭蕾五位，向左前擦地。

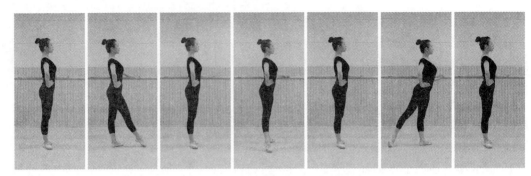

图 3-8-10

预备姿势：芭蕾五位脚，双手扶把杆，直立站姿。如图 3-8-11 所示。

第 1—4 拍：左脚尖沿地面向前擦地至远段地。

第 5—8 拍：左踝关节用力下压，擦地，还原成预备姿势。

第八个 8 拍：芭蕾五位，向右前擦地。

第 1—4 拍：右脚尖沿地面向前擦地至远段地。

第 5—8 拍：右踝关节用力下压，擦地，还原成预备姿势。

第九个 8 拍：芭蕾五位，向左旁擦地。

第 1—4 拍：左脚尖沿地面向侧擦地至远段地。

第 5—8 拍：左踝关节用力下压，擦地，还原成预备姿势。

第十个 8 拍：芭蕾五位，向右旁擦地。

第 1—4 拍：右脚尖沿地面向侧擦地至远段地。

第 5—8 拍：右踝关节用力下压，擦地，还原成预备姿势。

第十一个 8 拍：芭蕾五位，向左后擦地。

第 1—4 拍：左脚尖沿地面向后擦地至远段地。

第 5—8 拍：左踝关节用力下压，擦地，还原成预备姿势。

第十二个 8 拍：芭蕾五位，向右后擦地。

第 1—4 拍：右脚尖沿地面向后擦地至远段地。

第 5—8 拍：右踝关节用力下压，擦地，还原成预备姿势。

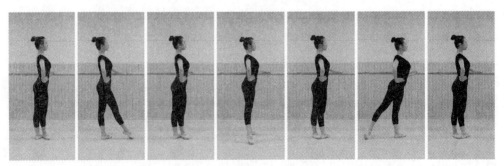

图 3-8-11

4. 提踵练习，如图 3-8-12 所示

准备姿势：面对把杆，两手曲臂扶杆，一位脚提踵站位。

第一个 8 拍：

第 1—4 拍：慢速提踵立半脚尖。

第 5—6 拍：脚跟慢速下压。

第二个 8 拍：

第 1—2 拍：匀速提踵立半脚尖。

第 3—4 拍：脚跟匀速下压。

第 5—6 拍：同第 1—2 拍。

第 7—8 拍：同第 3—4 拍。

第三个 8 拍：

第 1 拍：快速提踵立半脚尖。

第 2 拍：脚跟匀速下压。

第 3、5、7 拍：同第 1 拍。

第 2、4、8 拍：同第 2 拍。

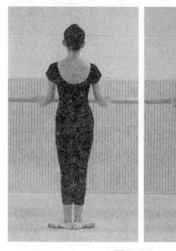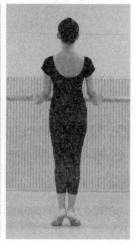

图 3-8-12

5. 移重心练习

准备姿势：身体侧对把杆，右手扶把，左手叉腰，芭蕾四位脚站立。

第一个 8 拍：前、后移重心练习，如图 3-8-13 所示。

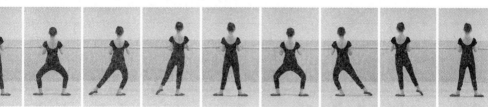

图 3-8-13

第1—2拍：两腿屈膝，降重心下蹲，重心前移至两腿之间。

第3—4拍：重心向前移至左腿，右腿伸直后点地。

第5—6拍：两腿屈膝，降重心下蹲，重心前移至两腿之间。

第7—8拍：重心向后移至右腿，左腿伸直前点地。

准备姿势：身体正对把杆，双手扶把，芭蕾二位脚站立。

第一个8拍：左、右移重心练习，如图3-8-14所示。

第1—2拍：两腿屈膝，降重心下蹲，重心前移至两腿之间。

第3—4拍：重心向旁移至左腿，右腿伸直旁点地。

第5—6拍：两腿屈膝，降重心下蹲，重心前移至两腿之间。

第6—8拍：重心向旁移至右腿，左腿伸直旁点地。

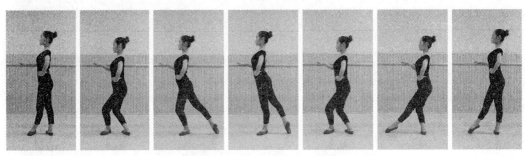

图 3-8-14

6. 一位小跳，如图3-8-15所示

准备姿势：一位站姿，双手芭蕾一位准备。

第一个8拍：

第1拍：一位半蹲。

第2拍：绷脚跳起。

第3拍：屈膝半蹲落下。

第4拍：还原直立站姿。

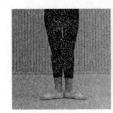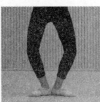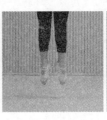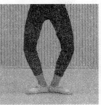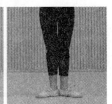

图 3-8-15

训练注意事项：

（1）练习者地面勾绷脚练习时，忌松膝盖；抬腿时，上身保持直立坐姿或后倾45度坐姿；摆腿时，腿部肌肉收紧，胯外旋，上身直立，保持正对前方；绷脚时，尽量保持脚背冲上，不能乱动。压的方向可往小脚趾那边稍偏一些，切忌往里压。

（2）压脚趾练习时，要始终保持上体的直立，起踵要充分，脚跟用力向前顶。身体的重量应落在前脚掌上，不可只用大脚趾一侧支撑。

（3）擦地绷脚练习时，骨盆固定，两腿伸直，重心在支撑腿上；侧点地时足跟尽量提起，上体保持直立形态，直腿擦地还原动作。

（4）提踵练习时，提起要充分，脚跟用力向前顶。身体的重量应落在前脚掌上，不可只用大脚趾一侧支撑。

（5）移重心练习时，上身要保持直立，下蹲时膝盖要保持外开。

（6）一位小跳练习时，跳起要直膝绷脚背，落地的蹲要有控制，起到良好的缓冲作用。

三、不良姿势的纠正

我们经常会看到八字脚走路的人，外八字的走路姿态不仅影响美观，还会对身体造成一些不良影响。因为这种走路姿态会使人的重心集中于脚掌的内侧，这会使膝关节承受的压力过大，长期就会造成膝关节疼痛，甚至使形态发生改变，形成"X"型腿，还会对骨盆造成影响，很可能会出现腰椎损伤等情况。

1. 芭蕾脚位改善内八字脚

纠正方法：直立站姿，单手扶把杆，芭蕾二位站姿。

第一个 8 拍：

第 1—2 拍：脚尖用力向外旋，脚跟用力向前推。

第 3—4 拍：保持芭蕾二位脚站姿。

第 5—6 拍：收回芭蕾一位脚，脚尖用力向外旋，脚跟用力向前推。

第 7—8 拍：保持芭蕾一位脚站姿。

2. 脚跟外展改善外八字脚

纠正方法：直立站姿，单手扶把杆，正步位。

第一个 8 拍：

第 1—2 拍：直立站姿，脚尖对齐，脚后跟用力外展。

第 3—6 拍：保持。

第 7—8 拍：收回，还原预备姿势。

附录：形体训练教学实训部分考核标准

第一部分为学习过程考核，占总评成绩的 40%；第二部分为考试部分，占总评成绩的 60%。

形体训练教学实训部分考核标准：

一、平时成绩扣分标准（百分制）

序 号	项 目	分 数
1	旷课一次	扣 20 分
2	迟到一次	扣 10 分
3	上课嬉戏	扣 10 分
4	未按要求着装	扣 10 分

二、期末考试成绩扣分标准（百分制）

任务一　头部的练习 10 分

1. 动作要领的正确程度；
2. 动作幅度符合要求的完成程度；
3. 动作完成时的肢体美感；
4. 动作完成时变换方向的肢体优美度；
5. 动作完成时的连贯性；
6. 动作与音乐的配合。

任务二　肩部的练习 20 分

1. 动作要领的正确程度；
2. 动作幅度符合要求的完成程度；
3. 动作完成时的肢体美感；
4. 动作完成时变换方向的肢体优美度；
5. 动作完成时的连贯性；
6. 动作与音乐的配合。

任务三　手臂的练习 10 分

1. 动作要领的正确程度；
2. 动作幅度符合要求的完成程度；
3. 动作完成时的肢体美感；
4. 动作完成时变换方向的肢体优美度；
5. 动作完成时的连贯性；
6. 动作与音乐的配合。

任务四　胸部的练习 10 分

1. 动作要领的正确程度；

2. 动作幅度符合要求的完成程度；

3. 完成动作时的肢体美感；

4. 动作完成时变换方向的肢体优美度；

5. 动作完成时的连贯性；

6. 动作与音乐的配合。

任务五　腰、腹部的练习 10 分

1. 动作要领的正确程度；

2. 动作幅度符合要求的完成程度；

3. 动作完成时的肢体美感；

4. 动作完成时变换方向的肢体优美度；

5. 动作完成时的连贯性；

6. 动作与音乐的配合。

任务六　背部、臀部、胯部的练习 10 分

1. 动作要领的正确程度；

2. 动作幅度符合要求的完成程度；

3. 动作完成时的肢体美感；

4. 动作完成时变换方向的肢体优美度；

5. 动作完成时的连贯性；

6. 动作与音乐的配合。

任务七　腿部的练习 20 分

1. 动作要领的正确程度；

2. 动作幅度符合要求的完成程度；

3. 动作完成时的肢体美感；

4. 动作完成时变换方向的肢体优美度；

5. 动作完成时的连贯性；

6. 动作与音乐的配合。

任务八　脚部的练习 10 分

1. 动作要领的正确程度；

2. 动作幅度符合要求的完成程度；

3. 动作完成时的肢体美感；

4. 动作完成时变换方向的肢体优美度；

5. 动作完成时的连贯性；

6. 动作与音乐的配合。

考试内容分数评定表

序　号	星　级	分　数
1	AAAAAAAA	95～100 分
2	AAAAAAA	90～94 分
3	AAAAAA	85～89 分
4	AAAAA	80～84 分
5	AAAA	75～79 分
6	AAA	70～74 分
7	AA	65～69 分
8	A	60～64 分

项目四　协调性与舞姿的练习

学习目标和任务

【目标】

1. 通过学习，有针对性地提高身体素质；
2. 通过学习，全面锻炼身体的主要部位，从而提高人体的灵活性与可塑性；
3. 通过学习，培养正确的体态，改善不良姿势，达到形体健美、姿态优雅、动作协调。

【任务】

1. 掌握提高形体基本素质的训练方法；
2. 促进身体力量、柔韧、灵敏以及协调等身体素质的发展；
3. 提高学生的艺术欣赏能力与综合素质。

目标实践

形体训练的基本内容包括地面练习、扶把练习和中间练习。练习者通过对肩、胸、腰、腹、腿等部位进行训练，从而提高身体各部位的柔韧性，为塑造良好的人体外形形态、改善形体的控制能力打下良好的基础。在形体训练过程中欣赏地方舞蹈，可以提高学生的艺术欣赏能力与综合素质。

任务一　健美操

一、概　述

健美操运动 "Aerobics"，意为"有氧运动""健身健美操"，起源于 20 世纪 70 年代末。其实，有氧运动除了主要由氧气参与供能外，它还要求全身主要肌群参与，运动持续时间较长且有韵律。有氧运动能锻炼心和肺，使心血管系统更有效、快速地把氧传输到身体的每一部位。

经常进行有氧运动锻炼的人，他们的心脏会更健康，脉搏输出量更大，身体每部分的供氧就不需要太多的脉搏数。一个有氧运动素质好的人可以参加长时间和高强度的有氧运动，他们的运动恢复也快。

20世纪80年代初，美国健身、影视明星简·方达根据自己的健身经验和体会，于1981年编写出版了《简·方达健美术》，引起了世界的轰动，这对健美操运动在全世界的发展起到了积极的作用。健美操运动于20世纪80年代初传入我国。

健身健美操有许多风格：一般健身操、爵士健身操、踏板健身操、搏击健身操和瑜珈健身操等。

健身健美操根据锻炼者的年龄、锻炼目的、持器械与否、锻炼的部位等不同，还可有以下不同的分类。

根据锻炼年龄分为：儿童健身操、青少年健身操、中老年健身操。

根据锻炼目的分为：康复健身操、保健健身操、健美健身操。

根据徒手与否分为：徒手健身操和持轻器械健身操。

根据锻炼部位分为：颈部、胸部、腰部、腿部、手臂、腿部、臀部等局部健身操。

1～5分钟的课间操、广播操等不能称为健身健美操。真正有健身效果的健美操通常指"有氧健身操"。

有氧健身操的特点：锻炼者每周参加3次左右的锻炼。每次锻炼要求保持在12分钟以上，并且是连续不断的健身操运动，锻炼者的心率保持在最大心率的60%～85%。

有氧运动心率：心率=（220－年龄）×（60%～85%），无氧运动心率：心率=（220－年龄）×85%以上。

有氧操课程结构：准备活动（5～10分钟），基本部分（15～30分钟），力量或垫上（10～15分钟），放松伸展（5～10分钟）。

有氧健身操是有氧运动的一种，它的特点是活动时间长、强度适中、能有效控制体重、能有效提高练习者各种身体素质，健美操运动对场地要求不高，也没有时间限制，四季都能开展，对人体的心肺功能和耐力水平都有很大的促进作用。

随着我国经济的发展，人民生活水平的不断提高，健康已成为人们追求高质量生活最关心的问题，尤其是在我国全民健身计划实施以来，越来越多的人参与到体育活动中来，健身成为了人们生活中不可缺少的组成部分。健美操作为一项很有特色的运动，在我国全民健身活动中占有非常重要的地位，是近年来非常流行的一项体育运动。

在步伐走动之前，先做热身和适当的伸展运动，特别是下肢的适度伸展非常重要。天冷时，热身时间相对要长一些，并多穿些衣服。在步伐走动前后，测一下每分钟脉搏数并记录下来供参考。长时间锻炼后，心肺耐力会增加，心率会降低，运动后心跳恢复正常的速度较快。

健美操刚开始时，应采取步伐走动的方式，以使身体和下肢有充分时间适应。注意开始不要做太长时间，以10分钟为宜。

初学者以每周两三次、隔日运动为宜。然后可适当增加次数，直到自己感觉适量为止，绝对不要勉强。

健身操运动后，要及时更换汗湿的衣服，避免着凉，特别是在空调房内运动后应做些伸展运动再淋浴。

经常做有氧健身操者，要留心自己的脚部，常修剪脚趾甲。热天运动出汗较多，汗留在趾缝中容易滋生细菌，所以应时常保持脚部皮肤干燥。

做健身操时，应穿合身透汗的健身操服，不要赤脚也不要穿普通皮鞋。健身鞋应有较厚的护垫，以减缓脚部与地面撞击而造成的震荡。鞋身不宜太软，可采用半高筒式，以保护脚踝。

二、训练的作用及注意事项

有氧健身操是一种将俱乐部标准健身操和现代流行热舞相结合的一种崭新理念的有氧健身运动，可以让训练者在相当放松的状态下愉快地燃烧脂肪。而综合有氧健身操则通常结合低强度或高强度的有氧操和搏击有氧操。

有氧操训练目的是增加肺活量，促进体内血红细胞的氧代谢功能，全面提高训练者身体耐力的同时，减少体脂含量。而综合有氧操可以最大限度地调动健身者的积极性，每一项运动保持在 15 分钟左右，也可以根据健身者的需求更换其他操种。运动时的心率保持在最大心率的 60%～80%，这样消耗脂肪的比例才会增加。

有氧健身操的优点在于能锻炼心和肺，使心血管系统更有效、快速地把氧传输到身体的每一部位。而且有氧健身操较其他运动更有趣味性，动作也简单、易学，音乐节奏鲜明，有较强的愉悦身心和增强身体健康的实效性。

健身操除了可增强体质外，还成为一种社交时尚。参加者不但可以结识志同道合的朋友，还可通过锻炼保持精神舒畅、活力充沛，拥有骄人的身段。

三、上肢基本动作

上肢动作是由手臂的自然摆动、力量练习以及基本体操的徒手动作和舞蹈组成，其目的是丰富健美操动作内容。这里主要介绍有氧健美操常用的上肢动作和手型。

1. 上肢动作

摆动：单臂摆动，如图 4-1-1 所示；双臂摆动，如图 4-1-2 所示。

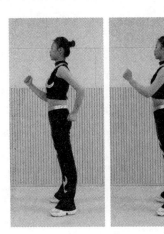
图 4-1-1

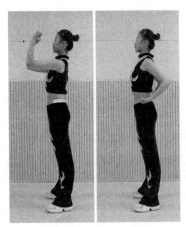
图 4-1-2

屈臂：曲臂伸，如图 4-1-3 所示；屈臂提拉，如图 4-1-4 所示。

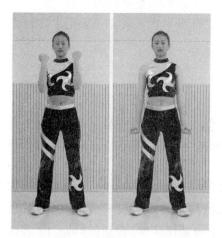
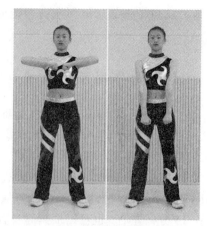

图 4-1-3　　　　　　　　　　　　　　图 4-1-4

提拉：向前直臂提拉，如图 4-1-5 所示；向侧直臂提拉，如图 4-1-6 所示。

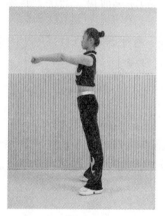
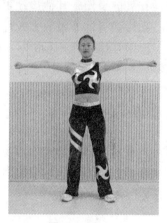

图 4-1-5　　　　　　　　　　　　图 4-1-6

冲拳：前冲拳，如图 4-1-7 所示；上冲拳，如图 4-1-8 所示。

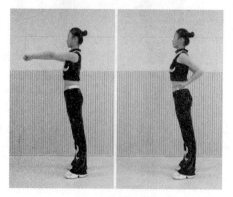
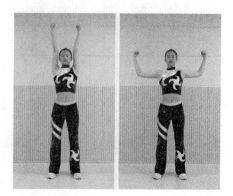

图 4-1-7　　　　　　　　　　　　图 4-1-8

推：前推，如图 4-1-9 所示；上推，如图 4-1-10 所示。

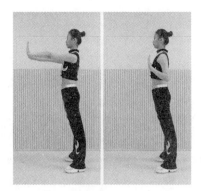

图 4-1-9

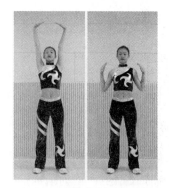

图 4-1-10

2. 基本手型

掌：并掌如图 4-1-11 所示；立掌图 4-1-12 所示；开掌如图 4-1-13 所示；花掌如图 4-1-14 所示。

拳：立拳如图 4-1-15 所示；平拳如图 4-1-16 所示。

指：一指如图 4-1-17 所示；二指如图 4-1-18 所示；三指如图 4-1-19 所示。

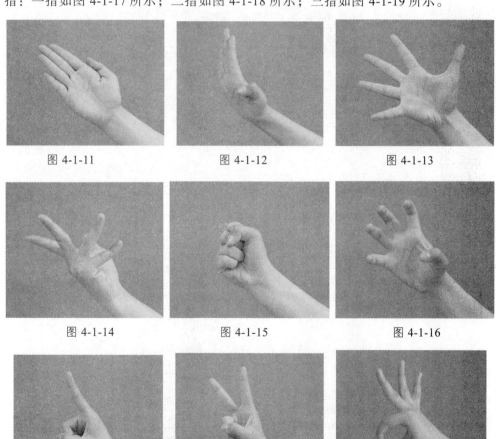

图 4-1-11   图 4-1-12   图 4-1-13

图 4-1-14   图 4-1-15   图 4-1-16

图 4-1-17   图 4-1-18   图 4-1-19

四、基本步伐

健美操的基本动作是建立良好姿态的有效方法。只有正确的动作才会给人美的感觉，良好的姿态能反映练习者的精神面貌及艺术造诣，是美的直接反映。通过基本动作学习可以掌握正确的动作规范，尽快建立正确的动作技术概念。

1. 踏步，如图 4-1-20 所示

种类：有脚尖不离地的踏步；脚离地的踏步；高抬腿的大幅度踏步。

形式：有原位踏步；移动踏步；转体的踏步。

方向：有向前、后、左、右走的踏步。

技术要点：落地时，由脚尖过渡到脚跟着地，屈膝时，胯微收，两臂自然前后摆动。

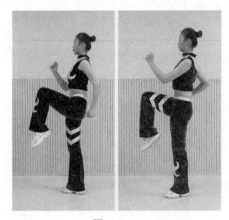

图 4-1-20

2. 走步，如图 4-1-21 所示

种类：一种。

形式：一种。

方向：有前走、后走、斜向走和弧形走。

技术要点：基本上同踏步。

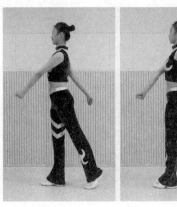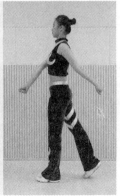

图 4-1-21

3. "V" 字步，如图 4-1-22 所示

种类：有正 "V" 字步；倒 "V" 字步。

形式：有平移的、转体的和小幅度跳的正 "V" 字步和倒 "V" 字步。

方向：有左、右腿的正和倒 "V" 字步。

技术要点：一脚迈出，另一脚随之迈出，形成一条平线，两脚距离略比肩宽，两膝自然弯曲，然后依次收回。

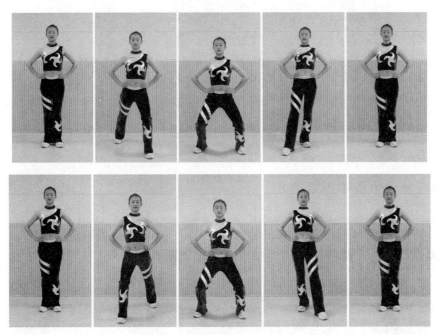

图 4-1-22

4. 恰恰步（水兵步），如图 4-1-23 所示

种类：一种。

形式：有平移的和转体的恰恰步。

方向：有向前、向后、向侧的恰恰步。

技术要点：一腿屈膝，脚尖与膝垂直，另一腿伸直，重心落于两腿之间。由于弓步的形式很多，因此在做法上有所不同。

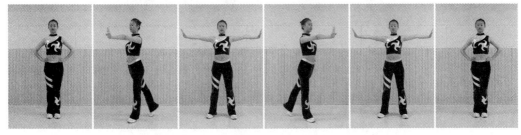

图 4-1-23

5. 吸腿跳，如图 4-1-24 所示

种类：一种。
形式：有原位的吸腿及跳；移动的吸腿及跳；转体的吸腿及跳。
方向：有向侧、向前的吸腿及跳。
技术要点：大腿用力上提，小腿自然下垂。

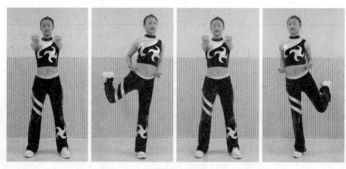

图 4-1-24

6. 弹踢跳，如图 4-1-25 所示

种类：一种。
形式：有原位的弹踢腿及跳；移动的弹踢腿及跳；转体的弹踢腿及跳。
技术要点：踢时须加速用力；立腰；上体尽量保持不动。

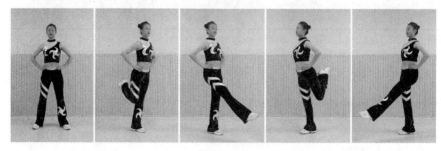

图 4-1-25

7. 后踢腿跑，如图 4-1-26 所示

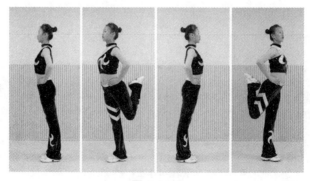

图 4-1-26

种类：一种。

形式：有原位的后踢腿跳；移动的后踢腿跳；转体的后踢腿跳。

方向：向后的后踢腿跳。

技术要点：髋和膝在一条线上或向后提，小腿尽量叠于大腿。

8. 点跳，如图 4-1-27 所示

种类：一种。

形式：有原位的点跳；移动的点跳；转体的点跳。

方向：有向侧、向前、向后的点跳。

技术要点：点地时身体重心在一条腿上。

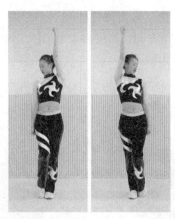

图 4-1-27

五、基本动作练习时应注意的问题

1. 动作的规范性

（1）练习者在练习时，肢体的位置、方向及运动的轨迹一定要准确。

（2）注意动作速度、肌肉力度和动作幅度的适宜度。

2. 动作的弹性

（1）动作的弹性是健美操基本特点之一。

（2）练习时要控制肌肉的收缩与放松。

（3）在高冲击有氧练习和力量性练习时，应注意调整呼吸。

3. 动作的节奏感

（1）良好的节奏感是肌肉控制能力的表现。

（2）重视动作节奏感的培养。

训练注意事项：

（1）女性做操时要戴好运动文胸，以承托力较强的为好。

（2）女性经期做操，运动量不宜过大。

任务二　华尔兹

一、概　述

华尔兹起源于德国、奥地利的民间，其本义即旋转，有舞中之王的美称。华尔兹优美华贵，其特点是波浪起伏、流畅。

1. 正确舞姿，如图 4-2-1 所示

身体自然直立，两脚正步并拢，男女舞伴间隔一拳左右，女伴站立在男伴的稍右侧。男女舞伴相握的舞姿是：男伴手臂稍弯曲，高度以女伴耳朵为准，右手掌轻托女伴左肩胛骨下，女伴左手轻放在男伴右大臂肱三头肌上。

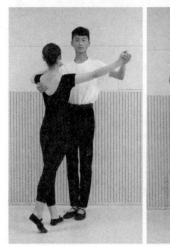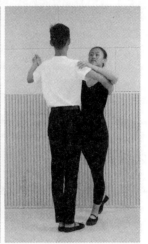

图 4-2-1

二、基本步伐

1. 前进基本步，如图 4-2-2 所示

第 1 拍：

男伴：左脚前进一步，右脚慢慢跟上。

女伴：右脚后退一步，左脚慢慢收回。

第 2 拍：

男伴：右脚前进一步。

女伴：左脚后退一步。

第 3 拍：

男伴：左脚前进半步。

女伴：右脚后退半步。

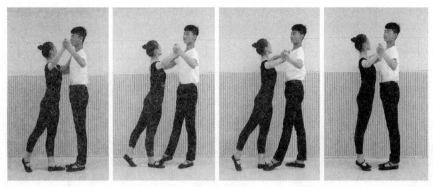

图 4-2-2

2. 后退基本步，如图 4-2-3 所示

第 1 拍：

男伴：左脚后退一步，右脚慢慢收回。

女伴：右脚前进一步，左脚慢慢跟上。

第 2 拍：

男伴：右脚后退一步。

女伴：左脚前进一步。

第 3 拍：

男伴：左脚后退半步。

女伴：右脚前进半步。

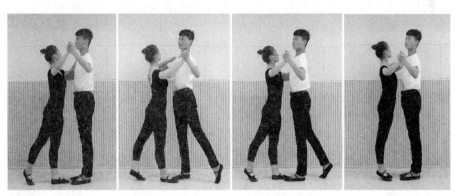

图 4-2-3

3. 横并步，如图 4-2-4 所示

第 1 拍：

男伴：左脚后进一步，右脚慢慢收回。

女伴：右脚前进一步，左脚慢慢慢上。

第 2 拍：

男伴：右脚向右旁横迈一步。

女伴：左脚向左旁横迈一步。

第 3 拍：

男伴：左脚向右迈一步，两脚并拢。

女伴：右脚向左迈一步，两脚并拢。

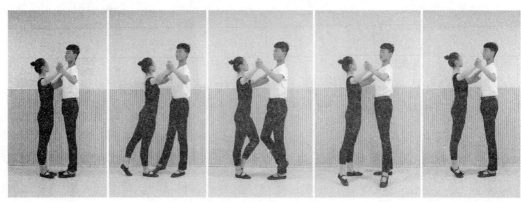

图 4-2-4

4. 单手提转，如图 4-2-5 所示

第 1 拍：

男伴：左脚原地踏一步，右手推动女伴左肩胛骨。

女伴：右脚向右斜方迈一步，左手离开男伴右大臂三头肌，提裙舞姿。

第 2 拍：

男伴：右脚原地踏一步，左手提女伴右手在头上方。

女伴：左脚向前迈步，在右手下方穿过，左手提裙舞姿。

第 3 拍：

男伴：左脚原地踏一步，左手提女伴右手在头上方。

女伴：右脚向前迈步，左手提裙舞姿。

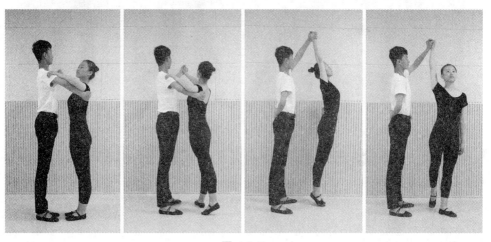

图 4-2-5

三、基本动作练习时应注意的问题

1. 动作的规范性

（1）练习者在练习时，肢体的位置、方向及运动的轨迹一定要准确。

（2）注意动作速度、肌肉力度和动作幅度的适宜度。

（3）练习时要控制肌肉的收缩与放松。

（4）在动作的过程中要注意重心的逐渐转移。

（5）前行、后退步时，注意不能有顿挫感，要保持平稳。

（6）在动作的过程中要掌握身体的平衡。

（7）在动作的过程中注重舞伴之间的协调配合。

2. 动作的节奏感

（1）良好的节奏感是肌肉控制能力的表现。

（2）重视动作节奏感的培养。

任务三　藏族舞

一、概　述

藏族居住在西藏、青海、甘肃、四川、云南等地区，主要从事畜牧业生产。藏族民间舞与藏族的政治、经济、文化艺术的发展有着密切的关系。过去，藏族下层人民长期受黑暗的封建农奴制的压迫，使原来的民间舞情绪低沉，动作紧收（如扣胸等）。自从藏族人民走上了幸福的社会主义康庄大道，藏族民间舞无论是在内容还是表现手法上都有了很大发展。在舞蹈动律上，膝关节的颤动和屈伸是主要的特点。舞蹈时膝关节松弛，既柔软又富有弹性。手臂和上体的动作是随舞步的变化和膝关节的屈伸自然形成的，上体的移动动作有整体感。在动作特点上，表现在双脚自然外开，动力脚多系自然勾脚。在动作组合的规律上，有"三步一变，后撤前踏，四步回转"等规律。藏族舞蹈种类极其丰富，如谐、卓、果谐、堆谐、牧区舞、热巴等，都是兼有自娱性和表演性的歌舞。本书主要以西藏、青海与四川地区的卓（锅庄）、谐（弦子）、堆谐（踢踏）、牧区舞、热巴等为素材，经过专业舞蹈工作者的加工整理，形成体系。

藏族民间舞蹈是农牧文化与宗教文化融合而成的，有独特的体态动律特征，重心偏前，身体微前送或90度的前俯。因为地域的辽阔，藏族舞蹈的形式和种类各异，在表演风格上，"堆谐"朴实自如，踢踏、悠、摆、跳，潇洒灵活；"谐"优美、流畅，屈伸连绵不断；"果谐"洒脱奔放，上身有起有伏，脚下灵活多变；"卓"豪迈粗犷，踏、跳、翻、甩，柔颤多变，稳沉有力。但无论怎样变，各种门类的藏舞在动律上有一个共同特征，即在膝部上分别有连续不断的或小而快、有弹性的颤动，或连绵柔韧的屈伸，呈现出速度、力度和幅度的不同，使训练有一种特具个性的美感。连续不断的颤动或屈伸在步伐上形成的重心移动，带动了松弛的上肢运动，藏舞的手臂动作大都是附随而动的，膝关节无论是颤动还是屈伸，在训练上都要求一种松弛的运动状态，兼有柔韧性和弹性。不要求主动的上身动作，而是使其与膝关节保持相适应，这种动律特点以本书中的"踢踏"和"弦子"表现最为突出。藏族女性的体态特征多为含胸、垂臂、体前倾、懈胯，在运动中习惯于将多流动、多变化的下身动作与上身动作相结合，形成自如悠然的舞蹈风格，如踢踏、弦子、锅庄、牧区舞、热巴等，我们主要把握的是其内在的精神气质和审美情趣方面的特点。舞蹈运动的方式突出下肢的上下运动，因此膝部不同性质的颤动和屈伸是我们训练的核心，也是展开训练的着眼点，在由慢至快、由小至大、由轻至重的变化中，使学生能够逐渐把握不同节奏中不同舞姿的特点，以及表现舞蹈特点的准确能力。

"弦子舞"一般由慢板抒情的音乐来伴奏，其动作优美，开朗。它是藏族民间舞形式之一，流行于四川、云南等地的藏族居住地区及西藏昌都一带。舞时，舞蹈者围成圆圈，男领舞者拉着弦子，其他人甩动长袖，时而向圈内聚拢，时而散开，边歌边舞，曲调丰富，动作优美。每首曲子都配以不同的舞步，用以歌颂新生活。

"锅庄"是藏族民间舞形式之一，又称"圆圈舞"，流行于西藏、四川、云南、青海和其他藏族居住地区。舞时，男女各站成弧形，相对而立，沿着弧线，先慢后快，边歌边划。舞蹈动作有力，曲调高亢，每首曲子都配以不同的舞步。

"热巴"是藏族民间舞的一种，意为高地的歌舞，流行于西藏地区，其形式多为集体歌舞。开始舞蹈时，以脚踢地发出踢跳声，一般开始比较缓慢，以歌为主，然后急速歌舞并重，两者可联用或单用，以快板的踢跳为主。

"堆谐"用脚踏地作踢哒声。它的音乐节奏鲜明，情绪欢快，舞蹈动作热情奔放，表现了藏族人民美好的新生活。

二、训练注意事项

（1）舞蹈时双脚交替向一定方向擦地拖走，动作无重拍。

（2）踢哒舞基本舞步的身体动律重拍向下，双膝始终要保持松弛状态，随步法每拍上下自然颤动两次。

（3）屈伸动作的重心在全脚，重拍向上，长伸短屈，连绵不断。

三、基本舞步

1．"弦子舞"基本舞步

弦子舞基本舞步的身体动律是正拍向上，膝关节的屈伸应有柔韧性。

（1）平步：二拍或一拍一步。以右脚为例，预备拍左腿屈膝，身体重心下移，右腿屈膝，右脚离地。前半拍，右脚落地，双腿膝关节慢慢伸直，身体重心上升。后半拍，右腿屈膝，身体重心下移，同时左腿屈膝，左脚离地。拍落时腿应有艰难、沉重的感觉。膝关节的屈伸要有内在的柔韧性。

（2）靠步：在平步的基础上，动力腿用脚跟靠在主力腿脚掌内侧，同时双膝慢慢伸直。

① 单靠：两拍一步以右脚为例，第一拍右脚原地平步一次，第二拍左脚跟靠在右脚掌内侧（也是平步，感觉只是脚跟落地，可原地行进或旋转地做单靠）。

② 长靠：四拍一步。做法同单靠，只是走三次平步，第四拍靠步（一般左右方向行进地做长靠）。

③ 连靠：一拍一步可原地做连续靠步。

（3）撩步：二拍一步。以右脚为例：第一拍右脚原地平步一次或向前上一步，同时左腿屈膝上提，第二拍小腿向前撩的同时，主力腿膝关节伸直，也可四拍，左右腿交替平步三次，然后撩步一次，也叫"三步一撩"。

（4）拖步：右脚向一定方向移动，由于向下掉落感的落地，然后左脚在后稍擦地向前进方向上步，动作重拍，始终在右脚上。左脚始终被动地后拖。

2. "踢哒舞"基本舞步

踢哒舞基本舞步是身体动律重拍向下，双膝始终保持松驰状态，随步法每拍上下自然颤动两次。

（1）第一基本步：以右脚为例，以下从略。第一拍前半拍，右腿稍屈膝，右脚稍离地提起，同时左腿直腿，左脚原地，前脚掌离地抬起，后地下落，亦称"刚达"。后半拍落右脚。第二拍，左右全脚交替踏地。动作重复，左右相反。

（2）退跶步：第一拍，前半拍右脚掌向后退踏一步，后半拍左脚提起再踏地。第二拍前半拍，右脚向前全脚踏地，后半拍右脚抬起离地。左腿膝关节上下颤动四次，做退跶时，重心不要前后移动。

（3）抬踏步：第一拍，前半拍右腿屈膝右脚离地，同时回收小腿，左脚"刚达"一次。后半拍右脚落地，第二拍，前半拍左脚全脚踏地一次。后半拍停止。再接左脚动作，动作相同，只是方向相反。

（4）滴嗒步：左丁字步准备，前半拍右腿屈膝，身体重心下沉，右脚掌翘起，同时左腿屈膝，左脚离地。后半拍左脚全脚落地，同时右脚掌拍地。双腿稍伸直，此动作连续重复。

四、常用手臂动作

1. 撩　袖

（1）单臂撩袖：单臂由下经体前或体侧向上撩袖，到位后，手腕向上或向外摆动，带动水袖，两臂可随舞步交替撩袖。

（2）单背巾：经过单臂撩袖屈肘于头侧，手掌向前。

2. 摆　袖

双臂下垂，以肘部带动全臂做向前、后、左、右、里、外的双摆袖或交替摆袖的动作。在体两侧绕"∞"字时有大小之分。

3. 甩　袖

（1）单臂掏甩袖：以右臂为例，左小臂由体侧经体前向下盖掌，同时右小臂由手腕带动（手心向下），从体下经左臂与胸之间掏臂至头上甩腕挥袖。

（2）双臂甩袖：双臂屈时平置于胸前，两手相对，手心向下。动作时双手经胸前向上，向外掏臂甩袖，也可以做双小臂屈时里绕环，然后双臂屈时回收于肩上，再双小臂向前抛出甩袖。

4. 晃　袖

双臂屈肘，举至胸前，双手带动小臂，随步法节奏的变化做左右双绕环晃袖。

5. 献哈达（双手礼）

右腿为主力腿，屈膝侧弯右脚全脚落地，左腿向8点钟方向直腿伸出，脚跟落地。双臂由腰两侧掏手向前两侧平伸开，手心向上身体前倾，头略低以示虔诚之意。

6. 献哈达（单手礼）

双臂由左经头上，晃手于体右侧，左手手心向下，右手手心向上，同时脚为右侧踹步，身体下右旁腰，眼看前方。或左侧前随步，身体转向2点钟方向，同时双臂经体前交叉打开，右手高左手低，手心向里，身体向左前下腰。

五、组合动作

1. 弦子组合

组合的基本动作：

（1）基本舞步：三步一撩，靠步（单靠，连靠，长靠）三步一跺，三步一抬。

（2）手臂基本动作：双臂横摆袖、单撩袖、单背巾、敬礼。

（3）组合动作顺序（注：代表音乐的小节数）。

第一遍音乐：

[1]—[2]：面向8点钟方向。步法与节奏为二拍一次，三步一跺（左脚起步半拍一步，走三步，第四步全脚踏地）共四次，走之字形，同时双臂左右横摆袖，双膝放松，应有自然的上下颤动。

[3]—[4]：第一、二拍，三步一抬（左脚起步向左），旋走一圈（左脚起走三步，第四步正吸右腿）。同时双臂由胸前交叉，然后打开成左手高右手低。第三拍至第八拍，三步一撩，后退三次（右、左、右），然后左小腿前撩，同时双晃手成左单背巾，右手于胸前屈肘。

[5]：向8点钟方向，左脚上一步，右脚单靠，同时左臂自然前平伸，手心向下，右臂单撩成单背巾，然后右脚退一步，左脚单靠，同时左手端掌于胸前，右手臂于右侧平举，手心向下。

[6]：三步一抬（二拍一次），向左旋走一圈，同时双臂由胸前交叉后打开，左手高右手低。接着原地单靠（一拍一次）两次（先左后右），同时左臂保持托掌位手心向里，右臂屈肘于胸前，手心向下，然后翻掌向右侧平伸打开。

[7]：向右做长靠一次，双臂体侧平伸开，手心向下随脚步自然交替晃臂，最后左臂单撩甩袖。

[8]：第一、二拍左脚向6点钟方向退一步，右脚单靠，同时右手端掌于胸前，左臂体侧自然打开，第三、四拍三步一抬向右旋走一圈，同时双臂体前交叉后打开，右手高左手低。

[9]：左脚落地右脚单靠，身体转向2点钟方向，右手姿态不变，左脚屈肘于胸前，向右横摆袖，接着右脚原地踏一步，左脚连靠两次，身体转向8点钟方向，左臂由2点钟方向向8点钟方向平伸打开。

第二遍音乐：

[1]：向8点钟方向左脚起步，二拍一次的三步单撩做两次，同时双臂慢慢由体前分掌打开（右手高，左手低）。

[2]：向左做四拍一次的长靠一次，同时第一拍，左手摊掌向左打开，第二拍右手向左盖掌，第三拍双手翻掌，第四拍双手撩成右顺风旗。

[3]—[4]：动作同[1]—[2]，方向相反。

[5]：第一、二拍左脚向左横迈一步，撤右脚成右小踏步，同时双臂体侧平伸，向上、下小晃臂成左单背巾，右手后背。第三、四拍单靠两次（右，左）从右转一圈，同时先右后左地双臂交替单撩甩袖。

[6]：第一、二拍，左腿提膝抬起，然后碎步向左横走两拍，同时双臂平伸自然打开。第三、四拍左手单背巾，右脚连靠两次，同时右手手心向上，右臂平伸于体前慢慢向右打开。

[7]—[8]：动作同第一遍[7]—[8]。

[9]：第一、二拍，左脚向右横迈一步，撤右脚成右小踏步，同时，双臂体两侧平伸打开，经上下小晃臂成右单背巾，左手后背。第三、四拍右脚向右横迈一步，重心移至右脚，左脚连靠两次。右手姿势不变，左臂由2点钟方向向8点钟方向平伸，慢慢打开。

[10]：第一、二拍，右脚起步由右平步旋走四步，转一周，同时双臂体前分掌打开。第三、四拍左右脚交替，提膝抬小腿，后退两步（先右后左），同时双臂同方向小晃手。

[11]：左腿屈膝为主力腿，右腿直膝侧踵步，同时双臂大晃手于体右侧成敬礼状，身体侧倒，亮相结束。

2．库马拉组合

（1）基本舞步：第一基本步、抬踏步、退踏步、滴答步、七下退踏步、结束步和跺步。

（2）手臂基本动作：前后摆袖、里外摆袖、双晃袖、敬礼。

（3）组合动作顺序：

舞者集体喊："拉索一厄"。

[1]：原地右脚左脚重踏地两次（也叫珠步）。

[2]：（加反复）做右退步两次，同时两臂交替前后摆袖。

[3]—[4]：（加反复）右降起步"刚达"三次（4左，左）投右前魅步（这种七下退耿步），此动作做两遍。

第一遍音乐：

[5]—[6]：（加反复）右脚起步第一基本步四次，双臂随舞步于体侧，交替由前向外划弧线摆袖。

[7]—[8]：右脚起抬踏步两次。同时双臂做左、右晃袖，敬礼式两次。

[9]—[10]：动作同[2]，重复三遍，即左左右左右。

[12]—[13]：（加反复）右脚起，两脚交替，原地随节奏××|×××。跺步也叫二、三步，第一、二拍，向左转身，第三拍开始向右转身，双臂放松做里外摆袖。此动作重复做一遍。

[14]—[17]：（加反复）右滴嗒步七次，同时双臂每两拍由外向里或由里向外双摆袖一次。第八拍右脚原地重踏一步，后半拍右腿提膝跳起带动身体离地，同时左脚离地。此动作重复做一遍。

第二遍音乐：

[5]—[17]：动作同第一遍音乐[5]—[17]（如果学习了第二基本步，就做第二基本步）。

结束句：

[1]—[2]：右脚起，双脚交替，向1点半拍一步跺跑，共四步，同时双臂体两侧自然打开，身体略前倾，第三、四拍左退为主力腿，右脚原地全脚重踏地两次（每拍一次），同时双臂体前交叉，然后打开于体两侧，身体随动作有左右转动，此动作亦称四二结束步。

六、基本动作练习时应注意的问题

1. 动作的规范性

（1）塌腰和息腿。

（2）注意动作速度、肌肉力度和动作幅度的适宜度。

2. 舞蹈的节奏感

（1）良好的节奏感是肌肉控制能力的表现。

（2）重视动作节奏感的培养。

3. 精细动作过程中的美感训练

（1）注意高低、轻重、刚柔和动静的起伏对比和变化，精细动作过程的美感训练表现在动作与动作的衔接和对比方面。

（2）藏族舞蹈非常强调舞蹈时脚、膝、腰、胸、手、肩、头、眼的配合及统一，很多动作组合都是靠动作与动作之间的对比和变化来产生特殊美感的。

4. 提高美感意识，准确地传情达意

"以情带动，动中有情"的藏族舞以情感宣泄为主要目的，是情感发展到极致时身体的表现，因而它必定是由真实的情感贯注始终的，因为真实的情感是藏舞表演的美感源泉。

任务四　东北秧歌

一、概　述

东北秧歌是流传于中国东北地区具有代表性的民间舞蹈形式，本书以东北地区的地秧歌以及高跷秧歌为素材，经过专业舞蹈工作者的审美提炼而成。书中的基本体态，动律、步法、

鼓相，因其历史背景丰富，且在汉族民间舞蹈中具有强烈的北方地域色彩而选入课堂。本书中贯穿的"稳中浪、浪中艮、艮中俏"的主体风格，是民间舞蹈的典型风格，它有以下几方面特点：

（1）动态的"根元素"（基本动律、基本步法）的提取。每一节基础训练，都寻求以"根元素"为核心的动作的训练层次及可变性，探究各种可能的延伸角度以丰富训练组合，尽力拓宽动作的可舞性，强调并注重动作的过程提示和发力提示，重视"点"与"点"之间的联系，才能较准确地把握舞蹈的动态特征。

（2）注重心态特征的提示，强调"以情带动"。本书是在地秧歌及高跷秧歌的基础上演化出来的，目前课堂上的东北秧歌是徒步做的，体现为"艮劲儿"的步，带动上肢随重心移动的"摆"，波及手腕的"花"，以及"出脚急，落脚稳，慢移重心"的步法要点。"点紧促，线延伸""稳中艮""稳中浪""稳中俏"的节奏处理，这些都与踩高跷关系密切，这种动静、收放、强弱对比鲜明和轻重缓急巧妙的动态特征，鲜明地显示了东北人热情、质朴、刚柔相济的心理特征。

（3）以"根元素"为据进行探索和创新，扩充民间舞的表演流动空间，比如在手巾花的训练中，为强化和烘托东北秧歌火爆热烈的艺术气质，在基本动态及心态"恒定"的前提下，加强手巾花技巧训练的内容，从而扩大这一道具的使用范围，利用了缘物寄情的手段，增强了表现力。本书以"风格"为基础，围绕动律、手巾花、步法、鼓相四个重点部分，作为训练脉络加以展开，从"根元素"出发，借助动态素材的背景提示，内心的体验和感受便有了较为可靠的依据。因此本书要求，从最基本的站体态开始，进入"心理暗示"，通过具体化、物质化的精神力量，去体会基本体态、节奏特点并延伸至动律之间的点线关系、发力点、运动轨迹等诸多动态特征的处理方法，在进入"以情带动"的诱导训练时，只有做到"动中有情"，才能把握东北汉族女性的心理，从而表现出其舞蹈的风格特点。

本书采取循序渐进、层层深入的方法，对民间舞的典型风格动作进行分析，从形态入手，再进入对神态的掌握，最后到动态的再造，达到动作运用的目的。每一节训练，内部诸元素间是一种横向的逻辑关系，以求动作的不同训练层次及可变性；节与节之间，则是纵向的递进关系，目的在于使动作的分析及运用得以深化。

二、东北秧歌的风格和动作特点

东北秧歌有悠久的历史，是我国北方劳动人民长期创造积累的艺术财富，它有强烈的生活气息，具有泼辣、幽默、文静和稳重的风格特点。舞蹈语汇丰富，表现形式生动活泼，是广大群众喜闻乐见的一种民间歌舞。东北秧歌的"手中花"和"鼓"的动作是渲染情绪、表达人物思想感情的重要手段，区别于其他地区的秧歌，别具一格。花样繁多的"手中花"，节奏明快、富有弹性的鼓点，哏、俏、幽、稳、美的韵律，都是东北秧歌的特点。东北秧歌的音乐有以下特点：

（1）附点节奏用得比较多，给人们一种拉长曲调的感觉，这种感觉在慢板音乐中尤为明显。与舞蹈动作的"出脚快、落脚稳、膝关节屈伸富有弹性"这一特点相互协调衬托。

（2）曲调多欢快、热烈、奔放。

（3）由于舞蹈动作常伴有互相对答的特点，因此在音乐上亦出现上下对句，有时是相同的对句，故有"句句双"之称。

（4）表演者在演奏东北秧歌的音乐时，也常即兴地加花和装饰音、滑音，特别是由下往上的滑音，以表示俏皮、华丽、幽默的情绪。

三、东北秧歌训练注意事项

（1）动作要求：艮、俏、浪，强调干净利索。

（2）握手绢花的方法：拿起八角的手绢花，拿住其中的一边一直握到中间。

（3）东北秧歌的体态：首先正部位站好，脚掌脚跟都要并拢，双手叉腰（叉腰注意是手背叉腰，手指朝向后方），重心移于脚掌上，后背拉长，略微含胸，胳膊肘向前。

四、舞蹈动作的基本动律

1. 压脚跟

压脚跟时，后半拍双脚跟提，前脚掌着地，双腿挺膝。前半拍双脚迅速落地，全脚着地，一拍一次或两拍一次。压脚跟的腿要求直膝，音乐强拍时压脚跟，提起脚跟的时间要短，落地的时间要相对长一些。

2. 双膝屈伸

双膝活动有硬屈伸（双膝快速屈伸并富于弹性）、软屈伸（膝关节的屈伸要有内在的柔韧感，音乐重拍的动作身体重心向下）、挺膝（动作时双膝挺直以示动作的艮、俏特点）。

3. 上身动律

东北秧歌的身体的律动主要由左右摆动、前后扭动和前后画字组成。横控身体的左右两侧胸腰交替提压，形成上半身的左右横摆。前后扭身，即以腰为轴，以肩为主，身体左右两侧交替前后扭动，肩与上身扭动形成一体，胯不要扭动。此动作在东北秧歌中即为常用的"稳相"动律。如肩的交替前后划圆即右肩带动上身由后走上弧线到前方，同时左肩走下弧线至后方。

五、手巾花

1. 摆 手

（1）单摆手：一个手臂体前，体侧交替摆手提压腕练习。

（2）双摆手：动作同上，只是双臂同时做。

（3）交替摆手：两臂交替在胸前摆手提压腕练习。

2. 腕 花

（1）里挽花：兰花掌，掌心向上，小指带手掌由外向里，向下转腕一圈，手心向下，提腕，然后手腕向下压。

（2）外挽花：兰花掌，掌心向下，食指带掌心由外向里，再向上前甩出，掌心向上。

3. 常用手巾花

所用手巾应是八角形或正方形，全手攥住手巾一角，挽花时手指不得张开。

（1）单臂花：一手做里挽花。方向节拍根据舞蹈需要变化。

（2）双臂花：双手一齐腕花。

（3）交替花：双手交替于胸前挽花。

（4）蚌壳花（又称盖分花）：第一拍双臂由上或向外向下或向里，双手做挽花，称为盖花，第二拍双手做外挽花，由原路线回原位，称为分花，盖分就像虾壳的开闭。

（5）蝴蝶花（又叫十字花）：第一拍双臂体前交叉于校掌位里挽花，第二拍经下弧线至体两侧做里挽花。双臂行走路线应是弧线形。

（6）高担花：双臂于体两则平伸，双手里挽花，每拍一次或两拍一次。

（7）展翅花：双臂在体侧45度处做里挽花，也可在双手里挽花同时双臂下打，与身体相贴，然后再迅速回原位。

（8）扬臂花：手臂由手腕带动，由下经体前向头上扬臂甩腕。

（9）片花：掌心向上，以腕为轴，手掌向里平移，同时小臂稍抬起，然后从小臂下掏出成指尖向旁，接着继续向上转腕一圈，手心向上，为里片花。外片花与之相反，可一拍或两拍完成。

（10）碎绕花：用拇指、食指、中指捏着手巾，然后以手腕带动由外向里连续绕手巾称里碎绕花。由里向外绕称外碎绕花。

六、基本舞步

（1）秧歌后踢步：有两种做法。

第一种做法：以右脚为例，预备拍时，左腿屈膝，同时右小腿后踢给起（不要过高），音乐强拍，右脚落地，同时双腿挺膝，身体重心立即上移。左右脚交替，反复进行，动作时膝的屈伸要脆、哏。

第二种做法：基本同上，只是预备拍与强拍的动作，身体重心变化相反（左退不屈膝，音乐强拍时再下蹲，同时另一脚后踏步）。

（2）秧歌前踢步：有两种做法。

第一种做法：预备拍时，主力腿膝关节自然弯曲，动力腿勾脚直腿，向正前方踢出（不要高），音乐强拍，动力腿勾脚挺膝，并快速擦地收回，同时主力腿挺膝身体重心上移，随即双膝再稍屈（一拍完成）。左右脚交替反复进行，这种做法也叫硬前踢步。

第二种作法：预备拍双腿挺膝，同时动力腿勾脚（或绷脚），向正前擦地踢出（出脚要快）。音乐强拍，动力腿挺膝勾脚收回，然后双腿慢慢屈膝，身体重心下移。左右脚交替进行，这种做法也叫软前踢步。

（3）秧歌垫步：右脚为例，第一拍前半拍，右脚向前迈一步，脚跟先落地，后半拍左脚掌在右脚跟后垫一步。第二拍前半拍，右脚又向前迈步，后半拍，左脚离地，准备向前迈步，步法节奏是×××0丨，起步的脚左右交替进行。

（4）墩步：双腿挺膝，身体直立，两脚全脚掌交替碎步，半拍或拍一步，前后移动，身体有如木偶的梗劲。

（5）踢毽步：第一拍前半拍原地双腿粉跳步一次，后半拍，左腿提膝，小腿内翻，左脚内抬成踢魅动作，同时右脚小跳起。第二拍前半拍原地双腿蹦跳步一次，后半拍，右腿踢毽状，同时左脚跳起，踢毽步的组合可以灵活。

（6）十字步：十字步是基本舞步，但要求双手在体两侧呈"∞"摆动，身体要有扭动感。另一种做法是走十字步的每一步时，重拍向下蹲，另一脚做后踢步。

七、绕花组合

动作组合

准备动作：双手握住巾花，双脚站直正步位。

前奏

[1]—[2]：圆场走出来。

[1]—8：双手里绕花由里向划大圈，停在小燕展翅式位置上，脚下小碎步往后移动。

[2]—4：左脚往前一步，右脚跟上，上身基本动律，先右到左。

5—8：两拍一动压脚跟，上身基本动律，先右到左。

[3]—8：双手做蝴蝶花，脚下压胸眼，内拍一动。

[4]—8：双手做双臂花，脚下前现步，左脚开始，交替进行。

[5]—8：左脚往前一步，后踏步，前后移动重心，上身做交替花。

[6]—8：脚下动作不变，手上做大交替花。

[7]—4：左脚向前上一步，右脚跟上.并往左转向90度，手上做交替花。

5—8：双手做叉腰状，上身做上下基本动律。

[8]—8：重复第[7]—8。

第二段音乐

[1]—8：双手做双护胸，划圆动律，脚下做前踢步。

[2]—8：左脚做后踢步往左移动，两拍一次，上身做交替花。

[3]—4：双手做双护头状。

5—8：双手保持双护头，做前后基本动律，两拍次。

[4]—8：右脚后踢步往右边移动，两拍一次，上身做交替花。

[5]—4：双手做双护头状。

5—8：双手做双护头状，做前后基本动律，两拍次。

[6]—4：双手往上划臂，做双扣手，叫鼓。

[5]—4：双手做交替花，翻身穿手。

5—6：左脚往7点钟方向迈一小步，右脚跟上，双脚正步位，上身做双扣手。

7—8：右脚往3点钟方向迈小步，左脚跟上并蹲下，上身做顺风旗的舞姿。

八、基本动作练习时应注意的问题

1. 手绢花的使用

（1）单臂花。从身体的靠三点钟方向起手，小七位然后抬腕子、绕腕子（绕花）和压腕子，从身体中线正前方落下。要求绕花的速度要快。注意手绢花绕花的位置不要太高，在胃的位置即可。

（2）双臂花。在单臂花的基础上双手一起做，朝着同一个方向。

（3）肩前花。在肩膀的前面绕花，手经过身体的侧面到身体的后面。注意肩前花的胳膊肘始终要向后夹，肩胛骨要压住。

2. 东北秧歌基本步伐

（1）节奏方面，在节奏弱拍出脚，重拍收回。

（2）注意出脚要快，收脚也要快，不要勾脚也不要绷脚，在地面上是什么样子出脚就是什么样。

（3）出脚之前，膝盖先微弯，再出脚，口诀是快出快回慢落脚。

（4）在左右脚轮换进行前踢步时，记住摆胯，哪边做完前踢就向着那边坐胯。

（5）在进行东北秧歌基本动律训练时，注意脚下始终进行压脚跟动作。

任务五　瑜　伽

一、概　述

瑜伽是梵文词，其含义为"和谐""合一"，发源于 5 000 年前的古印度，是古印度哲学流派中的一派，是使身体、心灵与精神和谐统一的一种健身运动。

瑜伽流派很多，体系也很多。瑜伽体位练习主要是通过模拟动物、植物等姿势使肌肉得到拉伸和扭动。瑜伽是一种能够使身心平和、和谐、健康的运动，通过瑜伽体位练习，可以保持心灵的愉悦感、改善睡眠质量、强筋健骨，以及增加活力。瑜伽练习不分性别和年龄，即孩童到老人都可以练习。青年人练习，可以缓解压力，放松精神，使得精力更加旺盛、身体柔软舒展。

随着时代的发展，瑜伽体式为一种健身方式风靡全世界，人们可以在练习过程中看到最直观的效果，它帮助人们松弛紧张、强化身体、美化身形，并增强人们对健康生活的信心。

二、练习时应注意的事项

（1）脊柱有严重的损伤不能参加练习，比如脊骨增生、椎间盘突出、椎管狭窄、骶骨腰椎化等问题。

（2）术后 3 个月内不能参加练习。

（3）严重的骨质疏松或外伤不能参加练习。

（4）有急性、传染性疾病不能参加练习。

（5）年龄过大或有任何严重疾病，最好先咨询医生，再决定是否可以开始练习。

（6）一般情况下，血压超过 180/100 mm 汞柱，或患有糖尿病、动脉硬化，严重的心脑肾综合症、美尼尔综合症等疾病，不要盲目练习，若一定要练习瑜伽，则找一位合格的私人教练更为稳妥。

（7）练习前请尽量空腹，训练前先如厕。

（8）避免佩戴饰物（如皮带、手表、项链、耳环等）。

（9）练习时最好赤脚。

（10）练习时注意自己身体的感受，以感觉到伸展或收缩为宜。

（11）动作定型后保持 2~4 个深呼吸或自然呼吸。

（12）如果体力不支或颤抖，请暂停练习。

（13）练习请循序渐进、持之以恒。

（14）练习后两小时内不要进食。

（15）练习前后半小时不要沐浴。

三、练习时的物品准备

（1）练习时不宜穿紧身衣服，应选择宽松、吸汗、透气性良好的衣服，便于身体活动。

（2）瑜伽垫，如图 4-3-1 所示。

（3）伸展带，如图 4-3-2 所示。

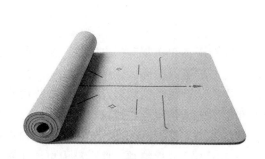

图 4-3-1

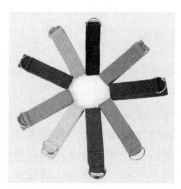

图 4-3-2

四、拜日式练习

瑜伽是运用呼吸来提高平衡和放松，帮助保持身体健康和内心的平和。练习瑜伽体位要遵循每一个练习原则，从简单的体位起步，严谨、准确的开始是高难度动作的基础与保障。

瑜伽体位通过对脊柱的挤压、拉伸和扭转等练习，对内分泌系统、经络系统起直接作用。练习瑜伽体位，不仅能提高身体的柔韧性和灵活性，也能平静思想和身体，调节神经系统，是一种很好的保健措施。

本小节为大家介绍瑜伽拜日式：

拜日式又叫"向太阳致敬式"，如图 4-3-3 所示，特别适合在清晨太阳刚升起时练习。这套运动的运动量较强，不但能起到很好的燃脂塑形作用，而且可以舒展肢体和柔韧脊椎，令练习者手足有力，腰腹肌肉得到锻炼，整条脊骨变得柔软灵活，增强身体的协调能力，提高身体一整天的代谢水平，并能有效地减压，让身体充满活力。

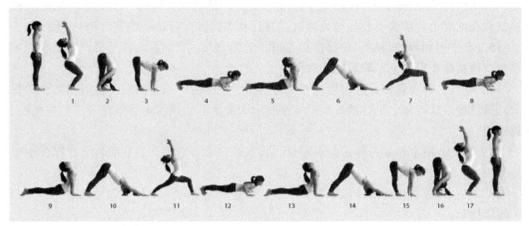

图 4-3-3

（1）按站立功站好，双手胸前合十保持平衡。

（2）吸气时慢慢地将合十的双手沿着身体中线向上推，在眉心时打开双手，掌心向前，双手大拇指和食指尖相触，再次吸气，食指两侧并拢，继续向上。直到两臂伸直，置于耳后，手指向上引领伸展身体。

（3）吸气，顶髋，收紧腹、背和臀，脊柱向上，上身向后伸展。在极限处停留，正常呼吸。呼气，向上抬起身体，伸展手臂，再次呼吸时屈肘，双手慢慢地回到胸前合十。保持双腿垂直于地面，提臀，坐骨向上，背部向前放落，坐骨向上，双腿垂直地面，直到极限时打开双手，指尖向前放在双脚两侧。

（4）再一次呼气时向下折叠身体。头顶指向地面，身体从腰开始贴靠在双腿上。

（5）吸气、抬头、伸直背、打开肩、向前看，双手放在脚的两侧。将左脚向后推送一大步，呼气时弯右膝，右膝不要超过右脚趾，并且和右脚的脚趾在一条线上，将身体的重心后移，推送回两腿间，坐骨下压。如果身体重量向前，变成了俯卧在腿上，或者耻骨前压，那么从腹股沟发出的神经就有可能受到损害。

（6）挺胸，胸椎继续向前，仰头向天看，打开肩，双手放在两侧地面上。

（7）呼气，双手回到右脚两侧，将右脚推送回左脚旁，双手支撑坐骨向上，现在是顶峰式。下巴去找锁骨，停留做 4~5 次深呼吸。

（8）弯双膝，跪卧在垫子上，臀部向后推送，接触脚跟，现在是追随者的姿势，伸直手臂，双肩打开。

（9）吸气，慢慢抬头，下巴和胸略高于地面，向前推。

（10）身体向前推送到极限，提升上半身，耻骨放落在地面上，双肩打开，下压，抬头向上。如果腰椎无法承受，可以分开双腿，保持深呼吸。

（11）竖起脚趾，提臀，压腰，肚脐沉向地面，屈手肘，双臂平行，始终夹肋骨，直到胸部几乎压在垫子上。

（12）将身体慢慢地拉回脚跟上，停留一个呼吸。

（13）膝盖上提，大腿肌几乎压着胸腹，慢慢抬起身体，脚跟下压，回到顶峰式，保持4~5次深呼吸。

（14）吸气，将左脚推送回两手之间，重心放在两腿之间，挺胸、打开肩、胸椎向前，手指尽量放在地面上，膝盖不要超过大脚趾，并且和大脚趾保持在一个方向和一条直线上。

（15）双手回到脚的两侧，向前推送右脚，坐骨向天，背伸直，打开肩，向上看。呼气，将整个身体折叠在双腿上，腹、胸贴在腿上。

（16）吸气，伸直背，回到弓形站立，打开肩，向上看，双手向前，大拇指和食指相触，向上，慢慢地推送身体，手臂放在耳后，手指向天伸展，稍顶髋向后推送身体，在极限上正常地呼吸。

（17）呼气，向上抬起身体，伸展手臂，再次呼气时，双手回到胸前合十，深长地呼吸，保持平衡。

（18）换右脚进行相反的体位练习。

教学提示：

练习时，注意呼吸的配合。

练习时要按照自己的承受能力循序渐进。

五、瑜伽休息术

休息效果最好的当数瑜伽休息术，它是古老瑜伽中的一种效果颇好的放松艺术。对于繁忙且缺乏睡眠的人来说，15分钟的瑜伽休息术就能使人恢复精力，能充分提高睡眠质量。晚上临睡前做健身瑜伽休息术，对失眠的人特别有利。

1. 完整瑜伽休息术的组成

（1）感觉身体的位置并放松。

（2）感觉呼吸。

（3）感觉身体的每个部分在放松，从脚趾到头移动。

（4）感觉脉搏、血液循环和能量的流动。

2. 练习注意事项

通常只有经过系统训练的人才可自我练习休息术，大多数人需要教练的帮助，也可以选择刻录相应的休息术的光盘来代替教练的引导。在选择引导光盘时，一定要选择平静、安详、喜悦且自己能接受的声音。

练习瑜伽休息术时，周围环境要安静，避免直接吹风，光线不要太强，夏天练习时请关闭空调及风扇，室温偏低时则要盖好毯子。仰卧放松是瑜伽休息术的最好体位，这是能使身体完全放松的最有效的姿势。

深睡是瑜伽休息术的三个阶段之一，所以如果练习中睡着是正常的事情，不要着急或沮丧。颈椎有问题不可以仰卧的训练者，可以在其脑后放置柔软而高度适中的垫子或小枕头。

3. 瑜伽休息术引导词

仰卧，两手放于体侧，手心朝上，两脚按自己舒适的方式稍分开，有条件的话，用一块黑色布段或其他软布类（或毛巾）轻轻遮盖住双眼，以便能得到更好更彻底的放松，一旦做好了这一切，就要排除一切杂念，将注意力全部集中到身体各个部位上来。如图 4-3-4 所示。

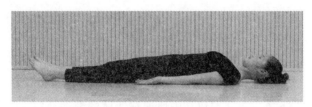

图 4-3-4

现在从右脚开始：放松右脚脚趾、脚心、脚背、脚后跟、脚踝、右小腿后侧、右小腿胫骨、右膝盖窝、膝盖、右大腿后侧、右大腿前侧、右腹股沟、右髋部、右臀部、右侧腰部、右侧腋窝、右肩膀、右上臂、肘部、前臂、右手腕、右手背、手心、右手所有的手指。

现在转到身体的左侧：放松左脚脚趾、脚心、脚背、脚后跟、脚踝、左小腿后侧、左小腿胫骨、左膝盖窝、膝盖、左大腿后侧、左大腿前侧、左腹股沟、左髋部、左臀部、左侧腰部、左侧腋窝、左肩膀、左上臂、肘部、前臂、左手腕、左手背、手心、左手所有的手指。

现在转到上身躯干：放松胸部、整个胸腔、心脏、横隔膜、腹部、内脏器官、骨盆、性器官、肛门、腰骶椎、整个脊柱、整个背部。

现在转到颈部和头部：放松颈部前侧、颈椎、后脑勺、头顶、头皮、前额、两个脸颊、两耳、两眉、眉心、眼皮、眼球、眼睑、鼻子、嘴唇、牙齿、舌头、下巴、整个头部。

现在感觉身体每一个关节、每一个器官全都放松了，身体很轻很轻，轻得像一片羽毛飘浮在空中。（想象着）自己躺在海边，躺在沙滩上，没有风，没有浪；蓝蓝的海水，蓝蓝的天空，海面平静极了……

一群海鸥在蓝天飞翔，风起了，渐渐有了浪花，浪花触到我的双脚，触到了我的全身，我惊醒了。我没有睡着，我只是躺在海边做健身瑜珈休息术罢了。

我在静观自己的呼吸，我的呼吸自然而平稳地进行，当我吸气的时候，我感觉自己正在吸气，我呼气的时候，感觉到自己正在呼气，我的呼吸自然而平稳。我轻轻地活动我的脚趾，轻轻转动脚踝，轻轻活动手指，轻轻转动手腕，我将头轻轻转到右侧，慢慢转回到中间，再轻轻地转到左侧，慢慢转回正中。

现在两手心在胸前相合，互相摩搓，待手心发热，让这发热的手心按在肚脐上，轻揉腹部，按摩腹部内脏器官。腹部内脏器官在温热的手心里感受到温暖，内脏器官得以按摩。

再继续摩搓手心，待手心发热，让发热的手心轻轻拍打两个脸颊，就像母亲在爱抚婴儿，轻轻拍打头部，感觉所有的疲劳都消除了。大拇指轻轻按自己的太阳穴，感觉精力正在恢复。

继续摩搓手心，待手心发热，用发热的手心捂住闭着的双眼，眼睛感觉到温暖，眼球得到放松，眼睛在温暖的手心内慢慢睁开，十指分开，手指缓缓下滑，让眼睛慢慢适应这自然之光。

深深吸一口气，慢慢呼出，感觉全身心得到彻底放松，现在屈双膝，慢慢坐起。睁开眼睛，轻轻摆动头部。再慢慢站起来，两脚并拢，两手放于体侧。

深深吸气，两手从旁分开，举至头顶，十指相交，转动手腕，手心朝天，感觉所有的紧张得以消除，全身充满了精力、充满了元气；呼气，两手臂从旁放下；再次吸气，两手上举，十指相交，转动手腕，伸直肘部，延伸脊柱，踮起脚跟，露出笑脸，感觉全身恢复了活力，呼气，放低脚跟，放下两手臂。

任务六　地方舞蹈的赏析

酒泉为汉代河西四郡之一，自古便是中原通往西域的交通要塞，丝绸之路的重镇。酒泉市位于甘肃省西北部，河西走廊西端的阿尔金山、祁连山与马鬃山之间，是甘肃省面积最大的城市。东接张掖市和内蒙古自治区，南接青海省，西接新疆维吾尔自治区，北接蒙古国。现主要居住在酒泉的少数民族有蒙古族、哈萨克族、裕固族等。

一、哈萨克族舞舞蹈赏析

哈萨克民族是一个跨境民族，在全世界有近 1 500 万人口，中国的哈萨克民族主要分布在新疆伊犁哈萨克自治州的伊犁、塔城、阿勒泰三个地区和吉木萨尔、木垒、巴里坤草原，少量居住在青海省的格尔木和甘肃省的阿克塞哈萨克自治县。

哈萨克民族是一个游牧民族，他们以马背生活为主。所以以骑马为题材的舞蹈较多，舞蹈主要表现的是骏马在草原上奔驰的各种骄健姿态，表现了哈萨克人的民族性格和气质。舞蹈语汇中常见挤奶、剪羊毛、擀毛毡等。其舞蹈动作轻盈、旋转急速、节奏鲜明，多反映牧业生产的各种特点。哈萨克舞蹈，特别是男性舞蹈，轻快有力，刚健苍劲，多用"动肩"，步伐上多用马步，舞蹈表演风格粗犷骠悍。女性的动作风格很细腻，以上身和手腕、手膀的动作为主，常见的哈萨克舞蹈有"擀毡舞""黑走马""鹰舞""哈熊舞""鹅舞"等。

哈萨克族舞蹈的服装较为复杂，一般以长裙为主，但为体现三道弯上身会紧贴，下身裙子是许多层叠形成的裙围，再加上它的帽子是高立状的，帽顶还带有一缕羽毛，服装就显得沉重，所以哈萨克族舞蹈的动律重心基本是以下身扭胯为主，而上身则以手腕、手膀的动作为主。

舞蹈欣赏：

1. 卡拉角勒哈

"卡拉角勒哈"意为"黑色的走马"，是哈萨克族最具代表性的民间舞蹈，它广泛流传于新疆境内的哈萨克族居住区。哈萨克族有一句古老的谚语："歌和马是哈萨克的两支翅膀。"马是哈萨克族生活中不可缺少的工具和伙伴，而黑走马更是马中精品，它剽悍雄壮，通体黑亮，行走时步伐平稳有力，姿势优美，蹄声犹如铿锵的鼓点。骑上黑走马，犹如进入一种艺术境界，人在舞，马亦在舞。由此形成了以卡拉角勒哈命名的民间舞蹈和同名乐曲。

卡拉角勒哈是一种比较古老的舞蹈，关于它的来源，哈萨克族民间有这样的传说：很久以前，草原上有一位哈萨克族的小伙子发现了一群野马，他挥动套马索套住了一匹非常剽悍的黑色野马。小伙子历尽种种艰辛，克服重重困难，终于将它驯化成一匹上好的走马。当他骑着黑走马回到阿吾勒（家乡）时，乡亲们闻讯纷纷前来祝贺。小伙子在马上和马下，用各种动作自豪而诙谐地表演了他捕捉和驯化黑马的整个过程。从此，以骑马为题材表现草原上骏马奔驰时矫健姿态的卡拉角勒哈舞蹈便在哈萨克族民间流传。

卡拉角勒哈中男性的动作轻快有力，刚健苍劲，模仿黑走马的走、跑、跳、跃等姿态，在全身一张一弛的律动中表现狙犷、剽悍和豪放的风格。女性的动作优美舒展、活泼含蓄。可以在欢乐的大型集会中表演，也可以在小小的毡房里进行表演。可以由一人单独跳，也可以双人对跳或多人集体表演。舞法亦可以因人因地而异。视当时的气氛和环境，有轻松愉快的表演，有刚强有力的表演，也有幽默滑稽的表演，从而得到各种不同的艺术效果。哈萨克族人在放牧和劳动之余，常常伴着冬不拉的琴声跳卡拉角勒哈，通宵达旦地高歌欢舞。

2. 鹰　舞

"鹰舞"是哈萨克族具有典型特色的民间舞蹈，主要流传于阿勒泰地区的阿贝坦乡和布尔津一带。

长期以来，除放牧以外，狩猎也是哈萨克人必不可少的生产手段。而猎鹰就是猎人在狩猎时最亲密的伙伴，好的猎鹰可以用来抓黄羊、野兔、狼和狐狸，因此，哈萨克人对鹰有着非常特殊的喜爱。养鹰和驯鹰不仅是谋生的技能，也被认为是男子汉最好的娱乐和顽强刚毅性格的主要标志。哈萨克族民间流传着许多赞美猎鹰的诗歌和乐曲，而鹰舞则是用舞蹈来表现山鹰勇猛无畏形象的代表作。

鹰舞通过还原猎鹰捕捉狐狸的整个过程，艺术地表现了它的奋勇战斗和坚韧不拔，以及最后终于抓获狡猾的猎物的艰辛历程。

哈萨克语称猎鹰为"克兰布尔库特"，这种鹰全身羽毛为黑棕色，腿爪呈黄绿色，如蛇皮覆盖，爪如钢刀一般锋利，黄绿色的嘴弯如钩，黑眼窝，眼睑高，目光如炬，炯炯有神，可以望得极远。平时戴眼罩，蹲立时双翅交叉，双肩宽而下垂，每饱食一餐，可半月不食。每当向下俯冲扑食猎物时，仿佛射出的子弹一般，迅猛异常。哈萨克族人民从古至今总是将心目中的英雄比作雄鹰，对鹰的赞美，实质上就是对英雄人物的歌颂。鹰舞不受时间和地点的限制，无论喜庆节日或平时娱乐，无论舞台、草原或毡房，或男或女，或老或少，都可以即兴表演，有很广泛的群众基础。

3. 熊　舞

"熊舞"哈萨克语为"阿尤毕依"，在托里一带的哈萨克人中间流传。托里的哈萨克族属克烈部落，原在阿勒泰地区游牧。清同治年间（1862）以后，其中一部分由阿勒泰迁至托里。现在，托里有熊舞，阿勒泰也有熊舞，说明这个舞蹈原是克烈部落的传统舞蹈。但托里的熊舞经过一百多年的流传发展，已独具风格。

熊舞的产生据说是人们在狩猎中观察到狗熊摆弄猎物的情景加以模仿而形成的。舞蹈动作具有浓郁的哈萨克民间舞卡拉角勒哈的风格。不同的是，它的动肩虽然也是双肩一前一后摆动，但每个肩往前都是动两下，重复这个动作，恰到好处地表现出狗熊憨态可掬的形象。双膝微屈，双臂屈肘做爬行状，发现猎物后又猛然跳起，高举双手吼叫，也给人留下强烈的印象，准确地表现出了狗熊笨拙而又凶猛的形象。

表演时，舞者在鼻孔插上芨芨草棍，嘴角两边也插上芨芨草棍，象征狗熊的獠牙，加强了面部表情。头上包一块布，两边垂下，代表狗熊的鬃毛。

伴奏乐曲是由哈萨克人家喻户晓、喜闻乐见的"卡拉角勒哈"演变而来。这个曲子任何一个哈萨克人拿起冬不拉都会弹奏，这也决定了熊舞表演的群众基础。

熊舞不仅模仿狗熊的动作，而且通过熊出洞、寻觅以及发现猎物、试探、捕猎等一系列情节和梳理鬃毛、击掌、叫喊等形象动作，表现出狗熊笨拙而又可爱，迟缓而又机警，憨厚而又聪明的矛盾形象。

4. 抵角戏

"抵角戏"流传在木垒哈萨克自治县，是模拟山羊形态的舞蹈，一般在喜庆聚会之日表演。

能歌善舞的哈萨克人，结合牧区生活和劳动生产，创造了许多矫健优美的拟兽舞蹈。其中表现最多的是鹰、马、羊和熊，并赋予其不同的涵义：鹰是圣洁的象征，马和羊是日常生活的指望和庇护者，而熊则被当作贪婪和诡诈的典型。虽然各种拟兽舞蹈因表演者的认识和表现对象的不同，寓有不同的内涵和感情色彩，但总的来说，都具有模拟逼真、形象生动、舞蹈动作舒展奔放以及顿挫有力的共同特征。

5. 擀毡舞

"擀毡舞"是哈萨克族女子舞蹈，传播甚广，伊犁、阿勒泰、塔城、木垒、巴里坤和新疆乌鲁木齐的哈萨克族聚居区都有流传。

哈萨克族人民长期从事畜牧生产，过着逐水草而居的游牧生活。在那特殊的环境中，哈萨克女子担负着繁重的家务劳动，如烧茶、做饭、挤奶、舂米、剪羊毛、擀毡、捻线、织布、绣花等，她们用灵巧的双手装扮毡房，美化生活，终年忙碌，在牧民家庭中起着重要的作用。而每当喜庆佳节，哈萨克族牧民团聚一堂欢歌赛舞时，勤劳能干的妇女们，十分自然地就把她们最熟悉的劳动即兴地糅进舞蹈表演当中去。然后又经过历代民间艺人的不断加工提炼，逐步形成了一系列表现劳动和草原生活的舞蹈，这就是"擀毡舞""挤奶舞""绣花舞""剪羊毛舞"等舞蹈的来源和发展过程。这些舞蹈在民间也统称为"劳动舞"。擀毡舞形象地表现了哈萨克族妇女擀毡劳动的全过程，可以一人独舞，也可以集体群舞。表演场地不受限制，可以在大草原上跳，也可以在毡房里表演。

6. 挤奶舞

"挤奶舞"是哈萨克族劳动舞的一种，主要由女性表演，在哈萨克族聚居区广为流传。舞蹈表现哈萨克族妇女制作奶茶的全过程，从挤奶、搅奶直到献奶茶。舞者根据自己对生活的观察体验，将劳动过程糅进哈萨克族民间舞蹈里，加之表演中的即兴发挥，使其成为独具草原特色的哈萨克族民间舞。

7. 绣花舞

"绣花舞"是哈萨克族劳动舞的一种，表现哈萨克族妇女在繁忙的生产劳动间隙，精心绣制巧夺天工的各种服饰和装饰品来美化生活。舞蹈动作比较简单，都围绕着绣花的过程来展开，如"捻线""理线""穿针""绣花""梳头"和"照镜子"等，随意性比较强。

二、蒙古族舞舞蹈赏析

蒙古族是能歌善舞的民族，传统的蒙古族舞蹈有"安代舞""摔跤舞""灯舞""盅碗舞""筷子舞"等。

蒙古族舞蹈非常强调脚、膝、腰、胸、手、肩、头、眼的配合及统一运用。蒙古族主要集中居住在内蒙古草原上，辽阔的草原畜牧生活培养了蒙古族人民勇敢、热情、爽直的性格。

热情、彪悍、有力是蒙古族民间舞蹈的基本风格特点。蒙古族民间舞的音乐特点是热情奔放、悍健有力、节奏欢快以及富有草原风格和浓郁的生活气息，调式多为羽调式，音乐宽广，音程跳动较大。马步音乐活泼跳跃，以雁为主题的舞曲多为民歌，经常使用散板的自由节奏以衬托辽阔草原的意境，摔跤舞一般在节日表演。

蒙古族舞蹈如太平鼓舞、盅碗舞、筷子舞都是技艺性很强的舞蹈。这些舞蹈具有很多很复杂的舞姿，例如立姿、坐姿、蹲姿、跳姿、转姿等，随着节奏的变化，舞者身体的每个细节也应发生相应的变化，变化一定要干脆利落，不能拖泥带水。民族舞蹈中有很多步伐是非常重要的，比如说八字步、搓步和拖步等，舞蹈者一定要自如运用这些步伐。蒙古族舞中的太平鼓舞主要是由妇女来表演的，多数舞姿是以腰为轴来支撑做仰俯等有力的动作，这些动作一定要富有弹性，一些小技巧要运用得当，这样观众看了才会随舞者融入其中。蒙古族舞之中的盅碗舞的技巧性动作是碎步，以前为男子表演，而现在多为女子表演，女子的动作流畅，将身体舒展伸开，夹杂带有技巧性动作的碎步和"板腰""旋腰"等动作，直接带观众进入演出的高潮。

舞蹈欣赏：

1. 安代舞

流行于内蒙古哲里木盟地区以及辽宁阜新蒙古族自治县、吉林省郭尔罗斯蒙古族自治县等地区。由古代"踏歌顿足""连臂而舞""绕树而舞"等集体舞形式演变而来。其最初产生时有驱除病魔、祈求上天保佑的含义。集体表演时，队形呈圆形，每人手持一条手巾或彩带，一人领唱，众人相和，载歌载舞，节奏多为2拍，无乐器伴奏。最初舞蹈动作简单，主要以歌为主，所以也称"唱安代"。现已发展到有三十多种曲调，舞蹈动作也达二十几个。

2. 摔跤舞

流行于内蒙古锡林郭勒草原，是一种模拟性面具舞。由一人表演两个人摔跤的拼搏场面，舞蹈动作生动、灵巧、幽默、滑稽。表演者身背一长型木制架，架上用布缝制两个木偶形象的摔跤手，两者身着各色官服，头戴雁翎缨帽，两只假臂相互紧抱，各做摔跤状；木架下遮布幔，用套上马靴的双手当作脚，四肢踏地，四靴靴尖相向。舞者随鼓乐节奏，摔打起舞。表演动作主要有抱、踢、钩、蹁等。

3. 灯 舞

灯舞是节庆欢宴、亲朋相聚时所跳的一种女子独舞，主要流传在鄂尔多斯草原。清代陆次云在他所作《满庭芳》一词中曾有所描述："舞人矜舞态，双瓯分顶，顶上燃灯。更口嚼竹，击节堪听。旋复回风滚雪，摇绛蜡，故使人惊。哀艳极，色艺心诚，四座不胜情"。其温雅婉约的技巧，可见一斑。

4. 盅碗舞

盅碗舞又称打盅子，流行于内蒙古鄂尔多斯草原。舞者两手各握两个酒盅，随着音乐的节奏，每一拍碰击一下盅子，击打出快、慢、碎、抖等声音。腿部有跪和迂回步等动作。舞者起立，双手边碰击盅子边舞，双脚一前一后踏动，形成"手在舞、腰在扭、眼跟手、脚步稳"的典雅优美的舞姿。伴奏乐器有三弦、扬琴、四胡、笛子等。曲调采用当地流行的民歌，有时舞者还在头上添加顶碗、顶灯等动作。

5. 筷子舞

筷子舞多为男子独舞。舞者右手执一把筷子，打手、肩、腰、腿等部位，有时旋转，有时跪下，有时敲击地面，节奏由慢渐快。伴奏乐器有三弦、四胡、扬琴和笛子等。现也有男女共同表演的集体舞。

三、裕固族舞舞蹈赏析

居住在祁连山脚下的裕固族与蒙古族和藏族相邻，是逐水草而居的游牧民族，除了受蒙古、藏族舞蹈影响外，裕固族和所有游牧民族一样，具有相似的精神风貌和舞蹈特点，又因长期以来生活在古丝绸之路上，受到了古时大唐和西域各民族以及中西亚等各国经济文化的影响，经济文化得到促进和发展。尤其在舞蹈方面，裕固族吸取了一些西域舞蹈特色的动律，比如说它的舞蹈与维吾尔族舞蹈之间存在一些共同点，裕固族的舞蹈主要是以上身、头为主要动律，维吾尔族人们的性格和精神状态在裕固族舞蹈中被发挥得淋漓尽致。在融会贯通的基础上流传下来的舞蹈样式主要有：劳动舞（主要体现裕固人民勤劳朴实的民族性格，来自日常生活场景，比如剪羊毛、捻毛线、擀毡子、割草等）；欢庆舞（主要是喜获丰收、欢庆节日、朋友相聚时表演，这种舞蹈形式相对自由随意，尽情发挥，大多在篝火和猎物周围，节奏由弱到强，充满气势和激情，在集体呼号声中围圈跳舞）；宗教舞（主要是"护法舞"，大多在寺院祭祀鬼神时跳，表演者头戴牛、马、鹿等十二种面具，手持法器跳各种动作）。裕固族人民喜欢借舞抒情，歌舞是生活中十分重要的表达和娱乐方式。

舞蹈欣赏：

1. 欢庆舞

欢庆舞是一个民族狂欢时跳的舞蹈，主要是在有热闹的事情的时候，族人们一起庆祝。这种舞蹈基本上男女老少都会，有点类似于藏族的踢踏舞。

2. 转转舞

男女双人舞形式，流行于明花、康乐和大河三区。该舞主要表现劳动生活及习俗等内容，如割草、挤奶、行猎以及婚礼等场面。动作按向右旋转速度的快慢，女以点步、旋转步为主，男以点步、腾跳为主。高潮时旋转如风，颇似"胡旋舞"。故当地裕固族老者称其为"转转舞"。

3. 酒兴舞

男女独舞，流行于明花、康乐和大河三区。以腾跳见长，舞者面对观众跪蹲施礼，并用本族赞词致敬后起舞。舞中有时蹲下，两手自身后反手叉腰，以矮步往后急退。有时则连续向空中脚腾跳，像鸟儿一样敏捷。据说跳此舞时，舞者先饮酒助兴，在舞中表现出东倾西倒的醉态。在敦煌壁画和新疆的拜城克孜尔千佛洞中也保留着完整的裕固族古代舞蹈形式。

4. 马上舞

裕固族民间婚礼多穿插情节性仪式，按其民族习俗，姑娘出嫁时须由阿娜（母亲）为她梳妆打扮，其中主要是戴头面，意味着女儿即将离开母亲。然后由舅父率送亲队伍出发先至打尖处。打尖是本族传统婚礼中的一种程序，即新娘及送亲客人，骑着马或骆驼边歌边行至中途与新郎相会的方式。其时由男方在途中设一毡毯，上置整只羊及喜酒，以表示迎亲，双方互送哈达并敬酒敬食。

四、敦煌舞舞蹈赏析

敦煌舞属于中国古典舞，源自敦煌壁画舞姿，上起十六国时期的北凉，历经南北朝、隋、唐、五代、宋、西夏等十个朝代。敦煌舞是对整个敦煌壁画舞姿的提炼与概括，不局限于某个时代，而是对壁画舞姿广采博取而形成的。敦煌舞姿是外来乐舞艺术与中国传统舞蹈艺术相结合的产物，是当地民间、中原和西域三种风格的结合。现代敦煌舞就是根据壁画中的舞蹈进行研究、教学和再创作的实践活动及其成果。敦煌舞是丝绸之路的一面镜子，它是主要以佛教中的人物为主，结合西域地区的文化特色所编创出来的舞蹈。

从舞蹈艺术的角度学习它、开发它并把它搬上舞台，开始于戏曲艺术家梅兰芳的《天女散花》，这是敦煌舞用于京剧舞台的创举。近代舞蹈编导和学者们前往敦煌地区考察后，仔细观察莫高窟里的壁画，把所收集的人物绘画和雕像编辑成一出舞剧——《丝路花雨》，由甘肃省歌舞团演出，演出后广受好评和喜爱，然后又陆陆续续在全中国和世界各地演出，带来了许多的震撼与新风貌。一个舞种要自成一体，独具一格，仅有创作的演出是远远不够的，舞蹈作为直观的形象艺术，其事业发展的闪光点在"表演"，中心环节是"创作"，而基础环节则是"教学"。为了使这沉睡了千年的舞姿成为一门艺术流派，甘肃省艺术学校的校长高金荣于1979年开始对窟内壁画上的舞姿进行系统研究，在短短两年时间里，她4次深入莫高窟，临摹了两百多个壁画舞姿，研读有关史学和艺术资料十几万字，虚心向有关专家求教，广泛吸收西域传统文化中历史、宗教和艺术的精华，并赴武威农村拜民间艺人为师，向其学习民间"西凉舞"，参照其他民族和亚洲佛教国家的舞蹈吸取活的素材。经过潜心刻苦的摸索实践，她终于在 1981 年末创编完成了《敦煌舞基本训练教程》，为敦煌舞能作为一个独立的艺术流派屹立于世界艺术之林，做出了令人瞩目的贡献。

舞蹈欣赏：

1.《丝路花雨》

1978 年由甘肃敦煌艺术剧院创作的《丝路花雨》被誉为"中华民族舞剧的典范""东方的天鹅湖"，是一部以敦煌为题材的大型舞剧。以"演出年轮、场次最多的舞剧"成功入选上海大世界吉尼斯，成为"中国舞剧之最"。大型舞剧《丝路花雨》作为现代敦煌舞精品，不仅演绎了莫高窟的生动故事，也再现了绚丽多彩的壁画舞姿，具有很高的艺术欣赏价值。

2.《大梦敦煌》

2000 年兰州市歌舞剧院大型舞剧《大梦敦煌》在北京首演，创造了民族舞剧奇观，演出 300 场创收 2000 万，演绎出了一场中国版的"罗密欧与朱丽叶"式的凄婉爱情故事，大获成功。

3.《千手观音》

2005 年春节联欢晚会上由聋哑人演绎的《千手观音》震撼全国亿万观众，再次让我们领略到了敦煌的艺术魅力。

附录：形体训练教学实训部分考核标准

第一部分为学习过程考核，占总评成绩的 40%；第二部分为考试部分，占总评成绩的 60%。形体训练教学实训部分考核标准：

一、平时成绩扣分标准（百分制）

序　号	项　目	分　数
1	旷课一次	扣 20 分
2	迟到一次	扣 10 分
3	上课嬉戏	扣 10 分
4	未按要求着装	扣 10 分

二、期末考试成绩扣分标准（百分制）

任务一　健身操 50 分

1. 动作完成的到位程度；
2. 动作要领的正确程度；
3. 动作幅度符合要求的完成程度；

4. 动作完成时的肢体美感；

5. 动作完成时变换方向的肢体优美度；

6. 动作完成时的连贯性；

7. 动作与音乐的配合。

任务二　华尔兹 50 分

1. 动作完成的到位程度；

2. 动作要领的正确程度；

3. 动作幅度符合要求的完成程度；

4. 动作完成时的肢体美感；

5. 动作完成时变换方向的肢体优美度；

6. 动作完成时的连贯性；

7. 动作与音乐的配合。

任务三　藏族舞 50 分

1. 动作完成的到位程度；

2. 动作要领的正确程度；

3. 动作幅度符合要求的完成程度；

4. 动作完成时的肢体美感；

5. 动作完成时变换方向的肢体优美度；

6. 动作完成时的连贯性；

7. 动作与音乐的配合。

任务四　东北秧歌 50 分

1. 动作完成的到位程度；

2. 动作要领的正确程度；

3. 动作幅度符合要求的完成程度；

4. 动作完成时的肢体美感；

5. 动作完成时变换方向的肢体优美度；

6. 动作完成时的连贯性；

7. 动作与音乐的配合。

任务五　瑜伽拜日式练习 50 分

1. 动作完成的到位程度；

2. 动作要领的正确程度；

3. 动作幅度符合要求的完成程度；

4. 动作完成时的肢体美感；

5. 动作完成时变换方向的肢体优美度；

6. 动作完成时的连贯性；

7. 动作与音乐的配合。

备注：以上内容考核时任选两项。

考试内容分数评定表

序　号	星　级	分　数
1	AAAAAAA	95～100 分
2	AAAAAA	90～94 分
3	AAAAA	85～89 分
4	AAAAA	80～84 分
5	AAAA	75～79 分
6	AAA	70～74 分
7	AA	65～69 分
8	A	60～64 分

项目五　礼仪形态的训练

学习目标和任务

【目标】

1. 掌握培养身体的形态、高雅的气质和风度的基本知识；

2. 掌握日常基本礼仪使用时的基本知识和应注意的问题；

3. 在遵循日常交往礼节的原则下，熟练应用各种礼节，形成文明礼貌的良好习惯。

【任务】

1. 能够掌握礼仪的基本知识，并能运用到平时的生活和学习中；

2. 掌握社会生活与交际中常见的礼仪，并且能够展示个人魅力和自信。

目标实践

礼仪修养几乎成为一个人和一个社会文明程度的标志，并已进入到我们的工作生活和学习中。优雅的行为举止，得体的仪态和言语，真挚的情感和规范的礼仪，成为构建人与人之间沟通的桥梁，其力量和价值都是无可比拟的。

学习形体礼仪，学习者首先要拥有乐观而稳定的情绪，在学习和生活中既要充满活力，又要心态平静、言行规范、举止得体，良好的礼仪有助于提高个人形象。要正确对待自己的得失，还要客观、公正地评价他人，并树立正确的目标意识。同时要意志坚强，善于自我克制，做到豁达宽容、自尊尊人、言行一致，保持和谐的人际关系。在社会交往中，如果双方都能自觉地遵守礼仪规范，就容易沟通感情，从而使交往成功，使得学习和生活更加顺利。

形体礼仪内容包括仪表、谈吐、举止、服饰、行为以及形态等方面，用优美的体姿表达礼仪，比用语言更能让受礼者感到真实、美好和生动。这些都是人际交往中的细节，教养体现细节，细节展现素质。下文介绍几种礼仪形态训练，供大家学习。

任务一　站姿的训练

站立是人们在生活交往中最基本的姿势，站姿是生活中静力造型的动作，站立不仅要挺拔，而且要优美和典雅，站姿是优雅举止的基础。

一、基本站姿

（1）抬头，头正，颈挺直使后颈部伸长，下颌微收，嘴唇微闭，双目平视前方，面带微笑。
（2）双肩要平，放松并向下沉，双臂放松，自然下垂于体侧，手虎口向前，手指自然弯屈。
（3）身体有向上的感觉，自然呼吸、挺胸、收腹、提臀、立腰、立背。
（4）两腿伸直并拢，两腿肌肉收紧并上提。
（5）脚尖分开呈"V"字型，身体重量平均分布在两条腿上。

二、站姿礼仪，如图 5-1-1 所示

1. 垂臂式站姿

女生双脚成"V"字型，男生双脚平行开立，距离不超过肩宽，保持站立的基本姿态，面带微笑，双目平视，双手自然下垂。

2. 前合手式站姿

身体保持基本站姿，双手交叉置于腹前，右手虎口卡住左手虎口，右手在上，左脚跟靠在右脚内侧中间，成左丁字步或相反成右丁字步。

3. 单臂后背式站姿

左手后背，右手自然下垂，左脚跟靠在右脚内侧中间，成左丁字步。

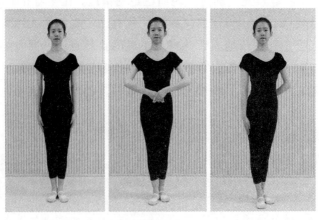

图 5-1-1

三、站姿练习方法

1. 靠墙站立练习，如图 5-1-2 所示

按照基本站立姿势的要求，脚跟、小腿肚、臀部、肩背、头的后脑勺靠着墙进行站立练习。使身体能够站直并保持挺拔。

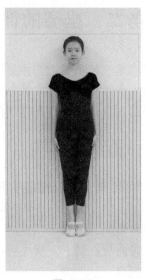

图 5-1-2

2. 提踵站立练习，如图 5-1-3 所示

两腿伸直并拢，两脚跟向上提起，两脚的前脚掌着地，腿部肌肉收缩上提，两手叉腰，上体保持基本站立姿势。提踵站立时，收腹和立腰背能使人更挺拔。

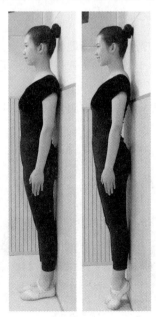

图 5-1-3

训练注意事项：

（1）注意肌肉张弛的协调性，强调挺胸收腹，开肩梗颈，两望与双臂肌肉应适当放松，呼吸要自然。

（2）要强调眼神、面部表情与站姿的配合，形神统一，才能显示出站立姿态的美。

任务二　坐姿的训练

在人们的生活和工作中，坐姿也是一种重要的动作姿态。坐姿是人体的一种静态造型，是体态美的重要内容，它能反映出人的气质、风度和教养。不正确的坐姿使人显得懒散、无礼；而娴雅、端庄、稳重的坐姿则给人自然、大方和得体的美感。

一、基本坐姿

（1）入坐时要轻而稳，走到座位前，转身后轻稳地坐下（女生右手沿臀部顺理一下裙子，不着裙则可像男生一样省去此动作）。

（2）面带笑容，双目平视，嘴唇微闭，微收下颌。

（3）双肩平正放松，两臂自然弯曲放在膝上（女生可两手叠放，置于左腿或右腿上）。

（4）立腰、挺胸，使上体自然挺直。

（5）双膝自然并拢，双腿正放或侧放，至少坐满椅子的三分之二。

（6）起立时，右脚向后半步而后起立。

二、坐姿礼仪，如图 5-2-1 所示

1. 正身变侧身就坐姿势

（1）右脚退后半步，女生左手将裙，轻稳地坐下。

（2）收回左脚与右脚并拢，女生双手交叉置于腹前，男生双手分别置于左右腿上。

（3）向左侧身。

（4）双脚向右斜伸出，双足尖点地，右脚跟置于左脚掌处，手的姿势不变。

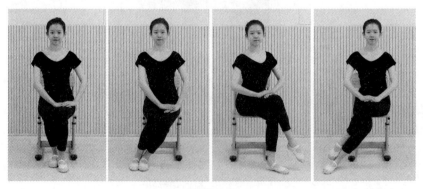

图 5-2-1

2. 双腿重叠就坐姿势

（1）右脚退后半步，女生左手捋裙，轻稳地坐下。

（2）收回左脚，与右脚并拢，女生双手交叉置于腹前，男生双手分别置于左右腿上。

（3）左小腿垂直于地面，右腿重叠于左腿上。

（4）右小腿向里收，紧贴左小腿，脚尖绷直。

三、正确坐姿的方法及培养

1. 对着镜子练习

将椅子或凳子放在镜子前面，进行坐姿练习，通过镜子来检查自己的坐姿是否正确和优雅。

2. 用主观意识来严格要求自己

在学习和工作中，都要采用正确坐姿，时时处处提醒自己，久而久之，就会形成良好的坐姿习惯，不符合礼仪的坐姿习惯就会消失，避免或减少一些由于不正确的坐姿而引发的病痛和畸形。

注意事项：

（1）双脚点地时，足尖要绷直。

（2）不论是左侧身还是右侧身，上身都要保持端直，坐姿才显得优雅、端庄。

（3）注意上体端直，手的姿势按预备姿势中的要求。

（4）重叠在上面的腿一定要紧贴另一条腿，脚尖绷直。

任务三　走姿的训练

行姿，又称走姿，是人在行走的过程中所形成的姿势，它始终处于动态之中。行走姿态反映了人的内在素养和文化素质，行走的姿态能产生很强的感染力，体现着人的动态之美和精神风貌。

一、基本走姿

行走之时，应以正确的立姿为基础，并且要全面、充分地兼顾以下六个方面。

（1）全身伸直，昂首挺胸。

在行走时，要面朝前方，双眼平视，头部端正，胸部挺起，背、腰、腿部都要避免弯曲，使全身看上去是一条直线。

（2）起步前倾，重心在前。

起步行走时，身体应稍向前倾，身体的重心应落在反复交替移动的前脚的脚掌之上。当前脚落地和后脚离地时，膝盖一定要伸直，踏下脚时再稍微松弛，并即刻使重心前移，这样走动时步态才会优美。

（3）脚尖前伸，步幅适中。

在行进时，向前伸出的脚应保持脚尖向前，不要向内或向外（即外八字或内八字步），同时还应保证步幅大小适中。步幅是行进中一步之间的长度。正常的步幅应为一脚之长，即行走时前脚脚跟与后脚脚尖二者相距为一脚长。

（4）直线行进，自始至终。

在行进时，双脚两侧行走的轨迹大体上应为一条直线。与此同时，要克服身体在行进中的左摇右摆，并使身体始终都保持以直线的形态进行移动。

（5）双肩平稳，两臂摆动。

在行进时，双肩和双臂都不可过于僵硬呆板。双肩应当平稳，力戒摇晃。两臂则应自然地、一前一后有节奏地摆动。在摆动时，手要协调配合，掌心向内，自然弯曲。摆动的幅度以30度左右为佳，不要横摆或同向摆动。

（6）全身协调，匀速行进。

在行走时，大体上速度要均匀，要有节奏感。另外，全身各个部分的举止要相互协调及配合，表现得轻松和自然。

二、行姿礼仪，如图 5-3-1 所示

（1）与对方告辞或退出上司办公室时，不宜立即扭头便走，给人以后背。为表示对在场其他人的敬意，在离去时应采用后退法。

（2）在楼道或走廊等道路狭窄处，需为他人让行时，应采用侧行走（即面向对方，双肩一前一后，侧身慢行）表示对人礼让三分。

（3）引领客人时，应走在前，而不应位居被引导者之后，让客人和上级走在自己的右后侧。

（4）三人同行时，中间为上宾。

（5）在人行道，让女士走在内侧，使她们有安全感。与上级和宾客相遇时，要点头示礼致意。

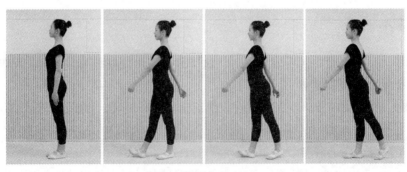

图 5-3-1

三、走姿的练习方法

（1）对着镜子进行走姿分解动作练习。

（2）沿着直线进行走姿连续动作练习。

（3）头顶着物体（书本等）进行走姿练习。

注意事项：

（1）行走时尽量减少躯体上下颤动、左右摇摆或左右转动的情况。

（2）要防止出现腹部向前突出（挺腹）和撅臀的不良姿势。

任务四　蹲姿的训练

蹲姿在工作和生活中用得相对不多，但是却最容易出错。人们在拿取低处的物品或拾起落在地上的东西时，都会有弯腰和屈膝的动作，这时就要采取蹲姿，这样可以避免弯曲上身和撅起臀部，尤其是着裙装的女士下蹲时，稍不注意就会露出内衣，很不雅观。如何采取优雅的蹲姿对于女性而言特别重要，以下为大家介绍一些蹲姿的基本礼仪。

一、基本蹲姿

（1）左脚在前，右脚在后，向下蹲去。

（2）左小腿垂直于地面，全脚掌着地，大腿靠紧。

（3）右脚跟提起，前脚掌着地，此刻右膝低于左膝。

（4）左膝高于右膝，右膝内侧可靠于左小腿的内侧，臀部向下，上身稍向前倾，左脚为支撑身体的主要支点。

二、蹲姿礼仪，如图 5-4-1 所示

1. 交叉式蹲姿

交叉式蹲姿通常适用于女性，尤其是穿短裙的女性。

下蹲时，右脚在前，左脚在后，右小腿垂直于地面，全脚着地，右腿在上，左腿在下，二者交叉重叠；左膝由后下方伸向右侧，左脚跟抬起，并且脚掌着地；两脚前后靠近，合力支撑身体；上身略向前倾，臀部朝下。

2. 半蹲式蹲姿

一般是在行走时临时采用，需要应急时也采用。

身体半立半蹲，要求在下蹲时，上身稍许弯下，但不要和下肢构成直角或锐角；臀部务必向下，而不是撅起；双膝略为弯曲，角度一般为钝角；身体的重心应放在一条腿上；两腿之间不要分开过大。

3. 半跪式蹲

半跪式蹲姿又叫作单跪式蹲姿，它也是一种非正式的蹲姿，多用在下蹲时间较长，或为了用力方便时。双腿一蹲一跪。要求在下蹲后，改为一腿单膝点地，臀部坐在脚跟上，以脚尖着地。另外一条腿应当全脚着地，小腿垂直于地面。双膝应同时向外，双腿应尽力靠拢。

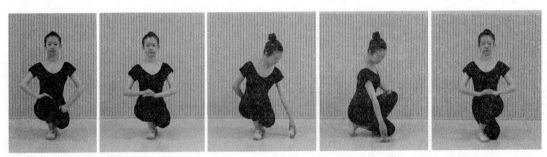

图 5-4-1

三、蹲姿练习方法

（1）对着镜子进行蹲姿分解动作练习。
（2）对着镜子进行蹲姿连续动作练习。
注意事项：
（1）下蹲拾物时，应自然、得体和大方，不要刻意遮遮掩掩。
（2）下蹲时，两腿合力支撑身体，避免滑倒。
（3）下蹲时应使头、胸和膝关节在一个角度上，使蹲姿优美。
（4）女士无论采用哪种蹲姿，都要将腿靠紧，腹部向下。

任务五　微笑的训练

微笑是人类最甜、最美、最动人的面部表情，微笑不仅能够表达人类的喜爱，传递友善的信息，为深入沟通与交往创造温馨和谐的氛围，还能让我们显得可爱有魅力。一个自然的微笑会使人倍感亲切并拉近彼此间的距离，所以人们常说："相对笑皆知己"。

在人际交往中，保持微笑能表明对自己的能力有充分的信心。以不卑不亢的态度与人交往，易使人产生信任感，容易被别人真正地接受。在工作岗位上，保持微笑说明热爱本职工作，乐于恪尽职守，让服务对象倍感愉快和温暖。

一、微笑要领

要使微笑闪耀出动人的光彩，需要面部肌肉、眉眼、嘴和下颌的协调配合。

1. 面部肌肉

微笑时面部肌肉适度放松，两颊的笑肌均匀上抬。

2. 眉　眼

眉头舒展，眼神柔和，自然亲切地关注对方。

3. 嘴　唇

微笑时嘴角两侧均匀上翘，唇形稍微弯曲，嘴角稍稍上提，双唇关闭，不露牙齿。

4. 下　颌

微笑时，下颌可以微微向下，保持平视，给人以诚恳、谦逊的印象。

二、微笑礼仪

（1）真诚的微笑：人性化的、发自内心的，是真实感情的自然流露。

（2）信服的微笑：带有信任感、敬服感的内心情怀的面部表示，或是双方会心的淡淡一笑。

（3）友善的微笑：亲近和善的、友好的、原谅的、宽恕的、诙谐的轻轻一笑。

（4）爱恋的微笑：男女之间依恋相爱的甜蜜一笑。

（5）喜悦的微笑：成功或胜利后的高兴、愉悦心情的自然流露。

（6）娇羞的微笑：娇溜溜、羞答答、文静静的嫩面含羞、浅笑似花。

（7）无奈的微笑：失意时、失败时无所求助、无所寄托、无可奈何的窘迫、尴尬、困惑和忍耐的勉强低笑。

（8）礼仪的微笑：陌生人相见微微点头的招呼式、应酬式的笑容，平时谦恭的、文雅的、含蓄的、深沉的或带有其他礼仪成分的浅笑。

（9）职业的微笑：服务行业从事者、表演者和宣传人员都需要保持微笑，这是基本的要求，无论心情好坏，无论自己有没有微笑的动因，都需要自觉主动地面带笑容，这是职业的需要。有时竞技场上负于对手时也需要高雅的职业姿态的微笑。

三、微笑练习方法，如图 5-5-1 所示

（1）用门牙轻轻地咬住筷子。把嘴角对准筷子，两边都要翘起，并观察连接嘴唇两端的线是否与筷子在同一水平线上。保持这个状态 10 秒。轻轻地拔出木筷子之后，练习维持当时的状态。

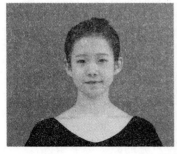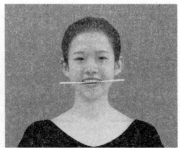

图 5-5-1

（2）两食指提起两端嘴角，稍微露出两颗门牙，配合微笑，眼睛也带着笑意，保持5秒之后，恢复原来的状态并放松，面对镜子反复练习。

注意事项：

（1）微笑时应当做到表里如一。

（2）微笑时要精神饱满，气质典雅。

（3）微笑时要使各个部位运动适度和谐，不温不火。

任务六　眼神的训练

眼睛是心灵的窗口，它明显、自然、准确地展示我们的心理活动，是我们心灵语言的传达工具。人的目光，几乎可以反映出人内心的一切情绪波澜。借着眼神，我们也可以传送感情。在我们与人交谈的时候，要善于同别人进行目光的交流。人的眼睛和嘴巴说的话一样多，不需要字典，却能够从眼睛的语言中了解整个世界。因此，眼神是传递信息十分有效的途径和方式。

一、规范眼神

1. 目光平视

微笑时要正视对方，表现出自身的自然、自信和自尊，不能左顾右盼或有羞涩之感，面对他人要平视，不可斜视。

2. 注视时间

在社交场合下与人交谈，目光相对，只应一瞥而过，迅速转向面部，注视时间一般在5~7秒钟，不可长时间盯视对方。特别是与异性目光相视时，最多不能超过10秒钟。否则，容易引起误会。

3. 注视位置及角度

目光盯视是不礼貌的，死盯着对方某一部位也是失礼的。注视的位置与传达的信息和造成的气氛都有密切的关系，不同场合、不同对象，其注视区域是有讲究的。

额头上，属于公务型注视，当事情不太重要和时间也不太长时适用；

眼睛上，属于关注型注视；

眼睛至唇部，属于社交型注视；

眼睛到胸部，属于亲密型注视。

平视，表示平等；

斜视，表示失礼。

俯视，表示轻视别人。

正确的做法是：当与人交谈时，目光应正视对方的眼、鼻三角区，以示尊重；当对方沉默不语时，就不要盯着对方，以免加剧对方的不安，造成尴尬局面。在整个交流过程中，还要特别注意不要使用向上看的目光，因为这种目光常常会给人一种目中无人、骄傲自大的感觉；当然更不能东张西望，给人以缺乏修养、不懂得尊重别人的印象。

二、眼神练习方法，如图 5-6-1 所示

（1）定穿眼：立正姿势站好，两手叉腰间，双眼圆瞪，盯住正前方一个目标不动，好似要看穿目标一样（以下开始，步法都为立正式）。

（2）左右晃眼：头部不动，双眼圆瞪，眼球平行左转，看左侧的极限角度。定一会儿后，迅速平行右转。左右反复练习数次。

（3）上下晃眼：头部不动，双眼圆瞪，眼球平行看上方的极限角度。定一会儿再下移，下移到最低角度。上下反复练习数次。

（4）旋眼：头部不动，沿双眼边缘所能看到的极限角度，按顺时针或逆时针的方向做圆形旋眼动作。

注意事项：

（1）环境要安静、清洁，避免阳光直射。

（2）头要正，身要直，舌抵上腭，下颌内收。

（3）每个动作练完后，可休息一会儿，也可配合按摩。

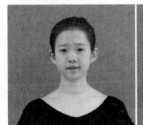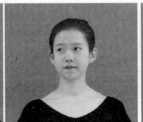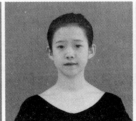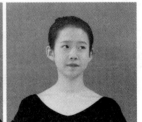

图 5-6-1

任务七　握手与鼓掌的训练

两人相向，握手为礼，是当今世界最为流行的礼节。不仅熟人、朋友，连陌生人以及对手都可能握手。握手常常伴随寒暄和致意，如你（您）好、欢迎、多谢、保重、再见等。握手礼含义很多，视情况而定，可以表示相识、相见、告别、友好、祝贺、感谢、鼓励、支持、慰问等不同意义。现代握手礼通常是先打招呼，然后相互握手，同时寒暄致意。握手礼流行于许多国家，是交往时最常见的一种见面、离别、祝贺或致谢的礼节。

我国是礼仪之邦。古人见面多抱拳鞠躬表示打招呼，发展到当今时代，见面行鞠躬礼已经不多见，取而代之的是见面握手。握手看似是很简单的一个动作，但是也绝对不是"左手握右手"那么简单，无论是握手的力量、姿势，还是时间的长短，往往都能够表达出不同礼遇与态度。握手礼显露自己的个性，给人留下不同的印象，也可通过握手了解对方的个性，从而赢得交际的主动，开启成功之路。

一、握 手

1. 握手的基本要领

（1）握手一般多用右手，握手的时候，要与被握手者保持一定的距离，通常距离受礼者约一步。

（2）上身稍向前倾，两足立正。

（3）伸出右手，四指并拢，拇指张开与对方相握，向受礼者握手。

（4）握手时微抖动 3～4 次，然后与对方的手松开，恢复原状。

2. 握手礼仪，如图 5-7-1 所示

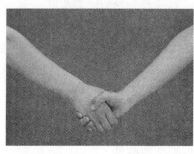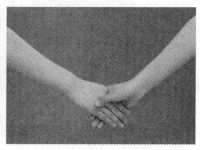

图 5-7-1

（1）握手的先后顺序。

男女之间握手，男方要等女方先伸手后才能握手，如女方不伸手，无握手之意，方可用点头或鞠躬致意；

宾主之间，主人应向客人先伸手，以示欢迎；

长幼之间，年幼的要等年长的先伸手；

上下级之间，下级要等上级先伸手，以示尊重。

多人同时握手时切忌交叉，要等别人握完后再伸手。

握手时精神要集中，双目注视对方，微笑致意，握手时不要看着第三者，更不能东张西望，这都是不尊重对方的表现。

军人戴军帽与对方握手时，应先行举手礼，然后再握手。

（2）握手的力度。

握手时为了表示热情友好，应当稍许用力，但以不握痛对方的手为限度。在一般情况下，握手不必用力，握一下即可。

男子与女子握手不能握得太紧，西方人往往只握一下妇女的手指部分，但老朋友可以例外。

（3）握手时间的长短。

握手时间的长短可根据握手双方亲密程度灵活掌握。初次见面者，一般应控制在 3 秒钟以内，切忌握住异性的手久久不松开。

即使握同性的手，时间也不宜过长。但时间过短，会被人认为傲慢冷淡，敷衍了事。

（4）握手的接触位置。

男士与男士：整个手掌。

女士与女士：食指位。

男士与女士：男士应握女士的手指部位（或手掌三分之一处），或轻轻贴一下。

（5）握手的禁忌。

不能在握手时戴着手套或戴着墨镜，另一只手也不能放在口袋里。只有女士在社交场合可以着薄纱手套与人握手。

握手时不宜发长篇大论，点头哈腰，过分客套，这只会让对方不自在、不舒服。与基督教徒交往时，要避免交叉握手。这种形状类似十字架，在基督教信徒眼中，被视为不吉利。与阿拉伯人、印度人打交道，切忌用左手与他人握手，因为他们认为左手是不洁的。

除长者或女士，坐着与人握手是不礼貌的，只要有可能，都要起身站立。

二、鼓　掌

鼓掌，是用以表示欢迎、祝贺、支持的一种手势，多用于会议、演出、比赛或迎候嘉宾。鼓掌，是人与人之间交流的一种象征，真诚的鼓掌可以消解误会，消解嫌疑，消解无所谓的争执和愤慨。

1. 基本方法，如图 5-7-2 所示

面带微笑，抬起两臂，抬起左手手掌到胸部，以右手除拇指外的其他四指轻拍左手中部。节奏平稳、频率一致。

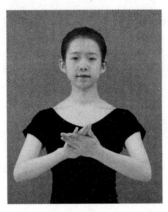

图 5-7-2

2. 鼓掌礼仪方式

（1）应酬式。

应酬式的鼓掌动作不大，声音也较轻，时间不长，仅仅是一种礼貌的表现。

（2）激烈式。

第二种是比较激动的，这种发自内心的鼓掌，一般动作比较大，声音也很响亮，感觉比较热烈。

（3）狂热式。

第三种狂热式是在心情难以抑制的时候，总体来说要看当时的情况，具体区别运用。

3．要把握时机

在鼓掌的时候要根据场合和对象决定鼓掌还是不鼓掌，鼓掌既是一种礼仪，也是一种道德风尚。

（1）领导、演讲者讲话的时候应鼓掌欢迎。

（2）同学或同事获得奖励的时候应鼓掌祝贺。

（3）当演员或运动员首次出台亮相时应鼓掌。

（4）一个完美的高难度动作完成时应鼓掌。

（5）一个节目表演完毕时应鼓掌。

（6）演出全部结束时应起立热烈鼓掌。

三、握手、鼓掌的练习方法

（1）场景练习一：

李强（男）与王艳（女）毕业两年后路遇，谁先伸手？

（2）场景练习二：

你受到校长的接见，谁先伸手？

（3）场景练习三：

你带同学去表姐家做客，表姐与你同学见面后，谁先伸手？告辞时，谁先伸手？

（4）场景练习四：

你偶遇同学的母亲，谁先伸手？

（5）场景练习五：

学校的表彰大会，校长为优秀学生颁奖，怎么握手？

（6）场景练习六：

小丽去明明家做客，明明怎么作介绍，小丽与明明的妈妈怎样握手？

（7）场景练习七：

在同学的聚会上，你介绍李小姐认识王先生，怎么握手？

（8）场景练习八：

在学校的开学典礼大会上，校长致词后，请同学们鼓掌。

训练注意事项：

（1）握手时不能用力过大或握住对方的手左右摇摆。

（2）有人受到批评的时候，不要对他人"鼓倒掌"，即不要以掌声讽刺或嘲弄别人。也不要在鼓掌时吼叫、吹口哨、跺脚和起哄，这些做法会破坏鼓掌的本来意义。

任务八 递物与接物的训练

在我们的日常生活中，将一个东西递给他人的情况时有发生。如在家时，我们会给家人递茶、递报纸；在会客时，我们会给客人递名片、递烟等；在单位时，我们会给同事递文件、递写字笔等。同样，我们也经常会接过别人递来的东西，可能有的人已经习以为常，觉得这就是一递一接的事，只要用双手递过去就可以了，没有什么太多的礼节可讲。其实不然，就在这个时时发生在我们每一个人身上的小事，就在这一递一接中，有很多讲究处处能够显示出礼节来。

一、递物、接物基本要领

递物时，双手呈、接平稳、手再松。
接物时，双手迎。

二、递物、接物礼仪，如图 5-8-1 所示

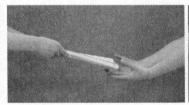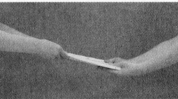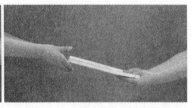

图 5-8-1

1. 递物礼仪

（1）递物时必须用双手相递。这是出于对对方的尊重，同时必须要说一声符合当时情景的礼貌用语，如"请您喝茶""您拿好""麻烦您了"等。

（2）站着递物时应稍稍弯腰，坐着递物时必须要欠身或站起来递给对方，切不可挺胸抬头或坐着不动地将东西递给对方。

（3）递物时，如果所递的东西有明显的把手，如茶杯、工具等物品，必须要将有把手的一面递给对方。

（4）递笔和剪刀之类的尖利物品时，需将尖头朝向自己。

（5）如果所递的物品有利刃，如水果刀或斧头等物件，必须将有利刃的一面向下，同时还应提醒对方"您注意点儿"。

（6）所递东西上面如果有文字，必须要将有字的一面放在上边，并且字的方向以对方正视为准。如：递交文件、图书杂志、名片等时，均应使文字正面朝着对方，以方便对方观看。

（7）如果所递的东西较小，无法双手相递时，必须要用右手持物，左手轻扶右臂将东西递给对方。

（8）递交钞票时，将现金放在信封中，双手将装有现金的信封递送给对方。

2. 接物礼仪

在接物时，应该做到：恭恭敬敬，双手接过，并道谢。

（1）当对方双手递过物品时，必须要双手接过来。即使是晚辈、下级递过来物品时，也要如此。同时必须说一声符合当时情景的礼貌用语，如"谢谢""麻烦你了"等。

（2）当对方站立或虽坐着但欠身将物品递给你时，你必须要站立起来或欠身接过物品。即使对方是晚辈或下级，也应欠欠身，表示对对方的尊重。

（3）如果对方递过来带有利刃的物品，接过来后必须迅速地将利刃转过来，不要继续对着对方。

（4）如果对方递过来的物品对你来讲确实没有价值，在对方没有离开前，你也应该将该物品放在一个合适的位置，切不可随意扔到一边，同时也应该说一声符合当时情景的礼貌用语。

（5）如递过来的是文字材料，你要整齐地放在桌上；如递过来的是名片，你应礼貌地看看，然后放好，切不可随意扔到桌上或抽屉里。

（6）接受奖品、奖状时，要用双手去接，行鞠躬礼，然后转过身体，台面向下，将奖状或奖品高举过头顶向大家展示，然后用双手拿好贴在胸前。

（7）接受他人名片时，应当恭恭敬敬，双手捧接，然后认真观看，以表示对赠送者的尊重，还可就名片上的某问题当面请教。看过名片后，要仔细地把名片放在名片夹里，并表示谢意。应通过接受名片时的动作与表情来显示对对方人格的尊重。

（8）接受对方恭敬递过来的物品时，应同样恭敬地用双手去接，同时点头示意或道谢。

三、递物、接物的练习方法

通过情境模拟，让学生进行分组练习。

（1）课代表把收齐的作业本送给老师，进出办公室该怎么说、怎么做。老师应该怎么接物，并说什么？（分别请学生进行模拟练习）

（2）你是主人，要招待来家做客的客人用茶，你应怎么做？（一手握茶杯把儿或扶杯壁，一手托杯底，并说声"请用茶"，若茶水较烫，可将茶杯放到客人面前的茶几上）；你是客人应该怎么做？（接主人敬上的茶，应站起身伸出双手，说"谢谢"）

（3）有同学向你借用剪刀之类尖利的物品，你要如何递给对方？（将尖端朝向自己握在手中，而不要指向对方）

注意事项：

（1）不经意地接过对方递送过来的物品，不向对方表示感谢，这是失礼的表现。

（2）接过名片不看就随意地放到一堆物品中间，或在名片上再加放茶或文件资料，或顺手不经意地塞进衣袋，或放置一旁，这些都是失礼或不妥的表现。

附录：形体训练教学实训部分考核标准

第一部分为学习过程考核，占总评成绩的 40%；第二部分为考试部分，占总评成绩的60%。

形体训练教学实训部分考核标准：

一、平时成绩扣分标准（百分制）

序　号	项　目	分　数
1	旷课一次	扣 20 分
2	迟到一次	扣 10 分
3	上课嬉戏	扣 10 分
4	未按要求着装	扣 10 分

二、期末考试成绩扣分标准（百分制）

任务一　站姿的练习 10 分

1. 动作完成的到位程度；
2. 动作要领的正确程度；
3. 动作幅度符合要求的完成程度；
4. 动作完成时的肢体美感；
5. 动作完成时变换方向的肢体优美度；
6. 动作完成时的连贯性；
7. 动作与音乐的配合；
8. 站得端正、稳重、自然、亲切；
9. 上身正直，头正目平，面带微笑，微收下颌；
10. 肩平挺胸，直腰收腹，两臂自然下垂；
11. 两腿相靠直立，两脚跟靠拢（男士可分开 10 公分），脚尖呈 "V" 字型。

任务二　坐姿的练习 10 分

1. 从椅子的左侧入座，入座时轻而缓，走到座位前转身，轻稳坐下；
2. 女士用手将裙子向前抚平；
3. 落坐后，上身保持挺直，头部端正，目光平视前方或交谈对象；
4. 落坐后，女士只占座位的二分之一，男士占座位的三分之二；
5. 两手掌心向下，女士叠放在两腿之上，男士分放两腿面上，两腿自然弯曲，小腿与地面垂直，两脚平落地面；

6. 其他坐姿正确优美。

任务三　走姿的练习 10 分

1. 上身挺直，双肩平稳，目光平视，下颌微收，面带微笑；

2. 手臂伸直放松，手指自然弯曲；

3. 摆动时，以肩关节为轴，上臂带动前臂，向前或向后自然摆动，向前摆 35 度、后摆 30 度为宜，肘关节略弯曲，前臂不要向上甩动；

4. 转向时要有留头的感觉。

任务四　蹲姿的练习 10 分

1. 左脚在前，右脚后撤半步，两腿向下蹲，前脚全着地，小腿基本垂直于地面，后脚跟提起，脚掌着地，臀部向下；

2. 侧身略为 30 度，上身保持正直，蹲下时不可左摇右晃；

3. 女性蹲下，整理裙摆时要从容优雅。

任务五　微笑的练习 10 分

1. 谦恭、友善、含蓄、自信、真诚地微笑；

2. 微笑幅度大小适宜；

3. 眼睛笑、眼神笑和嘴角上翘，给人亲切自然的感觉。

任务六　眼神的练习 10 分

1. 目光正视对方的眼睛，态度认真端正；

2. 表情自然、自信，面带微笑。

任务七　握手与鼓掌的练习 10 分

1. 面含笑意，注视对方双眼，神态要专注、热情、友好而又自然；

2. 伸出右手，主动问好；

3. 伸出右手，四指并拢，拇指张开与对方相握。

任务八　递物与接物的训练 10 分

1. 递交文件或图书杂志，应使文字正面朝着对方，不可倒置，用双手递上；

2. 递笔、剪刀之类的尖利物品时，需将尖头朝向自己，不要指向对方；

3. 接过对方递给自己的物品时，同样要用双手，并对对方说声"谢谢"。

任务九　综合素质、修养 20 分

1. 考试中能自始至终较为遵守纪律，衣着整齐得体；

2. 仪容仪表得体，动作规范到位，整体印象好。

考试内容分数评定表

序　号	星　级	分　　数
1	AAAAAAA	95～100 分
2	AAAAAA	90～94 分
3	AAAAA	85～89 分
4	AAAAA	80～84 分
5	AAAA	75～79 分
6	AAA	70～74 分
7	AA	65～69 分
8	A	60～64 分

第二部分　医护礼仪

项目六　礼仪及护理礼仪

学习目标和任务

【目标】

1. 掌握礼仪和护理礼仪的概念，以及礼仪的基本原则；
2. 熟悉护理礼仪的特征及作用；
3. 了解礼仪的起源、发展和表现形式。

【任务】

1. 能正确运用礼仪的基本原则进行有效沟通；
2. 具有基本的护理礼仪知识和以礼对待病人的基本能力。

目标实践

我国素有"礼仪之邦"的美称，礼仪文化作为中华民族传统文化的重要组成部分，对中国社会历史发展有广泛而深远的影响。礼仪文化的继承与发展，形成了中华民族固有的道德标准和礼仪规范。礼仪是一个国家社会风气的现实反映，同时也是一个民族精神文明和进步的重要标志。

在不同社会阶段、不同社会文化背景下，都会形成与之相适应的行为规范。随着医药卫生体制改革及护理服务质量的提升，社会对从事医疗卫生行业工作人员的礼仪修养提出了更高的要求。知书达理及以礼待人，应当是护理专业学生的基本素养。

任务一　礼仪的概述

一、礼仪的起源与发展

1. 礼仪的起源

礼的产生是为了维护自然的"人伦秩序"。人类为了生存和发展，必须与大自然抗争，不得不以群居的形式相互依存，人类的群居性使得人与人之间相互依赖又相互制约，人类面临着复杂的内部关系，必须妥善处理。因此，人们逐步和自然约定出一系列"人伦秩序"，这就是最初的礼。

（1）产生于人类协调矛盾的需求。

原始社会生产力水平低下，安全没有保障。为了生存，人与人之间必须进行交往和协作。在交往中，人们会习惯用一些动作向对方表达自己的意向和情感，由此形成了习俗，礼仪就是习俗长期使用并统一规范而形成的。

（2）产生于原始的祭祀活动。

原始的祭祀活动最早也是以最简单的祭天和敬神为主要内容的"礼"。这些祭祀活动在历史发展中逐步完善了相应的规范和制度，正式形成祭祀礼仪。随着人类对自然与社会各种关系认识的逐步深入，仅以祭祀天地、鬼神、祖先为礼，已经不能满足人类日益发展的精神需要，不能调解日益复杂的现实关系，于是人们将日常活动中的一系列行为，从内容和形式扩展到了各种人际交往的活动中，从最初的祭祀之礼扩展到社会各个领域的各种各样的礼仪。

（3）产生于人类维系生存发展的需要。

在长期的历史发展过程中，随着经济的发展和物质财富的积累，婚姻成为定式，尊老爱幼及尊卑有序等礼仪日趋明确，人际交往的礼仪开始萌芽。

2. 礼仪的发展

礼仪在其传承沿袭的过程中不断发生着变革，从历史的发展角度来看，其演变过程可以分五个阶段。

（1）礼仪的起源时期——夏朝以前。

礼仪起源于原始社会，在原始社会中晚期出现了早期礼仪的萌芽，此时礼仪较为简单和虔诚，还不具有阶段性。其内容包括：制定了明确血缘关系的婚嫁礼仪；制定了区别部族内部尊卑等级的礼制；以祭天敬神确定了一些祭典仪式；制定了一些在人们的相互交往中表示礼节和表示恭敬的动作。

（2）礼仪的形成时期——夏、商、西周三代。

人类进入奴隶社会后，统治阶级为了巩固自己的统治地位，把原始的宗教礼仪发展成符合奴隶社会政治需要的礼制，"礼"被打上了阶级的烙印。在这个阶段，中国第一次形成了比较完整的国家礼仪与制度。

（3）礼仪的变革时期——春秋战国时期。

这一时期，学术界形成了百家争鸣的局面，以孔子、孟子和荀子为代表的诸子百家对礼教进行了研究和发展，对礼仪的起源、本质和功能进行了系统阐述，第一次在理论上全面而深刻地论述了社会等级秩序划分及其意义。

（4）礼仪的强化时期——秦汉到清末。

在我国长达 2000 多年的封建社会里，尽管不同朝代的礼仪文化在社会政治、经济、文化领域具有不同的特征，但却有一个共同点，即为统治阶级所利用，礼仪是维护封建社会等级秩序的工具。这一时期礼仪的重要特点是尊君抑臣、尊夫抑妇、尊父抑子以及尊神抑人。

（5）现代礼仪的发展。

辛亥革命以后，西方资产阶级"自由、平等、民主、博爱"等思想对中国传统礼仪的规范和制度产生了强烈的冲击。五四运动对腐朽和落后的礼教进行了清算，符合时代要求的礼仪被继承、完善，得以流传。中国传统礼仪文化中那些繁文缛节逐渐被抛弃，同时吸收了一些国际上通用的礼仪形式。

二、礼仪的基本概念和分类

1. 礼仪的基本概念

礼仪是人类文明的产物，是人们进行社会交往的行为规范和准则。从狭义上讲，礼仪是社会生活中人们共同遵守的礼节和仪式，是文明社会人们彼此交往的基本修养；从广义上讲，礼仪是一个时代的典章制度。从个人修养的角度来看，礼仪是一个人内在修养和素质的外在表现；从交际的角度来看，礼仪是人际交往中适用的一种艺术，一种交际方式，是人际交往中约定俗成的示人以尊重、友好的习惯做法；从传播的角度来看，礼仪是在人际交往中进行相互沟通的技巧。

2. 礼仪的分类

现代社会礼仪可以分为政务礼仪、商务礼仪、社交礼仪、涉外礼仪四大分支。因为礼仪是一门综合性的学科，所以四大分支相对而言都是相互交融的，大部分礼仪内容都大体相同。

三、礼仪的基本原则和作用

1. 礼仪的基本原则

（1）自觉遵守原则。

在社交活动中，礼仪规范着人们的言行举止，是约定俗成的，任何人无论职位高低或财富多少都要自觉遵守。每一个社会人都有遵守礼仪、应用礼仪的义务。

（2）宽容敬人原则。

在人际交往中，每个人的思想、品格和认识问题的水平总是有差别的，不能用一个标准去要求所有人，而应宽以待人。宽容就是豁达大度，有气量，不计较和不追究，多容忍他人，多体谅他人，多理解他人。敬人则是尊敬他人，包括尊敬自己，维护个人和组织的形象。

（3）自律适度原则。

在礼仪应用中，要自我约束、自我控制、自我反省和自我检点，这就是自律。同时应用礼仪时要注意把握分寸，认真得体。适度即把握分寸，在人与人交往时既要举止适度，彬彬有礼，又不能低三下四，既要热情大方，又不能轻浮。

（4）真诚平等原则。

真诚是人与人和谐相处的基本态度，在运用礼仪时务必要待人真诚、表里如一。在社交场合中，真诚待人是一切良好沟通的开始。平等是礼仪的核心，一视同仁，以诚相待，不应该对不同交往对象厚此薄彼和区别对待，不应该给予不同对象不平等的待遇。

（5）入乡随俗原则。

由于国情、民族以及文化背景的不同，交往各方都应尊重相互之间的风俗和习惯，了解并尊重各自的禁忌。必须坚持入乡随俗，与绝大多数人的习惯做法保持一致，杜绝目中无人、唯我独尊、否定他人的做法。

2. 礼仪的作用

（1）沟通作用。

礼仪行为是一种信息性很强的行为，每一种礼仪行为都表达一种甚至多种信息。热情的问候、友善的目光、亲切的微笑、文雅的谈吐等，不仅能唤起人们的沟通欲望，建立起彼此的好感和信任，而且还可以促成交流的顺利进行，扩大交流的范围，有助于事业的发展。

（2）协调作用。

礼仪是社会活动中的润滑剂，它对营造平等、团结、友爱、互助的新型人际关系起着不可忽视的作用。礼仪所表达的意义主要是尊重。尊重可以使对方在心理需要上感到满足和愉悦，进而产生好感和信任。通过完备的礼仪，人们可以联络感情、协调关系，使一切不快烟消云散。

（3）美化作用。

在人类的生活经验中产生的礼仪规范，讲究和谐，重视内在美和外在美的统一。礼仪在行为美学方面指导人们不断地充实和完善自我，并潜移默化地熏陶着人们的心灵。人们的谈吐越来越文明，装扮越来越富有个性，举止仪态越来越优雅，这才能体现出时代的特色和精神风貌。

（4）教育作用。

礼仪是人类社会进步的产物，是传统文化的重要组成部分。礼仪蕴含着丰富的文化内涵，体现着社会要求与时代精神。礼仪通过评价、劝阻以及示范等教育形式纠正人们不正确的行为习惯，指导人们按礼仪规范的要求去协调人际关系，维护社会正常生活。让人们都接受礼仪教育，可以从整体上提高人民群众的综合素质。

（5）维护功能。

礼仪作为社会行为规范，对人们的行为有很强的约束力。在维护社会秩序方面，礼仪起着法律所起不到的作用。社会的发展与稳定、家庭的和谐与安宁、邻里的和谐、同事之间的信任与合作，都依赖于人们共同遵守礼仪的规范要求。讲礼仪的人越多，社会便会更加和谐稳定。

任务二　护理礼仪的概述

一、护理礼仪的概念和基本原则

1. 护理礼仪的概念

护理礼仪属于职业礼仪的范畴，是护士在本职工作岗位上向病人提供护理服务时必须严格遵守的准则、程序和行为规范的体系总和。它既是护理工作者素质修养的外在表现，也是护理人员职业道德的具体体现。

2. 护理礼仪的基本原则

（1）行为、仪表端庄大方。
（2）语言态度和蔼可亲。
（3）操作技术娴熟准确。
（4）护理服务主动周到。
（5）工作作风认真严谨。

二、护理礼仪修养的重要性

随着社会的进步、科技的发展和医疗模式的转变，人们对健康的需求以及对医疗服务质量的要求越来越高，护理礼仪已成为医院文化建设的重要组成部分。因此护理人员学好礼仪，具备良好的职业修养是卫生事业发展的客观需要。

1. 增进医护关系，营造和谐环境

医护工作即医护人员与病人互相配合、共同完成疾病治疗，并以促进病人康复为最终工作目标。护士个人在工作场所的言谈举止和衣着服饰，已不再是单纯的个人行为，而与所在医院的利益紧密联系，甚至影响到社会对护士职业的评价，影响到护士职业在社会中的地位。护理礼仪作为护士尊重病人的形式，也是护士获得病人尊重的重要途径。护理工作中医护人员应保持仪容整洁、精神饱满、行为干练的精神风貌，这样不仅可以争取他人的信任，还能够利于彼此的协作。良好的护理礼仪是开展护理工作的基础，是增进护患关系的桥梁。

2. 塑造良好职业形象，提高护理质量

护理礼仪是护士职业形象的重要组成部分，是护士素质、修养、气质的综合反映，包括护士仪表、语言的艺术、人际沟通与交流技巧及护士行为规范，这些都影响着病人对医疗服务的信任。同时，护理礼仪还能强化护理行为效果，提高护理工作的科学性，从细微处满足病人的心理需求，促进其早日康复。将护理礼仪融入临床护理工作的始终，为服务对象提供优质护理服务，构建和谐护患关系，不仅可以提升护理人员的综合素质，提高护理质量，而且还可以提升服务对象的满意度，减少护患冲突，为人类健康事业做贡献。

三、护理礼仪修养的培养方法

礼仪修养是指人们按照一定的礼仪规范要求自己，结合自己的实际情况，在礼仪品质和意识等方面进行自我锻炼和自我修养。礼仪必须通过学习、培养和训练，只有这样才能逐渐成为人们的行为习惯。

1. 增强道德品质修养

道德品质也称品德或德行，它是社会道德现象在个人身上的具体体现，是指一定的社

会道德原则和规范在个人思想行动中所表现出的某种比较稳定的特征和倾向。道德品质的修养与礼仪行为的养成有着密切的联系，二者是相辅相成的。礼仪行为从广义上说就是一种道德行为，处处渗透和体现着道德精神。一个人想要在礼仪方面达到较高的造诣，离不开道德品质方面的修养；而一个人要形成一种高尚的道德品质，也离不开日常礼仪规范的训练。

2. 提升文化知识素质

礼仪学是一门综合性的专门学科，它和公共关系学、传播学、美学等学科都有着密切的联系，一个人只有具备广博的文化知识，才能深刻理解礼仪的原则和规范；只有具备较高的文化层次，才能在不同场合更加自如地应用礼仪。因此，要提高自己的礼仪修养，必须有意识地广泛涉猎多种科学知识，使自己具备较高的综合知识素养，提高文学、艺术欣赏能力和审美能力。这样，就会有意无意地按照美的规律来认识生活和改造周围的环境，同时在人际交往中，自己的言行也更具美感。

3. 自觉积累礼仪知识

礼仪是人们交际活动中的一种行为模式，这种行为模式只有通过长期的自觉练习，变成一种自觉的动作，形成习惯，才能在交往活动中更好地发挥作用。护理人员应注重礼仪和个性修养，注重礼仪知识学习，利用图书资料、广播电视、函授教学，系统全面地学习礼仪的基础知识、基本理论和基本技能，注意收集、学习和领会各种礼仪知识，以便在实践中运用，久而久之，自己不但在礼仪方面能做到博闻多识，而且在礼仪修养的实践上也能提高到新的高度。

4. 加强护理礼仪实践

对护理礼仪知识的学习，不能仅仅停留在理论上，要以积极的态度，坚持理论联系实际，将自己学到的护理礼仪知识积极运用于护理工作实践之中。护理礼仪的修养，既要修炼又要培养。离开实践，修养就成为无源之水、无本之木。护理人员应该时时处处自觉地从大处着眼，小处着手，以礼仪的准则来规范自己的言行举止。

项目七　日常社交礼仪

任务一　日常社交礼仪的概述

日常社交礼仪是指人们在日常社会交往活动中应当遵守和恪守的礼仪规范。掌握一定的日常社交礼仪知识并恰到好处地加以应用，能提升人的魅力，使其行为举止给人们留下美好的印象，并有助于人们获得交往活动的成功。护士在护理工作中不可避免地要与各种各样的人交往，掌握日常社交礼仪常识，有助于其在护理工作中建立良好的人际关系。

一、社交礼仪的概念及内涵

1. 社交礼仪的概念

所谓"社交礼仪"，最初是指在较大较隆重的场合，为表示对宾客的尊敬和友好，根据某些惯例而举行的礼宾仪式。后来根据社会生活中人际交往的需要，逐步发展为广义的礼仪，即人们在人际交往、社会交往和国际交往活动中，用于表示尊重、亲善和友好的，大家共同遵守的律己敬人的道德准则、行为规范、礼仪仪式。也可以说，礼仪是人际交往中约定俗成的示人以尊重、友好的习惯做法。社交礼仪受到物质水准、历史传统、文化心态、民族习俗等的影响。

2. 社交礼仪的内涵

（1）社交礼仪是一种道德行为规范。

规范就是规矩、章法，也就是说，社交礼仪是对人的行为进行约束的条条框框，告诉人们应该怎么做，不应该怎么做。如到老师办公室办事，进门前要先敲门，若不敲门就直接闯进去是失礼的。相比法律和纪律，社交礼仪的约束力要弱得多。违反社交礼仪规范，只能让别人厌恶，但别人却不能对你进行制裁。因此，社交礼仪的约束要靠道德修养的自律。

（2）社交礼仪的直接目的是表示对他人的尊重。

尊重是社交礼仪的本质。人都有被尊重的高级精神需要。在社会交往活动中，按照社交礼仪的要求去做，就会使人获得尊重的满足，从而获得愉悦，由此达到人与人之间关系的和谐。

（3）社交礼仪的根本目的是维护社会正常的生活秩序。

没有礼仪，社会正常的生活秩序就会遭到破坏，在这方面，社交礼仪和法律、纪律共同起作用，也正是因为这一目的，世界各国都非常重视社交礼仪规范的建设。

（4）社交礼仪要求人们在人际交往、社会交往活动中遵守。

超出一定的范围，社交礼仪规范就不一定适用了。如在公共场所穿拖鞋是失礼的，而在家穿拖鞋子则是正常的。

二、社交礼仪应遵循的原则

1. 真诚、尊重

真诚是指在交际过程中要做到诚实守信。社交活动作为人与人之间信息传递、情感交流、思想沟通的过程，如果缺乏真诚就无法保证达到良好的效果。在社交场合中，要保持对对方人格的尊重，不损坏对方的人格和尊严，就要避免以下误区：一种是在社交场合，一味地倾吐自己的所有真诚，甚至不管对方的反应；一种是不管对方是否能接受，凡是自己不赞同的或不喜欢的一味抵制排斥，甚至攻击。因此在社交场合，切记三点：给他人充分表现的机会；对他人表现出你最大的热情；永远给对方留出余地。

2. 适　度

在人际交往中，由于民族、文化背景的差异，存在着"十里不同风，百里不同俗"的现象。因此，在社交活动中，也必须做到入乡随俗，把握好分寸，根据具体情况、具体情境而行使相应的礼仪。如在与人交往时，要彬彬有礼，不能低三下四；要热情大方，但不能轻浮；要谦虚，不要妄自菲薄；要坦诚，但不能粗鲁；要信人，但不要轻信；要活泼，但不能轻浮，否则无法表达敬人之意。

3. 自信、自律

自信是社交场合一种很可贵的心理素质，一个有充分信心的人，才能在交往中不卑不亢、落落大方，遇强者不自惭，遇到磨难不气馁，遇到侮辱敢于挺身反击，遇到弱者会伸出援助之手。在社交活动中，每个社会成员都应在一言一行、一举一动中严格按照礼仪规范去约束自己，努力做到自律。古训有"非礼勿视，非礼勿听，非礼勿言，非礼勿行"，这就是社交礼仪自律的具体要求。

4. 宽容、守信

人们在交际活动中运用礼仪时，既要严于律己，又要宽以待人。宽容是一种较高的思想境界，一个注重社交礼仪修养的人，应具有宽阔的胸襟和善解人意的心灵，允许别人有不同于自己的观点和见解，应该站在对方的立场去考虑，不能求全责备，过分苛求。

在社交场合，一定要守时、守约、守信。与人商定好时间的约会，绝不能拖延迟到；与人签订的协议要如期履行。即所谓"言必信，行必果"。如没有十分的把握就不要轻易许诺他人，许诺后做不到反而会失信于人。

任务二　基本交往礼仪

交往礼仪是人际交往过程中应具备的基本素质，作为一个社会人，要以各种方式与不同的人进行交往。在护理病人过程中，礼貌、合乎礼仪的称谓，热情、大方的自我介绍，可拉近护患之间的感情，使护患交往有一个良好的开端。基本交往礼仪包括称谓礼仪、问候礼仪、介绍礼仪、名片礼仪、握手礼仪和致意礼仪。

一、称谓礼仪

称谓是指人们在日常交往中彼此之间所用的称呼语。中国被誉为"礼仪之邦""君子之国"，深厚的礼仪底蕴也决定了对称呼的严格要求。与人交谈，称谓当先，在日常工作和生活中不称呼或乱称呼对方，都会给对方带来不愉快。选择正确、恰当的称谓，不仅可反映一个人的文明和教养，也能反映对对方的尊重程度。

1. 称谓的种类

常用的称谓分为四类。

（1）一般性称谓：就是对社会各界人士在广泛的社交活动中都可以使用的称呼。例如称未婚的女孩子为小姐，称已婚的女士为夫人、太太，称呼男士为先生。

（2）职（头）衔和职位称呼：一般在较为正式的官方活动中使用，如李校长、王主任、何总经理等。另外还有与一些职业特征比较明显的人士交往时使用的称谓，如警察先生、解放军同志、护士小姐等。

（3）他人及家人的称谓：对他人的称谓，如"你、尊、贵、贤、令"等。对比自己辈分低、年龄小的家人的称谓，如"犬、舍、小"等；对比自己辈分高、年长的家人的称谓，如"家"等；对家属或亲戚的称谓，如"爷爷、奶奶、姐姐、姨、舅"等；对方和自己比较熟悉的称谓，如老或小+姓，"老张、小王"等。

（4）姓氏称谓：同辈分的人可以直呼姓名，长者可以采用姓+老的称谓，例如："张老、王老"等。

2. 称谓礼仪禁忌

（1）替代性称谓。

在提供护理服务时以编号称呼对方，如在护理服务中以"3床""6床"这些床号来替代病人的称呼，不仅影响护患关系，还会影响病人的心情和治疗效果。

（2）无称谓。

不称呼对方，直接开始交谈或者请求帮助。

（3）不恰当称谓。

小名只限于家庭范围内；对于关系一般者，切勿自作主张给对方起绰号，更不能用绰号去称呼对方；昵称一般用于长辈对晚辈或恋人、朋友及夫妻之间；正式场合称对方"帅哥"或"美女"会给人不庄重的感觉。

（4）错误的称谓。

中国文化博大精深，很多汉字都是多音字。在社交场合中不要念错他人的姓，这样会造成双方的尴尬。

（5）误会性称谓。

如中国人称自己的妻子为"爱人"，外国人则会将"爱人"理解为"第三者"等。

二、问候礼仪

正式场合问候他人应讲究次序，通常是身份较低或年轻者先向身份高者或年长者问候。如护士在正式工作场合，行走过程中遇到领导或长辈，应站在原地，待领导或长辈行至距离自己两米左右时，面带微笑，行鞠躬礼或点头礼，伴随说"领导好""你好"，待领导回应后走过身旁，方可继续行走；如遇到同事，双方应面带微笑，点头示意，伴随着"你好"，可不做停留。

三、介绍礼仪

介绍是人际交往中与他人进行沟通、增进彼此了解、建立联系最基本、最常规的方式，是人与人之间进行认识、沟通、交流的出发点，是人际交往中一个非常重要的环节，它是人际沟通的桥梁。正确地使用介绍礼，可以显示良好的交际风度和交往品质，扩大交际圈，广泛结交朋友。

1. 介绍的手势

向他人介绍第三者时，被介绍双方与介绍人一般呈三角形站立，三人均不背对任何一方。在介绍一方时，介绍人应微笑着用自己的视线把另一方的注意力吸引过来。手的正确姿势应掌心向上，拇指与四指分开，四指并拢，胳膊略向外伸，四指指尖朝向被介绍者。切记不能用手拍被介绍人的肩、胳膊和背等部位，更不能用食指或拇指指向被介绍的任何一方。向他人介绍自己时，可将右手放在左胸上方，不可用手指着自己。作为被介绍者应表现出结识的热情，恰当地向对方致意，可身体前倾 15 度，向对方点头微笑。如双方是坐位，除年长者、身份高者可微笑或略欠身致意外，其他人一般应站起问好，握手致意；在宴会桌、会议桌不便站起时，被介绍者略微欠身微笑、点头即可。

2. 介绍方式

介绍方式一般分为自我介绍、他人介绍和集体介绍。

（1）自我介绍。

自我介绍即将自己介绍给他人，是进入社会交往的一把钥匙，学会正确的自我介绍，可以为进一步的交往奠定良好基础。作为护士，在接触新的病人时应进行自我介绍，以便病人能够很快认识自己，利于更好地开展工作。如果你想让对方记住你，对你的印象深刻，要把握好介绍的时机。一般以下时间比较好：对方比较专注时；没有外人在场时；周围环境幽静时；在较为正式的场合。自我介绍的具体形式有以下几种：

① 应酬式：适用于某些公共场合和一般社交场合，是最简单的自我介绍方式，往往只介绍姓名一项即可，如"你好，我叫李××。""你好，我是张××。"

② 工作式：适用于工作场合，内容包括本人姓名、供职单位及其部门、职务或从事的具体工作等，如"你好，我是陈××，是××市人民医院外科的一名护士。""你好，我是你的责任护士王××，有什么需要我帮忙吗？"

③ 交流式：适用于需要进一步沟通时，介绍内容包括姓名、工作单位、籍贯、学历、兴趣及与交往对象熟人的关系等，如"你好，我是田××，现在在第一附属医院工作，我和你的同学李××是同事。"

④ 礼仪式：适用于讲座、报告、演出、庆典、仪式等一些正规而隆重的场合。介绍内容包括姓名、单位、职务等，同时还应适当加入一些谦词和敬词，意在表示对交往对象的友好和敬意。在介绍自己的姓名时，为使对方听清自己的正确姓名，可对自己的姓和名加以诠释，使对方印象深刻，便于记忆。如"大家好，我叫×驰，驰骋疆场，张弛有度的弛。我去年进入省林业医院工作，今天是我参加工作以来的第一个护士节，很开心可以和各位前辈在这个行业中一起驰骋，请各位前辈多多指教。""各位来宾，大家好！我是陈××，是省第一医院护理部主任，我代表全院全体护士热烈欢迎各位领导、专家和来宾的莅临指导，谢谢大家的支持。"

⑤ 问答式：适用于应试、应聘和公务交往。针对对方提出的问题，做出自己的回答。如"女士，你好！请问你怎么称呼？""你好，我是王××。"主考官问："请介绍一下你的基本情况。"应聘者答："各位好，我是李××，26 岁，是××学校护理专业应届毕业生，甘肃省××市人，汉族，共产党员，在校期间担任过班干部，曾获得省护理技能竞赛一等奖……"

（2）他人介绍。

他人介绍又称第三者介绍，是经第三者为彼此不认识的双方引见介绍的一种方式。

（3）集体介绍。

集体介绍一般分为两种情况：集体和集体或者集体和个人。

① 集体和集体：两边都是单位，一般要把地位低的一方先介绍给地位高的一方。所谓地

位低的一方，一般就是东道主；所谓地位高的一方，一般就是客人。若双方身份、地位大致相似，应先介绍人数较少的一方。

② 集体和个人：一般的规则是把个人介绍给集体。但当双方地位、身份存在差异时，虽是个人，也应将其放在尊贵的位置，最后加以介绍。在演讲、报告、比赛、会议时，往往只需将主角介绍给广大参加者。

3. 介绍在护理中的应用

对新入院病人进行入院介绍；值班护士应向病人和病人家属介绍责任护士和医生的情况及医院的环境；安排好病人后做好医院制度的介绍。

四、名片礼仪

名片是一种经过设计，涵盖个人身份信息，便于交往和联系的卡片。恰到好处地使用名片，可以显示出自己的修养与风度。

1. 递接名片的顺序

一般来说，与人刚刚相识或被他人介绍或自我介绍后出示名片。男士主动递给女士；主人主动递给客人；晚辈主动递给长辈，地位低的人主动递给地位高的人。如果对方不止一人，可以按照职位由高到低的顺序给对方递送名片；如果对方人多又不知职位顺序时，可按顺时针方向。

2. 递接名片礼仪

递接名片时，态度端正，起身站立，微笑问好。双手或右手持名片，目光正视对方，上身略向前倾，高度与胸平齐。

3. 递接名片时的礼仪细节

（1）递名片礼仪：一般情况下，递接名片要用双手或右手，将名片的正面向上正对对方出示，并附"请多关照，请多指教"寒暄词或口述名片上内容等。避免用左手递交，或将名片举得高于胸部，或用手指夹着名片给他人。

（2）接名片礼仪：接到名片时不可以一言不发，可以说"谢谢""能得到你的名片，十分荣幸"。认真阅读名片，记住对方的姓名、头衔等主要信息。也可以在接过名片的时候，默念或者读出声来，可以赞赏对方的重要头衔。如有疑问，应及时请教对方，以表示重视对方。

（3）位置礼仪：名片应妥善放置，不可接过名片后不看就丢在桌上，或马上装进口袋，或拿在手里折叠。需当场交换名片，要收好对方名片后再递自己的名片，不要一来一往同时进行，有失礼仪和身份。

4. 索要名片

尽量不主动索要名片，如果很需要对方的名片可以主动递上自己的名片后索要。比较熟悉的人可以说"我们可以交换一下名片吗？"长辈对晚辈、上辈对下辈以及平辈之间可以说

"以后怎么和你联系比较方便？"晚辈对长辈、下级对上级，可以谦虚地说"不知道以后有没有机会向你请教？"当他人索要本人名片，本人未带或没有名片时应向他人说明并表示抱歉，可以说"对不起，我的名片用完了"等。

五、握手礼仪

握手礼仪是最通用且最具表现力的礼节，在相见、离别、恭喜或致谢时相互表示情谊和致意；双方原先的矛盾出现了某种良好的转机或彻底和解时，也习惯以握手为礼。握手礼虽不复杂却十分微妙，做得不好会产生负面效应。

1. 基本原则

遵循国际上通用的"尊者决定"的基本原则。

（1）伸手顺序如表 7-1 所示。

表 7-1　伸手顺序

关系分类	先伸手者	关系分类	先伸手者
上下级之间	上级	先到者后到者之间	先到者
长晚辈之间	长辈	主人迎接客人时	主人
男女性之间	女士	客人与主人告别时	客人
平级之间	不分先后	已婚者与未婚者	已婚者

（2）握手的基本要求。

① 握手时应双目注视对方，距离受礼者约一步，上身稍向前倾，两脚立正，伸出右手，四指并拢，拇指张开并微笑，向受礼者握手，握手高度在第四、五颗纽扣之间。

② 握手时掌心向里，显示出谦卑与恭敬的态度；双手相握，应等双方右手握住后，再将左手搭在对方的右手上，这也是经常用的握手礼节，以表示更加亲切和更加尊重对方；平等而自然的握手姿态是两手的手掌都处于垂直状态，这是一种最普通也最稳妥的握手方式。切忌掌心向下握住对方的手，这显示着一个人强烈的支配欲，无声地告诉别人，他此时处于高人一等的地位，这样是不符合礼仪规范的。

③ 握手的时间一般以 1～3 秒为宜，不可一直握住别人的手，但如果想要表示自己的真诚和热烈，也可较长时间握手，并可上下轻摇 3 下左右。与大人物握手或男士与女士握手，时间以 1 秒钟左右为宜，不可用力久握或双手与异性握手。

④ 握手的力度要掌握好，握得太轻了，对方会觉得你在敷衍他；太重了，对方不但没感到你的热情，反而会觉得你很不礼貌。尤其是在和女士握手时，不要柔软无力或只用手指部分漫不经心地接触对方的手，这会给人不愿意交往的印象。

（3）握手的注意事项。

① 不能伸出左手与人相握。在一些东南亚国家，如印度、印尼等，人们不用左手与他人接触，因为他们认为左手是用来洗澡和上卫生间的，如果你平时习惯左手，也一定要记得握手时用右手。当然如果你右手受伤了，那就不妨声明一下。戴着手套握手是失礼行为，男士

在握手前先脱下手套，摘下帽子，身份高的女士和军人可以例外，在严寒的室外有时可以不脱，比如双方都戴着手套和帽子，这时一般也应先说声"对不起"。

② 年轻者、职务低者被介绍给年长者和职务高者时最好不要立即主动伸手，应根据年长者、职务高者的反应行事，即当年长者、职务高者用点头致意代替握手时，年轻者、职务低者也应随之点头致意。多人相见时，注意不要交叉握手，也就是当两人握手时，第三者不要把胳膊从上面架过去，急着和另外的人握手。一般情况下，拒绝对方主动要求握手的举动都是无礼的，但手上有水或不干净时，应谢绝握手，同时必须解释并致歉。

六、致意礼仪

致意，是一种用非语言方式表示问候和尊敬的礼节。无论是对相识的人还是初次见面者，礼貌的致意会给人友善和尊重的感觉，表达出自己的交往意愿，同时也体现一个人的素质和修养。

1. 致意的原则

应遵循年轻者先向年长者致意；学生先向老师致意；男士先向女士致意；下级先向上级致意的原则。向他人致意时，往往可以两种形式同时使用，如点头与微笑并用，起立与欠身并用等，致意时应大方、优雅，一般不要在致意的同时向对方高声叫喊，以免妨碍他人。如遇对方先向自己致意，应以同样的方式回敬，不可视而不见。

2. 致意的方式

致意因地域文化、风俗习惯、宗教信仰等不同有所差别。常见的致意方式有点头礼、挥手礼、举手礼、击掌礼、作揖拱手礼、叩头礼、握手礼、鞠躬礼、注目礼、欠身礼、拥抱礼以及脱帽礼等，护士在工作中应灵活运用所学的致意礼仪。常用的致意类型如下：

（1）鞠躬致意。

鞠躬即弯身行礼，分15度、30度、45度、90度四种，行鞠躬礼时上身鞠躬的角度越大，表示越谦恭。15度鞠躬礼一般可用于见面问候、指示时；30度鞠躬礼多用于迎宾表示诚意；45度鞠躬礼多用于表示更深的诚意；90度鞠躬礼用于非常重视的场合或表达感谢、道歉时。行礼者在距受礼者两米左右时进行，以腰为轴，头、肩、上身顺势向前倾斜，双手在上身前倾时自然下垂放在两侧或交叉相握放在体前，面带微笑，目光可注视脚前一米远处，行礼后恢复立正姿势。受礼者除长者、贤者、女士、宾客可用欠身、点头致意等表示还礼外，其他人均以鞠躬礼还礼，一般一鞠躬适用于一切社交或服务场合，三鞠躬适用于特殊场合，如悼念等。葬礼式鞠躬要时间停顿得长一些，日常社交鞠躬千万不要停顿过长时间。上台领奖时，要先向颁奖者鞠躬，以示谢意，再接奖品，然后转身面向全体与会者鞠躬行礼，以示敬意。

（2）欠身致意。

欠身是全身或上体略微前倾鞠躬表示致敬的举止，常常用于不方便握手或相距较远时。行欠身礼时，应面带微笑注视对方，以腰为轴，上体前倾15度即可。

（3）点头致意。

点头礼即颔首致意，表示对人的礼貌，这种礼节一般用于同级或同辈之间，主要用于已多次见面或者仅仅有一面之缘的朋友之间。可驻足或正常行走，面带微笑，目视被致意者眼睛。如人员较多，应扫视全体人员后，微微点头，幅度不宜过大，速度不宜过快，一次为宜，不可重复多次点头，如遇领导、长者、女士时应停足并面带微笑点头致意。

（4）挥手致意。

挥手礼也是人际交往中的常规手势。需身体站直，目视对方，可右手或双手并用，两手同时由外侧向内侧挥动，不可上下摇动、举而不动或只用左手挥动。切记手臂不要伸得太低或过分弯曲。掌心向外，指尖朝上，手臂向左右挥动，用以向远处的人告别或向众人致意。

（5）举手致意。

举手致意适合于向距离较远的熟人打招呼。举手致意一般不必出声，右臂向前方伸直或略弯曲，右手掌心朝向对方，指尖朝上，四指并拢，拇指叉开，轻轻向左右摆动一两下。幅度不可过大，不可将手上下摆动或反复不停摇动或以手背朝向对方。

（6）注目致意。

注目致意主要用于升国旗、演奏国歌或举办庆典等活动时。行注目礼时，身体立正站好，抬头挺胸，双手自然下垂放于身体的两侧，表情庄重严肃，目视行礼对象。此时不可戴帽、东张西望、嬉皮笑脸以及大声喧哗。例如仪仗兵接受检阅时可用注目礼，目光随检阅者的移动而移动。

项目八 医护学生的校园礼仪

学习目标和任务

【目标】

1. 掌握校园礼仪的基本知识；
2. 熟悉校园礼仪的具体要求。

【任务】

1. 练习情景训练，完善不足之处，使举止得体；
2. 学会校园礼仪在日常生活中的运用，提高自己的综合能力。

任务一 与教师交往的礼仪

在校园生活中，学生与老师交往最多，要充分尊重老师，这种尊重体现在方方面面。如体现在表面礼节上，路上遇到老师应主动向老师行礼问好并礼让；每次上课前主动把讲台擦干净，课间擦干净黑板；与老师交谈时保持恰当的仪态和得体的谈吐等。这些看似简单的行为，体现了学生尊重老师的意识。

一、课堂礼仪

（1）做好课前准备，如擦干净黑板、讲台、准备好粉笔、打开电脑以及投影仪设备等。

（2）上课铃声一响，学生应全体到齐，端坐在教室里，恭候老师上课。学生应当准时到教室上课。若因特殊情况，在教师上课后进入教室，应先得到老师允许后，方可进入教室。

（3）起立问候老师时姿态要端正，问候时声音要洪亮且清楚，要做到头正、双目平视、下颌微收、面容平和自然；双肩放松，稍向下沉，挺胸、收腹、立腰，人体有向上拔高的感觉；双手自然下垂于身体两侧，手指帖拢裤缝；双腿直立、并拢、脚跟相靠、脚尖分开成60度。

（4）上课时，学生应集中精神，以饱满的情绪配合老师的节奏，积极思考，认真听好每一堂课。

（5）老师提问学生时，学生应当站起来回答。回答问题时，站姿、表情要大方，不要搔首弄姿或故意做出滑稽的举止引人发笑，说话声音要响亮、清晰，不要声音过低或吐字不清。答不上来问题时应表示歉意，如"对不起，我还没考虑好"。在别人回答时，不应随便插嘴。别人如果答错了，也不应讥讽嘲笑。如要回答或补充问题，应先举手示意，并要在老师点到自己后，方可站起来答题。切不可坐在座位上七嘴八舌地发言，也不要抢先答题。

（6）学生向老师提问可分两种情况。

第一种，遇到疑难问题需要提问，首先要先把要请教的问题写下来或者在脑海中整理好，以便明确地向老师提问。请教的态度要谦虚，不要随意打断老师的讲述，若遇到观点不同，可用征询语气委婉地说出自己的想法，谦虚地与老师探讨，不要反问和质问老师。

第二种，向老师提意见。如果在听讲时发现老师讲话有误或有不当之处，最好不要马上发表意见，一是避免分散其他同学的注意力，影响授课质量；二是不要当众让老师难堪，这也是为人处世中一个基本的原则。在学习知识的过程中，我们都难免会因为这样那样的原因挑战权威或质疑老师。对老师毕恭毕敬、唯唯诺诺未必就是尊师，向老师直抒己见、表达不同的观点未必就是不尊师，但前提是要遵守提问的礼仪，选择合适的时机以恰当的方式向老师提问。在向老师提意见时，一定要注意用礼貌、商量、交换意见的口气进行，不要武断地加以否定，更不能因为老师的失误或不足而在言语中表现出不屑一顾的情绪。

（7）课堂上应自觉关闭手机，或把手机调成振动和静音模式。手机是人与人之间传递信息、交流感情的常用工具，但应放在课后使用。作为一个学生，课上不用手机发短信或玩游戏不仅是对老师的尊重，更是人与人之间最起码的礼节。

（8）听到下课铃响时，若老师还未宣布下课，学生应当安心听讲，不要忙着收拾书本，或把桌子弄得乒乓作响，这是对老师的不尊重。待老师宣布下课，师生互道再见，老师离开课堂后，同学才能自由活动。

二、多媒体教室礼仪

多媒体教室是学校进行现代化教学的场所之一，也是学生学习的地方，所装设备仪器精度高、价格昂贵、操作复杂以及环境要求高。因此，学生应严格遵守多媒体教室的礼仪规范要求，严格要求自己。

1. 整洁的仪容穿着

学生进入教室要保持仪容仪表的整洁，要充满朝气。男同学不要胡子拉碴、发型怪异；女同学不要化浓妆、穿着奇装异服等。夏天尤其不能穿背心、拖鞋到教室，也不能敞胸露怀。

2. 得体的体态举止

学生听课时坐姿要端正，不能吃东西、嚼口香糖、玩手机、听音乐，具体要求如下：

（1）入座时动作要轻要稳，坐在椅子上时至少要坐满椅子的三分之二。女生入座时，若是裙装，应用手将裙稍微拢一下。入座后，不要随意挪动椅子，发出巨大的声音。

（2）就座后双肩要平正放松，两臂自然弯曲放在课桌上，两手不要交叉在胸前，不要抱起肩膀，也不要摊开双臂，趴在桌子上或者放在臀下。

（3）立腰挺胸，上体自然垂直。不要前倾后仰、歪歪扭扭或东摇西晃，也不要斜靠在椅子上。

（4）双膝自然并拢、双腿正放、垂直地面，双腿不要过于分开，也不要伸长，腿更不能不停地抖动。

（5）离坐时，要自然稳当，右脚向后收半步再站起来。

3. 整洁有序的环境

（1）不要在黑板、墙壁、课桌椅上乱写乱画；不要在教室里乱扔果皮、纸屑、粉笔头，不随地吐痰；整理好自己的课桌和桌面，保持讲台的整洁。

（2）在教室里随时保持安静，维持良好的学习环境。课间不要追逐打闹，在走廊里行走时要靠右行，不要快速奔跑猛拐。

三、自习课礼仪

自习课是指在教师不上课或不在的情况下，学生自主学习的方式。为了提高学习效率，自习课要保持安静，所以自习课的礼仪不容忽视。

（1）上课铃声一响，按时进入教室，动作要轻，与同学对视时可点头示意，切忌用语言问候交流。

（2）自习课是课堂教学的延续，任何与学习内容不相干的事情都不要在自习课中进行。

（3）说话、嬉笑、打闹、搞小动作、玩手机都是自习课不允许出现的行为。

（4）自习课尽量不要走动，如遇特殊情况出教室，需要坐在外边的同学起立让座时，应向其表示歉意并致谢。

（5）有问题需要问别人时，交谈一定要压低声音，不要影响别人。

（6）下自习时，不要大声喧哗，出教室门时，更不要拥挤。

四、课外礼仪

在校园里，学生和老师相遇，通常应由学生主动先向老师行礼问好，并让老师先行。在进出门口、上下楼梯、等候电梯时和老师相遇，学生应主动招呼，请老师先行。在车、船、码头遇见老师，即使客人多、人群拥挤，学生也应让老师先上车或船。

五、办公室礼仪

办公室是老师备课办公的地方，是一个严肃安静的场所，同学到办公室去拜访老师、领导时应注意有关的礼节。

1. 进出办公室的礼仪

（1）学生进老师办公室一定要敲门，得到允许后方可进入。

（2）进入后轻关门，与视线所及的其他老师点头致意。

（3）注意不要坐在其他老师的座位上，也不要随便乱翻办公室的东西。

（4）事情办完，立即离开并与老师礼貌告别，出门时轻轻带上门。

（5）到办公室找领导，一定要预约，并要按时到达。

2. 与老师交谈的礼仪

（1）认真倾听老师的讲话，与老师交流的时间应占50%以上，注视位置大致在老师的双肩与头的三角区，必要时点头应和老师的讲话。

（2）跟老师说话时表情自然，感情真挚，音量适中。

（3）交谈中少打手势，如果有手势，幅度应上不过肩下不过腰。

（4）保持1.5米左右的距离，太近和太远都是不礼貌的。

（5）不要随便打断老师谈话，不要随意接听手机或收发短信，如果有急事需要先离开，应向老师表示歉意。

（6）当你不赞成老师的观点时，不要直接顶撞，更不要反问和质问老师，应婉转地表示自己的看法，如可说"这个问题值得我考虑一下，不过我认为似乎……"等。

六、拜访礼仪

1. 要先预约

充分考虑老师的作息时间，不要给老师带来不便。拜访时间不宜太早，白天避开吃饭和休息时间，晚上不要太晚。约时间的同时要说清楚拜访事由，让老师事先有所准备。

2. 准时到访

不提前、不迟到。若提前去，老师没准备好，容易引起尴尬。而迟到是很不礼貌的事，因不可避免的原因不能按时到达，应想办法提前通知老师并诚恳地道歉，通知不了老师，过后一定要专门道歉，争取谅解。

3. 礼貌登门

到了老师家门口，要先按门铃或敲门，门即使开着也要敲门。按门铃或敲门时动作要轻，要有节奏地停顿，仔细听是否有回音。不要连续不断地用力敲门。

4. 见面礼仪

老师开门后首先要问候老师。若去不认识的老师家拜访，应先确认老师的身份，然后再问候，作自我介绍，如说"你好，请问这是张老师的家吗?""张老师在家吗?""张老师打扰你了，我是管理系的学生，叫×××。"如果敲错门别忘了道歉。老师请你进门后你再进门。进屋后，屋里若有其他人应与其他人点头致意。

5. 拜访中的礼仪

进屋后东西不要乱放，老师请坐后再坐下，并向老师谢座。当老师递过来茶时，应起立然后双手接杯道"谢谢"。与老师交谈时注意交谈礼节。

6. 拜访时间

拜访时间不宜太长，一般在 20 分钟以内为好，到吃饭或休息的时间应告辞。有其他客人来访时，应起立等待介绍，并适时告辞。不要频繁看表，让人觉得你急于想走；也不要在老师说完一段话或一件事后，立即提出告辞，这样会使老师觉得你不耐烦和不感兴趣。告辞时一般遵从"先谢后辞"的原则。老师相送，应及时请老师留步。

任务二 与同学交往的礼仪

学生具备良好的交往礼仪，不仅有利于交往的畅通，也体现着自身的文化修养。学生良好的礼仪，不仅体现在与师长的交往上，也体现在与同学的日常相处中。

一、宿舍礼仪

宿舍是学生共同生活的场所，学生除了上课和就餐，其他的时间大部分都是在宿舍里度过的。所以，宿舍是反映学生精神文明和礼仪修养的一个窗口，一定要格外重视。学生应注意以下礼仪：

1. 生活礼仪

（1）遵守宿舍的规章制度和各项要求。

（2）与室友要和睦相处。同学之间要团结有爱、互相关心、互相帮助、互谅互让。要具有团队意识和集体荣誉感；宿舍内严禁高声喧哗和打闹追逐，保持安静，以免影响其他人休息和学习。

（3）在宿舍里，要自觉遵守作息时间，按时起床，按时熄灯就寝。如需早起时，应提前向室友们打招呼，起床时要动作轻柔，尽量不出声响，并尽快离开宿舍。准时归宿、按时就寝，因事迟归（老师批准）时要努力把惊扰减少到最小。

（4）不要在寝室内高声喧哗、打闹、听录音机或玩牌等。

（5）爱护宿舍的公共财物，不要随意拆卸、搬动宿舍的窗户、床铺、储物柜、灯具、开关、卫生及其他公用设备等。如有损坏、丢失应照价赔偿，主动打开水，搞好宿舍同学的团结，互敬互谅，严于律己，宽以待人。

（6）要妥善保管好自己的钱物，现金要存入银行，随身携带的现金不要太多，手机等物品随身保管好，离开宿舍时，宿柜和门及时上锁。

2. 宿舍内的卫生

（1）保持室内外整洁，要经常打扫地面，擦拭桌椅、柜子和门窗等物品表面，不要在走廊乱扔东西，不要随地吐痰，不要乱扔纸屑、果皮等杂物，不要随地倒水，严禁将剩菜、剩饭、卫生纸等杂物倒入洗手池和马桶内。注意经常通风，做好保暖工作。

（2）起床要叠好被子，床单被套要定期清洗，保持干净、整洁。

（3）换下的脏衣服、脏鞋袜等必须及时清洗，干净衣服收入衣柜应叠放整齐。

（4）自己重要的书籍和生活用品，不要乱丢乱放，要放在自己的柜子内，或整齐置放于书桌上。水杯、饭盒、热水瓶等，要统一整齐地放在规定的地方。

（5）不要随便在他人的床上坐卧。未经主人允许，不要随便动用他人的水杯、碗筷、毛巾等用具。

（6）注意用电安全，宿舍内严禁私安、私接、乱拉电线和使用超功率灯泡、电烙铁、电炉、电热水器等，特别是严禁使用热得快，任何时候都严禁在寝室炒菜做饭。

（7）严禁在宿舍区随地大小便；如果住楼上，严禁向楼下倒水。

（8）宿舍内不准饲养宠物等一切违反规定的活物。

3. 在宿舍里串门、接待亲友或外人来访

（1）应在受邀，或在得到该室其他同学允许时，才可以串门。进门后，应主动向其他同学打招呼，并且只能坐在邀你的同学的铺位上，不能随处乱坐。不能乱翻乱用他人物品。讲话声要轻，时间要短，不能坐得太久，以免影响其他同学的正常作息。

（2）到异性同学的宿舍去，除注意上述要求外，还要注意进门前要敲门，在得到该室同学允许后方可进去。要选择好时间，不要选择在多数同学洗漱时，更不要熄灯后过去。而且谈吐要文雅，逗留时间要更短暂。

（3）接待亲友或外人来访时，在亲友进入前，自己应先向室内的同学打招呼。进室后，自己应主动为同学作介绍，如果是异性亲友或外人来访，自己更要先打招呼，说明情况，要在室友有所准备之后再进。

（4）不要随便留人住宿，更不要留不明底细的人住宿，以免出安全问题。

4. 关心同学但不要干预别人的私事

关心要有限度。集体生活中，每个人都希望保留自己的私人空间，如果过分热心于别人的私事，可能会造成难堪的后果。正确的做法如下：

（1）不可翻看别人的日记、信件和手机。

（2）不可打探同学的隐私。

（3）当同学有亲友来访，谈一些私事时，其他同学要适当回避，不要在一旁暗听，更不要插嘴以及询问。

（4）有同学离校去处理个人私事时，既不要打听也不要暗访，只要确保他向老师请假了即可。

5. 其他要注意的细节

（1）严禁在宿舍里吸烟、酗酒和赌博。

（2）不随便给同学起外号。

（3）使用他人物品时，应该征求主人的同意，对他人贵重的物品，如手机、电脑等，要格外爱护。借用物品要提前约定好时间，并准时归还。

二、其他交往礼仪

1. 聚会礼仪

在学校里，班里经常会组织同学聚会，这是大家结交朋友、交流信息的途径。参加同学聚会时要注意以下礼节：

（1）穿着整洁、大方得体，不吃带异味的食物。

（2）准时到达聚会地点。

（3）主动热情地与同学打招呼并交谈。

（4）注意照顾女同学和其他同学。

（5）注意自我介绍和介绍他人的礼节。

自我介绍时应放松表情，保持自然亲切的微笑；先向对方点头致意、问好；在得到对方友好回应时再从容大方地自我介绍，语气自然、平和、明快；介绍内容应简洁明了，一般是简单介绍姓名、身份、单位，并加以寒暄语，如"我是××系××××级学生，叫×××，认识你很高兴"。

介绍他人是帮助同学互相认识的常用形式，其礼节如下：先了解双方是否有结识的愿望，特别是男女同学之间；让受尊重的一方先了解对方。所以介绍他人的顺序是：

① 把低年级的或年纪小的同学先介绍给高年级的或年纪大的同学。

② 双方年龄差不多，把与自己亲密的同学引见给另一同学。

③ 把一人介绍给众人。

④ 群体介绍按座位次序一一介绍。

⑤ 把晚到的同学介绍给早到的同学。

在介绍他人时，介绍人、被介绍人和中间人成三角之势，一般介绍人和被介绍人要站立，介绍人手心向上，四指并拢，拇指与四指约成 30 度礼貌地示意被介绍人，眼睛看着要告诉的人，千万不要用手指指介绍人；介绍内容一般是单位、姓名和身份。有时为了向双方提供话题，还可介绍些特长与爱好。介绍完毕，被介绍的双方应立即相互问候。如可说"你好！认识你很高兴"。被介绍双方交谈后，中间人才可离开。

2. 舞会礼仪

在学校里，舞会是同学们结识朋友、增进交往、加深友谊、沟通信息的一种重要方式，也是同学们陶冶情操、锻炼身体、丰富文娱生活的重要方式。为此，同学们要懂得舞会的礼仪，使自己在舞会上尽显儒雅风度，增加吸引力。

（1）舞会前的准备。

① 仪容整洁，穿戴大方得体。男同学应梳理头发、剃须，穿整齐的服装；女同学可以化淡妆，穿裙装。

② 舞会前应洗澡，换干净衣服。

③ 不要吃带刺激性气味的食品，如韭菜、大蒜、酒等，舞会前最好嚼口香糖。

（2）邀舞的注意事项。

① 通常由男同学主动邀请女同学跳舞。男同学走到女同学面前时，应面带微笑，15 度弯腰鞠躬，并礼貌说"我可以请你跳这支曲子吗？"或者"请你跳个舞可以吗？"

② 如果女同学有男舞伴在身边，一般不宜前往邀请，如需要邀请需征得男舞伴的同意。

③ 如果自己带有舞伴，一般第一首曲子和最后一首曲子应邀舞伴共舞。

（3）应舞时的注意事项。

① 男同学邀舞时，女同学应说"谢谢"或微笑起立走向舞池。

② 拒绝男同学邀舞时应委婉而有礼貌。

③ 两位男同学同时邀舞时，如果答应一位，应对另外一位表示歉意。

④ 不要刚拒绝一位男同学的邀舞，就马上接受另一位男同学的邀舞。

（4）跳舞时的注意事项。

① 标准的舞姿：整个身体始终保持平、正、直、稳，无论是进退还是转动都要掌握好重心；跳舞时男方用手扶住女方的腰肢，左手抬起使左臂以弧形向上与肩部水平，掌心向上，拇指平展，将女伴的右掌托起；女方将左手轻轻放在男方右肩上，目光一般超过对方的肩往后看。

② 共舞时男女双方应面带笑容，表情谦和悦目，给人以优美感；动作要协调舒展，和谐默契；如有交谈，声音要温和，音量要适中，不要旁若无人地大声谈笑。

③ 男同学要照顾女同学的舞步，如转圈等要提醒一下。

④ 一曲终了，男同学应谢谢女同学并将其送回座位。

3. 与外国学生交往的礼节

不少高校都有外国留学生，与外国学生交往，要注意以下几个方面：

（1）按时守约。这是国际交往中非常重要的礼仪，如有不可避免的原因不能到达，应想办法提前通知并致以诚挚的歉意。

（2）仪表整洁得体。衣着要整齐大方，衣领袖口要干净，梳好头发，刮净胡子，修好指甲。

（3）举止要大方，言谈要文雅。交往前不要吃有刺激性的食物，不要询问婚姻、资产、工资等敏感话题。

（4）如果共同进餐，尊重外国学生的饮食习惯和付费习惯。

（5）尊重各国风俗习惯。不同的国家和民族，由于不同历史、文化、宗教等因素，各有其特殊的风俗礼节，在社交中要予以重视。不要随意谈论国家的内政、外交或宗教等问题。

（6）送礼不必有太多谦卑之词，礼品不必太贵重，但包装可精美，送礼要公开大方。

任务三　校内公共场所的礼仪

校园公共场所是指同学们生活、学习和娱乐的地方，每个同学都有责任维护好其秩序，应该自觉保持校园整洁，不在教室、楼道、操场乱扔纸屑、果皮，不随地吐痰；不在黑板、墙壁和课桌椅上乱涂、乱画、乱抹和乱刻；爱护学校公共财物、花草树木，节约水电；自觉将自行车存放在指定地点，不乱停乱放；在食堂用餐时要排队礼让，不挤不插队，爱惜粮食，不乱倒剩菜剩饭。

一、参观礼仪

新生入学，学校往往会组织新生参观学校的图书馆、教学区、实训楼、生命科学馆等活动场所，这对于新同学迅速地熟悉学校环境，尽快地实现从普通学生到职教学生的转变有独特的作用。在参观过程中，要遵守参观礼仪，具体内容如下：

（1）遵守纪律，听从指挥，提前集合好，或按时到达参观地点。

（2）听参观介绍时，要认真聆听，不要讲话，不要对带队的老师或高年级的同学品头论足。未经允许，不要随便走动和随意翻东西。

（3）提问时要有礼貌，听完解答后应表示感谢。

二、图书馆礼仪

图书馆是学生借还书和自习的公共场所，在那里看书尤其要注重礼仪，讲究文明礼貌。要注意以下事项：

（1）进图书馆时，学生要衣着整洁，不要穿背心、拖鞋。

（2）进图书馆要安静有序，不要冲撞喧哗，不要接听电话，走路时鞋子不发出声音，办理借还书手续要有秩序排队。

（3）查阅图书目录卡时，不要把卡片翻乱撕坏，也不应在卡片上涂画。

（4）爱护图书，轻拿、轻翻、轻放。不在书上注记或折页，不能因自己需要某些资料而损坏图书，私自剪裁图书是极不道德的行为。

（5）借阅图书应按期归还。

（6）在期刊阅览室看书，应逐册取阅，不要同时占有多份。阅后立即放回原处，以免影响其他人的阅读。

（7）去图书馆阅览室自习，进出阅览室时脚步要轻；就座时，移动椅子不要发出声音；手机关机或者设置成振动和静音，不能在阅览室接听电话；阅读时不要发出声音，不要和熟人交谈，更不能喧哗、吃零食、扔废纸；不要在阅览室睡觉；不要为同学占座位，不要把自己的包放在旁边暂时没有人的座位上；离开时把自己的东西收拾干净，废纸和用过的餐巾纸随身带走或丢入垃圾桶，将座椅轻轻靠拢书桌。

三、食堂礼仪

每个学校里都有不少食堂，同学们可以根据自己的口味和偏爱自主选择餐厅。在公共食堂就餐，要注意以下礼仪：

（1）如果骑自行车去食堂，要把自行车有序地停在停车区或停放在不妨碍大家行走的地方，不能停在过道和食堂门口。

（2）有秩序地进餐厅，不要冲、跑、挤。

（3）排队购买饭菜，不插队、不拥挤。

（4）不要当着食堂工作人员的面，抱怨饭菜不好。如果有必要的话，可以用婉转的语气去建议。

（5）骨、刺及无法吃的其他东西，不要随地乱吐，可以放到餐具里或吐到自己准备的其他盛具里。

（6）吃东西或喝汤时要小口吞咽，闭嘴咀嚼，尽量不发出响声。

（7）应该爱惜食物，不要随便剩饭和剩菜。如果有无法吃的饭、菜，要倒进指定的桶里，不要往洗碗池、洗手池里倒。

（8）如果和师长一起吃饭，要请长辈先入座。

（9）和师长、同学以及熟悉的人一起吃饭时，先吃完时要说"大家慢慢吃"。

四、观看电影的礼仪

（1）观看电影应提前入场，如在演出或电影开场后到场则应轻轻入座，穿过座位时姿态要低，脚步要轻，不要影响他人观看。对起身让座的观众要致谢。

（2）自觉遵守场内规则，不吃有响声的食物，不随地吐痰、乱扔果皮纸屑。

（3）观看电影时坐姿要稳，不要时常左右摇晃。不要把脚蹬在前排的座位背上，以免弄脏别人的衣服。

（4）节日演出或电影放映时要保持安静，不要大声讨论和说话。

（5）咳嗽、打喷嚏时要用手帕捂住鼻口，以防飞沫溅到他人的身体上。

（6）演出或影片放映中不应随便走动，也不应随便退场，若不得已退场，离座动作要轻，身姿放低，不要站在过道或剧场门口。

五、观看体育比赛应注意的礼仪

（1）提前入场，进场后尽快坐到观众席。有些场地、场馆对观众着装和穿鞋有特殊要求，应提前了解，做好相应准备。

（2）不带易燃易爆等危险物品及打火机、酒瓶、凳子、刀具等硬件物品入场；不带易拉罐等罐装物品入场；不带宠物入场。

（3）比赛时，不要随意走动，最好在比赛暂停或休息时再走动。

（4）观赛时应将手机关机或设置为振动、静音状态；在场地内不要高声喧哗，应举止文明，不随地乱扔杂物，禁止吸烟。

（5）观看比赛应对比赛双方一视同仁，持公平态度。

（6）拍照不要使用闪光灯，因为闪烁的灯光会分散运动员的注意力，影响运动员对空间高度和时间方位的判断，甚至可能造成比赛失误或者受伤。在运动员动作结束时鼓掌才是得体而恰当的行为。

（7）要支持裁判员的工作。瞬息万变的体育竞技，裁判难免出现判断失误，观众不应对裁判起哄。

（8）比赛中，若要提前退场，在不打扰他人的情况下尽快离开。比赛结束时，向双方运动员鼓掌致意。退场时，按座位顺序退场，向最近的出口缓行或顺着人流前进。应将饮料、矿泉水瓶、果皮果核等杂物带出场外。

六 、 集会礼仪

集会是学校经常举行的活动，一般在操场或礼堂举行。由于参加者人数众多，又是正规场合，因此要格外注意集会中的礼仪。

1. 升国旗仪式

国旗是一个国家的象征，升降国旗是对青少年进行爱国主义教育的一种方式。无论是中小学还是中职院校，都要定期举行升国旗仪式。升旗时，全体学生应列队整齐排列，面向国旗，肃立致敬。当升国旗、奏国歌时，要立正、脱帽、行注目礼直至升旗完毕。升旗是一种严肃、庄重的活动，一定要保持安静，切忌自由活动、嘻嘻哈哈或东张西望。

2. 大会或典礼礼仪

（1）提前或准时到会场。作为学生，最好集合排队，有序地进入会场，不要三三两两、说说笑笑地进入会场。

（2）进入会场后，按指定地点站立或迅速入座，保持站姿和坐姿的端正，不要闲逛或大声招呼熟人。

（3）在等待学校领导和老师期间，应保持安静，不交头接耳，确保手机关机。

（4）大会或典礼期间，不要随意进出，更不能接听手机或收发短信，应认真聆听大会发言，必要时给予掌声。

（5）如预先安排有自己的发言，可遵照会议组织者的安排发言。如会议发言是自由自愿的，可酌情决定发不发言；若发言，不可抢着发言，或随意打断别人的发言。

（6）大会结束，安静有序地退场，挪动座椅时动作要轻，不要发出刺耳的声音。

（7）大会期间，不得抽烟。

七 、 校内行路礼仪

去教室、食堂、图书馆等地方及平时散步都离不开行路，行路也应遵守应有的礼仪规范。

（1）骑自行车要遵守交通规则，不可横冲直撞、速度过快，人多拥挤的地方要缓行，进出校门要下车，自行车应停放在指定地点。

（2）在校园道路上行走，不要三五人站成一排齐头并进，妨碍他人行路。

（3）在路上遇到老师、熟人和同学要主动打招呼，如需要交谈应站路边，不妨碍他人的行路和车辆的通行。

（4）维护校园的环境卫生，不要边吃边走，不要随地吐痰，不要乱扔果皮等杂物。

（5）在校园上下楼梯、楼道或街道行走时应自觉靠右行走，上下楼梯或走在狭窄的通道时遇到师长、老、弱、幼、妇女应主动站立一旁，让其先走。

（6）行路时不要践踏草坪。

项目九　护士的仪表礼仪

学习目标和任务

【目标】

1. 掌握护士工作妆容及化妆技巧，掌握护士职业服装的要求和规范；
2. 熟悉护士佩戴饰物的要求；
3. 了解着装的基本原则。

【任务】

1. 护士应学会面部表情的运用技巧，为病人提供优质的护理服务；
2. 护士应具有尊重病人、与病人换位思考的意识和基本能力。

目标实践

仪表即人的外表，包括人的形体、容貌、仪态、举止、风度等。护士的仪表礼仪代表着护士的职业形象，也是从事护理工作最基本的要求。根据护理的职业特点，本项目主要学习仪容和服饰的礼仪规范。

任务一　仪容礼仪

护士被誉为白衣天使，其仪容应体现护理的职业特点，展现护士特有的精神风貌，护士仪容礼仪也影响着病人对护士及医院的整体评价。

一、面部礼仪

1. 面部仪容

护士在工作时一定要注意外在修养，要以良好的精神风貌面对病人。面部仪容的基本要求：

（1）头发。

护士应经常清洗头发，保持干净整洁、长短适中、发型得体自然。头发颜色不可过于鲜艳，不可染红色、绿色、灰色等非主流颜色，以免影响护士形象。

（2）眼耳。

眼镜要安全、舒适、美观，工作中，护士不可戴太阳镜，以免给人拒人千里之外的感觉。耳朵要注意保持清洁，及时清除耳垢。

（3）口鼻。

护士在上班和出席社交场合前，不可吃气味刺鼻的东西，注意保持口腔和鼻腔清洁、无异味。不可随处吐痰、抠鼻子和擤鼻涕等。避免发生异响，如咳嗽、哈欠、喷嚏、清嗓、吸鼻等。在工作前，勿忘检查鼻毛是否长出鼻孔之外。如有这种情况，应及时修剪。

2. 面部表情

表情可以超越地域的界限，被称为"世界语"。人与人的交往中，眼神可以传递很多信息，微笑体现了人类最真诚的相互尊重与亲近。护士工作期间应保持面部表情自然与亲切，在与病人交往中，拉近彼此的距离，帮助病人重新树立战胜疾病的信心。

（1）目光。

眼睛是心灵的窗户，可以传递信息，尤其是护士工作时需戴口罩，眼神就显得尤为重要。使用目光交流时，注意以下内容：

① 注意注视部位：人们应根据不同场合和对象，选择注视不同的部位。

公务注视：指在进行业务洽谈、商务谈判、布置任务等谈话时采用的注视区间。范围是以两眼为底线，以前额上部为顶点连线而成的三角区。

社交注视：指人们在普通社交场合（如舞会、茶话会等）采用的注视区间。范围是以两眼到嘴之间所连成的倒三角形。

亲密注视：指亲人之间、恋人之间、家庭成员之间使用的注视方式。凝视的位置应在对方双眼到胸之间。一般不能随便使用，以免引起他人的误解。

② 掌握合适的注视时间：与病人交流时，注视对方的时间应在全部相处时间的三分之一至三分之二，这样可以表达对病人的友好和重视。注视时间少于相处时间的三分之一，会使病人认为自己不被重视或护士对话题不感兴趣；注视时间超过三分之二，有时会被误认为有敌意，容易造成压迫感，使对方尴尬。

③ 注意注视角度：双方交谈时采用平视，视线呈水平状态，也叫正视，表示尊重对方且双方地位平等。在护理操作中，病人卧床时可采用俯视，表示爱护体贴之意。站在病床一侧操作时，应采用侧视，这是平视的一种特殊情况，说话做事时应面向对方，否则即为斜视对方。斜视表示对人的轻蔑，那是失礼的行为。

④ 注意注视对象：面对老年病人，目光应略向下看，表示恭敬之意；面对儿科病人，目光应关切温和，表示关爱之意；面对康复病人，目光应热情洋溢，表示祝贺之意；面对去世病人的亲属，目光应悲悯、忧伤，表示同情之意。注意在交流时用心观察病人的眼神，了解病人的真实感受，从而及时调整目光的交流方式，获得最佳的沟通效果。

（2）微笑。

微笑是护士最美的表情，可以传递出赞许、友好等信息，护士的微笑能给病人温暖和希望，可以缩短医患之间的心理距离，缓解病人的紧张、疑虑和不安心理，使病人感受到尊重、理解、温馨和友爱，赢得病人的信任和支持。

微笑的特征：微笑是指面带笑容，双唇轻闭，嘴角轻轻上翘，牙齿含而不露，面部肌肉放松。嘴呈弧形，不发出声音。笑容有很多种，微笑是笑容里最自然、大方、真诚且最广泛的一种。

微笑应注意以下几个方面：

微笑要发自内心。护士的微笑能体现出护士的心灵美，蕴含丰富的情感，是表达真诚和友善最好的方式。护士的微笑不应只是刻意的"表演"，不应有虚伪和笑不由衷的表现，应该是内心情感最自然的流露。只有真诚自然的微笑，才能得到病人的尊重，才能与他人和谐相处，建立友好的信任关系。

微笑前调整情绪。护士有时会面临消极的情绪，一定要学会解决与工作无关的问题，处理好与工作有关的矛盾与纠纷，不能因为自己的状态不佳而影响工作的态度以及他人的情绪。面对病人前，要做好自我调节，以积极进取的状态进入工作状态当中。

微笑要统一协调。微笑应当是眉、眼、口、鼻以及面部肌肉等协调运动的完成，在微笑时，这些部位相互协调能使微笑更自然。

微笑要注意适度。在正常情况下，面对病人要求护士面带微笑，但在具体运用时，要注意当时的情况、所处场合、对方的情绪等。比如在抢救急危重症病人和面对死亡家属等情况时，不应面带微笑，这样有无礼的嫌疑。

二、护士工作妆容及头饰

1. 护士工作妆容

化妆可以遮盖修饰容貌的缺陷，使人变得更加美丽。护士工作妆应结合职业特点，保持仪容自然、清新、高雅、和谐。在保持面部清洁的基础上，可以化淡妆，要遵循端庄大方、典雅清丽的原则，以健康清新的职业形象，突出护士独有的气质和风采。

护士常用化妆技巧：

（1）化妆用品的准备。

眼影、粉底、眼线笔、睫毛膏、眉笔、腮红、口红、睫毛夹、美容刷等。

（2）修眉。

护士应选择适宜的眉型，将多余的眉毛剃除，为画眉打好基础。标准眉毛分眉头、眉峰与眉尾。眉头在鼻翼或内眼角的垂直延长线上，眉峰在平视前方时与黑眼球外缘成一条垂直线，眉峰和下眼角的走势保持同样的幅度，看起来会更自然。眉尾应在鼻翼和外眼角的连线上，眉头和眉尾基本保持同一水平线上。

（3）洁面和基础护肤。

将洗面奶挤压到手心，加清水揉出泡沫后，轻轻在脸上揉搓，再用清水洗净。涂化妆水、乳液和护肤霜等，能起到护肤和滋润的作用。

（4）粉底液。

涂粉底液之前涂层隔离，能起到保护皮肤的作用。偏红的皮肤可以选择绿色隔离，偏黄的肤色可以选择紫色隔离，正常肤色可以选择黄色隔离。根据妆型选择合适的粉底液，可以调和肤色并且遮盖瑕疵。

（5）画眉。

一般选用和头发颜色相近的眉笔，多选用黑灰色和深棕色，按照"由粗到细、从淡到浓"的方法，描绘眉毛的生长方向，一根根勾勒出眉形。

（6）眼部化妆。

常选用黑色眼线笔在眼睫毛根部描画，在眼尾处稍稍拉长或加重描画，下眼线从外眼角向内眼角画，画至距内眼角三分之一处收笔，下眼线可选择不描画。

（7）涂眼影。

眼影可选择两种同色调成浅色，以柔和自然为主，用眼影刷轻轻晕开自然过渡。

（8）涂睫毛膏。

用睫毛夹使眼睫毛上翘，上眼睑的睫毛从根部向上纵向涂刷，下眼睑的睫毛需横向涂刷。

（9）打腮红。

根据脸型将少量腮红从颧骨下方向上晕染。

（10）涂口红。

可先用唇线笔勾勒出唇形，然后再填入合适颜色的口红，一般选择淡粉色、淡橘红色等颜色。

2. 护士工作头饰

护士在工作时，常常需要进行一些无菌操作，作为护士，头发装饰必须规范，头发干净，发式也应以简洁为主，严禁染成过于艳丽的颜色。如果是长发，那么在工作时不能披肩，要梳理整齐，盘起后带上网罩。短发应自然向后梳理，两鬓头发不能散落在脸颊上，短发也不要超过耳下3厘米，超过耳下的也要使用网罩盘起。原则是前不遮眉、侧不过耳、后不及领。

男护士无论在什么科室都不应该剃光头或留长发，应保持头发干净清爽和无异味。原则是前不遮眉、侧不过耳、后不及领。以免给病人带来不信任感，影响护理职业形象。

任务二　服饰礼仪

孔子曰："……见人不可以不饰。不饰无貌，无貌不敬，不敬无礼，无礼不立……"所谓的"饰"是指服饰。服饰是对人们所穿衣服与佩戴饰物的总称，是一个人仪表的重要组成部分。在医疗卫生行业中，护士服饰不仅反映自身的职业形象，而且也代表所在单位的形象及其规范化程度。

一、着装的基本原则

1. 服装的作用

远古时代，服装的主要功能是御寒；后期服饰具有美化人体、体现个人气质的作用。发展至今，现代行业服饰具有定位功能，特殊标记的服装表明着装者的身份，比如军人穿军装、警察穿警服、护士穿护士服戴燕帽等，都能体现工作特点和性质。服装还可以展现个性品质，一个人的着装可以代表其性格与爱好，在人与人交往的过程中传递信息，所以服装的穿着和搭配是礼仪的重要体现。

2. 着装的原则

TPO原则是目前国际标准通用原则，是指在穿衣搭配时，应结合自己所处的时间（time）、地点（place）和目的（object）三个因素。

（1）时间：根据四季变化的不同，着装应与季节协调，也应顺应季节特点。夏季以凉爽、靓丽、简洁为格调，在自己舒适的同时，也要考虑他人视觉和心理感受。冬季以保暖、大方、轻便为原则。着装应富有时代气息，服装是特定历史时期本质的外在表现之一，每个时代都有自己流行的服饰，这也是顺应时代的另一个特点。

（2）地点：由于地区地理位置及民俗风情的不同，着装也有很大差异，比如中国少数民族有特有的服装，西方与阿拉伯国家的服装，在相应的地域选择相应的服装。还要根据所处的环境选择服装，居家和外出运动时常穿运动服与休闲服，工作时穿职业装，如果穿礼服爬山、穿运动服参加宴会，都是极不适宜的。

（3）目的：活动的目的是选择服装的款式和颜色的依据，比如说应聘时穿比较正式的服装，参加婚礼常穿喜庆的服装，参加葬礼时常选择庄严肃穆的服装等。

二、护士职业着装的要求及规范

1. 着装前的准备

（1）手臂部。

手臂部被称为"第二张名片"，护士的手在工作中用得最多，要注意保养。天冷时要戴手套；平时保持双手的清洁，洗手液要求无刺激；及时修剪指甲，长度不宜超过指尖，另外，护士不得涂指甲油。

（2）肩臂。

礼仪规定，在正式的社交活动中，人们的手臂尤其肩部，不应暴露在衣服之外，也就是说在某些场合（如政务、商务、学术、外交场合），不宜穿无袖装，这是修饰肩臂最重要的一点。

（3）汗毛。

女士要特别注意这一点，尤其是护士，在他人面前，尤其在外人或异性面前，腋毛是不应为对方所见的，它属个人隐私且不雅观，被人见到是很失礼的。

（4）足腿部。

护士上班时应穿规定的工作鞋，并且要做到清洁、舒适、方便、美观，不允许光脚穿鞋，不要穿残破有异味的袜子，不要在他人面前脱鞋，更不能脱下袜子抠脚，这类不良习惯均有损个人形象。在正式场合，女士可穿长裤或裙子，但不能穿短裤或超短裙；裙子应长过膝部，在工作中，裙装切忌露于工作服之外。穿裙式工作服时，要配上肉色或浅色的长筒袜，但是长袜或短袜的袜口不能露在裙摆或裤脚的外面。

2. 工作着装的原则

（1）端庄大方。

护士上班必须穿工作装，这是一名合格护士的基本要求。护士着装应大方得体、简约朴素且整洁美观，呈现护士的活力美。

（2）干净整齐。

干净整齐是护士工作装的基本要求。工作装不是日常休闲服，是护士职业身份的代表，干净整洁的工作装体现护士的工作态度，反映护士的精神面貌和对病人的尊重。

（3）搭配协调。

护士着装时，服装大小、长短、型号适宜，腰带平整、松紧适体，鞋帽搭配规范统一。

3. 护士着装的要求及规范

护士服是护士的工作装，穿着时能体现对病人的尊重，能使病人在人群中迅速找到护士，易于辨认。护士服是护士的职业象征，更加衬托护士的形象美。护士工作装包括护士服、裤子、帽子、口罩、护士鞋。

（1）护士帽。

护士的帽子分为燕帽和圆帽。

① 燕帽，如图 9-2-1 所示。

燕帽象征着护士职业的圣洁，所以在工作时若无特殊要求，病房和门诊部的护士均应按要求佩戴，燕帽应洁白平整无褶皱并能挺立。

戴帽前按照发式要求将头发梳理整齐，燕帽前沿距发际 4～5 厘米，高低适中，戴正戴稳，帽后用白色发卡固定，发卡不能戴在燕帽的正面，工作或低头时不松散脱落。

短发戴燕帽，头发自然向后梳，前不遮眉，两鬓头发置于耳后，面颊不可以有长刘海及散落的头发，短发发长不能长及衣领，否则应用网套盘起兜住。

长发戴燕帽，应将头发梳理整齐，用网套盘至脑后，盘起后的头发不过衣领，所用发卡、头花网套一般选择深蓝或黑色，以素雅为主。

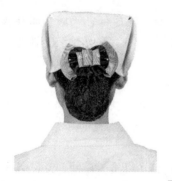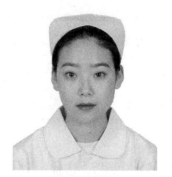

图 9-2-1

② 圆帽。

男护士要求戴圆帽，能够遮住短发便于工作。手术室、传染科室及特殊科室的女护士，常进行无菌技术和保护性隔离操作，工作时也要求戴圆帽。

护士戴圆帽时，短发与长发均应放在帽里，帽子前缘至眉头上方，后边遮住发梢，若是长发则用网套盘起放置圆帽里，前后左右不外漏头发。圆帽缝线在后，边缘整齐。

（2）护士服，如图 9-2-2 所示。

护士服的款式新颖大方，主要有裙式、分体裤装两种。色彩以白色为主，白色给人庄重、纯洁、干净的感觉，门诊及病房常穿白色护士服，夏季穿裙装，秋冬穿长裤，特殊科室如手术室和传染科室的护士也要穿长裤。也有些科室，比如儿科、妇产科的护士，常穿淡粉色，给人以温馨的感觉。手术室的护士常穿墨绿色，急诊室的护士穿橄榄绿和淡蓝色调的衣服，可以减轻危重病人的恐惧心理。胸前配有急救标识，款式是分体上衣长裤，便于急救操作。

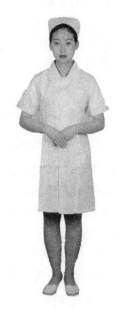

穿着护士服的注意事项：

① 穿着护士服应保证服装的清洁、平整，无血渍、污渍。如果弄脏应该及时更换。

② 护士服尺寸要合身，长短要适宜，衣扣要扣齐，扣子要齐全。穿着时以衣长刚好过膝，袖长以刚好至腕为宜，腰带平整，松紧适度。

③ 衣服内的领子不外露，不穿深色内衣，夏季穿裙装时，裙摆下缘不超过护士服。穿分体工作服时，裤长以裤脚前搭鞋面后距鞋跟 2 厘米为宜。

图 9-2-2

（3）护士鞋，如图 9-2-3 所示。

护士随时要巡视病房、进行护理操作，所穿的鞋应选择平跟或低坡跟，软底防滑，不穿硬底和高跟鞋，不允许穿拖鞋，以免影响病人休息。颜色以白色或乳白色为宜，与其他服装统一。

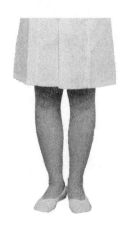

图 9-2-3

（4）袜子。

无论穿工作裤，还是工作裙，均应穿袜子，袜子应以浅色、肉色、单色为宜。穿裙装护士服时应穿长筒袜，袜子长度要求高过裙摆或裤脚边，穿着时如有破口、钩丝等情况应及时更换。

（5）口罩，如图9-2-4所示。

护士在进行护理操作时必须戴口罩，口罩应完全遮住口鼻，戴至鼻翼上方一寸，系带于耳后，高低松紧适宜。口罩要经常清洗，目前医院都使用一次性口罩，若污染应及时更换。一般情况下，与人讲话时要摘下口罩，口罩摘下后放入上衣口袋内，戴着口罩与人讲话会给人不礼貌的感觉。

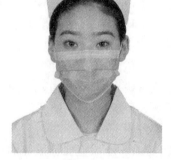

图 9-2-4

三、护士工作中佩戴饰物的要求

1. 佩戴饰物的原则

饰物是指人们佩戴的装饰性物品，比如首饰、胸针等。护士佩戴饰物应遵循礼仪规范，饰物起辅助与点缀服装的作用，不喧宾夺主才能体现着装的美感。在选择使用过程中，应注意下述原则：

（1）佩戴饰物以少量、精致为主，最好不超过三件。

（2）佩戴多个饰物时，一般选择质地相同的进行佩戴。

（3）佩戴饰物的颜色相互协调，或搭配合理，如一套镶嵌宝石的首饰若与服装搭配，将会更显高贵，搭配不好则会适得其反。

（4）佩戴饰物应根据脸型、肤色和年龄等，不要过于夸张或者过于名贵，选择符合自身气质的进行佩戴。

2. 佩戴饰物的注意事项

护士在工作期间佩戴的饰物有一定要求，佩戴过多会妨碍工作，也会影响护士职业沉稳严谨与端庄典雅的形象气质。护士经常接触各种病人，若佩戴饰物很容易成为医院内交叉感染的媒介体，像戒指和手链饰品等，有划伤病人、划破手套的危险，妨碍无菌技术和清洁消毒等工作。因此护士工作中的实物佩戴应注意：

（1）禁止佩戴手部饰品，包括戒指、指环、手镯、手链等，不宜佩戴脚链。

（2）不宜佩戴耳部饰品，包括耳环、耳坠、耳链等。

（3）不宜佩戴项链或挂坠，如需佩戴，可选择细小的项链，且只能戴在衣服以内，不能在白服外。

（4）不宜佩戴手表，可按工作要求佩戴胸表，便于进行护理操作。

项目十 护理工作中的实用礼仪

学习目标和任务

【目标】

1. 掌握护士工作中持病历夹、端治疗盘和推治疗车的举止礼仪；
2. 掌握通信联络礼仪的要领；
3. 熟悉护士工作场所礼仪的规范。

【任务】

1. 学会持病历夹、端治疗盘、推治疗车和搬放椅子；
2. 学会工作场所礼仪在护理工作中的运用，培养自身良好的工作形象。

目标实践

护理实用礼仪主要包括护士工作中的常见举止礼仪和工作场所礼仪。护士在工作中会接触到各种各样的人，规范的举止与优美的形象实际上都影响着自己的形象和评价。所以，护理实用礼仪在护理工作中显得非常重要。

任务一 护士工作中的常见举止礼仪

护士在工作中由于职业的需要，除了掌握基本体态之外，还要学会一些专业体态，如持病历夹、端治疗盘、推治疗车等，这些体态的正确恰当运用对护理工作的开展会起到至关重要的作用。

一、持病历夹

1. 持病历夹姿态

（1）姿态一，如图 10-1-1 所示。

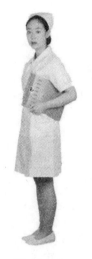

图 10-1-1

在站姿或走姿的基础上，右手手臂自然垂于体侧，左手持病历夹右缘上三分之一处，上臂和前臂呈90度，将病历夹置于侧胸。

（2）姿态二。

左手持病历夹右缘中部，将病历夹（正面朝上）放于前臂上，病历夹底边贴于身体左上腹，病历夹与身体约呈45度；右手可托病历夹右下角或自然下垂。

2. 打开病历夹

在持病历夹（姿态二）的基础上，以右手拇指、食指从病历夹缺口处滑向边缘，向上轻轻翻开，处理完成后再还原。

二、端治疗盘

1. 正确姿态，如图10-1-2所示

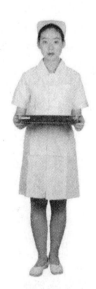

双手握于方盘两侧边缘的中部（注意勿让拇指触及治疗的无菌区），掌指托盘，双肘贴于腰部，前臂与上臂呈90度，双手端盘平腰，治疗盘与身体相距一个拳头的距离。

2. 注意事项

治疗盘不要触及工作服，取放和行进中要保持平稳。开门时，不能用脚踢门，由于双手持物，可用肩将门轻轻推开，显出端庄大方的体态。

图 10-1-2

三、推治疗车

1. 正确姿态，如图 10-1-3 所示

护士位于车后无护栏侧，双手扶于两侧护栏靠近身体端，把稳方向，重心集中于前臂，双臂均匀用力，行走中抬头挺胸直背，躯干略向前倾，平稳轻快行进。

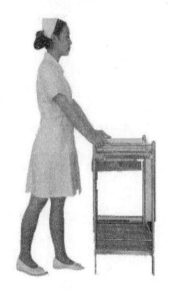

图 10-1-3

2. 注意事项

注意观察车内物品，停放稳定，勿使物品跌落。入室前应先停车，敲门后，用手轻推开门后方能入室，严禁用车开门，入室后应先关上门，再推车至病床旁。

四、递接物品

在递送或接取物品时均需双手或右手递取，同时配合微笑和礼貌用语。如递送钢笔、剪刀及各种锐利器械时，应注意将锐利部分朝向自己递给对方，避免误伤。

五、搬放椅子

侧身站于椅子后面，双腿屈膝，一只手将椅背夹在手臂与身体之间，另一只手自然扶持椅背上端，抓稳椅子起身。

任务二　护士工作场所的礼仪

在工作中，护士会遇到不同的人，也会参加各种社会活动。在工作场所应该遵循必要的礼仪规范，这样有利于在工作中建立良好的人际关系。

一、通信联络礼仪

在日常生活和工作中,电话已成为现代人沟通的重要方式。不管是可视还是不可视电话,一个人的"电话形象"可以通过声音、语气和态度让对方感受到,可以说它是一门学问、一门艺术。

1. 固定电话礼仪

护士在接打电话时应亲切自然,礼貌应答,做到:

① 言辞规范:做到事先准备、简明扼要、适可而止。规范使用文明礼貌语,谈话内容要主次分明,可适时重复重点。在清楚表达了意愿后,要向对方发出通话结束的暗示,双方互致道别语为通话结束的标志,不可忽然挂断电话。

② 声音清楚:电话交谈借助声音进行,如果打电话的时候弯着腰躺在椅子上,对方听到的声音就是懒散的、无精打采的。若坐姿端正,所发出的声音也会亲切悦耳、充满活力。另外,接打电话过程中不要吸烟、喝茶或吃零食,要语言准确,语句精短,语速适中,以对方听得清楚又感觉舒适为宜。

③ 语气平和:当打电话给某单位时,若一接通就能听到对方亲切、优美的招呼声,心里会感觉愉快,对该单位也会有较好的第一印象。因此通话时,双方要有意识地保持平和的通话语气,若正嬉戏或争执,应稍平稳情绪后再接听电话。

(1)打电话的礼仪。

使用电话时,发起一方称为发话人,其通话过程叫作打电话。

① 通话时间适宜:选择恰当的拨打时间,以不影响对方工作和休息为宜。不宜在上午 7 点前、晚上 10 点后、用餐或午休时间打电话。给海外人士打电话要考虑时差,否则会骚扰他人。公务电话尽量在工作时间内打,避免在工作时间外打扰对方。办公场合尽量不要打私人电话,若在办公室里接到私人电话,应尽量缩短通话时间,以免影响其他人工作和损害自身的职业形象。如在用餐或休息时间需给他人拨打电话,别忘了说声"对不起"。

② 通话时间的长短:遵循"通话 3 分钟原则",在正常情况下,每一次打电话的全部时间应当限定在 3 分钟内。以短为佳,宁短勿长。

③ 通话过程:通话时,话筒与嘴可保持 3 厘米左右的距离,讲电话声音要适中,开始通话前先问候对方,询问对方是否方便接听电话,然后主动自我介绍;如不方便,可另约时间。电话突然中断,应由主叫方立即重拨,并向对方说明;如拨错电话,应向对方道歉;如通话时间较长,应先征求对方意见,并在通话结束时略表歉意。通话时集中沟通主要议题,提高通话效率。

(2)接听电话的礼仪。

在通话过程中,接听电话的一方被称为受话人,其通话过程叫接电话。

① 本人接听电话时的礼仪:

积极接听:遵循"响铃不过三"的原则,即接听电话以响铃三声左右拿起电话最为适宜。拿起话筒,主动问好,然后进行交谈。如果接听较迟,先表示歉意。

文明礼貌:接听电话时,温和应答,使用文明用语,如"你好""请""谢谢""麻烦你"

等。护士在工作中接听电话后，应先自报家门（自己所在的科室等），让对方知道所拨打的电话正确与否。如遇对方误拨电话，应耐心说明，不可恶语相加。电话来时如若正和他人交谈，应告知对方有客人在，晚些回电。

主次分明：接听电话时，不要做与他人交谈、看文件、看电视或听广播等事情。工作场所有时会有多部电话，若工作中有另外一部电话打进来，切忌置之不理，可先向通话方说明原因，嘱其勿挂断电话，稍等片刻，然后接听另一电话，分清两个来电的轻重缓急，再做妥善处理。

② 代接电话时的礼仪：接听电话后，若其所找的人不在，应先明确告知对方，再主动询问来电者是否需要帮助或转告。如"我能帮你些什么?"应避免过多询问，由对方决定下一步的处理方式。如需要转达，可在必要时准备好笔和便笺，适时、准确地记录并确认，尽快传达电话内容。严守代接、代转电话内容的秘密，不可随意扩散；若发话人所要找的人就在附近，可告诉对方稍等，不可大喊大叫，更不要旁听他人通话。

（3）挂电话的礼仪。

无论是座机电话还是手机，在挂电话前的礼貌都不应忽视。挂电话时，尊者有优先决定权，求人者后挂电话或由打电话的一方提出，然后彼此客气地道别，说一声"再见""请你多多指教""抱歉，在百忙中打扰你"等，再轻轻挂电话，不可只管自己讲完就挂断电话。

2. 移动电话（手机）礼仪

移动电话（手机）是现代普及和使用频率较高的移动通信工具，它为人们的工作、学习和生活带来了方便，所以在使用时也要注意礼仪规范。

（1）放置规范。

尽量将手机放在合适的位置。既要方便使用，又要隐秘不张扬，更要合乎礼仪。一般将手机放在随身携带的包或衣服口袋里，不宜把手机挂在胸前，不使用时不要将其握在手里或挂在上衣口袋外面。

（2）来电铃声的设置。

作为职场人员，来电铃声若设置得非常搞怪，甚至格调低下则显得非常不合时宜，推荐使用正常铃声（原机自带的即可），避免影响职业形象。

3. 文明使用手机

在会场、影院、剧场、音乐厅、图书馆、展览馆等需要保持安静的场所，应主动关机或调于振动、静音状态；如接到来电，应到不妨碍他人的地方接听。人来人往的公共场合和上班期间不宜旁若无人地大声通话。信号不良时，可改换通话位置或改用其他通信方式，不能大声呼叫。在与人面对面交流时，一直看着手机或查看手机短信，是对他人的不尊重，应尽量给予对方关注的眼神。另外接打电话时应尽量避免走动，以保证声音平稳。

4. 安全使用手机

使用手机需注意：不在驾驶汽车等交通工具或飞行过程中使用手机；不在加油站、面粉厂、油库等易燃场所使用手机；不在病房内使用手机，以免手机信号干扰医疗仪器的正常运行或影响病人休息。注重保护个人隐私，手机不要存储隐私性的资料，定期整理个人信息和其他资料，比如密码锁，谨防手机诈骗。

二、电梯礼仪

电梯基本已经成为人们生活中密不可分的交通工具。井然有序地乘用电梯不仅能节省大家的时间，保证电梯的运行通畅，还是一个人道德水平的体现。因此有必要掌握乘电梯时的礼仪要求。

1. 乘厢式电梯的礼仪

（1）进出电梯顺序。

与他人同乘电梯时，可注意观察电梯是否有人管理。一般情况下，当有工作人员服务时，应后进后出；当无工作人员时，应先进后出，并及时按住控制按钮，便于控制好电梯。当然，具体情况需要随机应变。引领他人乘坐电梯，当到达目的楼层，应一手按住开门按钮，另一手做出请出的动作，可说"到了，你先请!"，待他人走出电梯后，自己立刻步出电梯，并热诚地引导行进的方向。男士与女士同乘电梯时，男士应主动按电梯开启键，让女士先进，并且帮女士按楼层键。

（2）注意事项。

等待电梯时不可拥挤或挡住电梯门口，待电梯内的人由外向里依次出来后，再开始进入电梯；当电梯门关闭时，不可随意扒门或是强行挤入；切忌为了等人，使电梯过长时间停留在某一楼层；电梯内严禁吸烟，乘坐电梯时吃东西、喝饮料也是不雅的动作。不能在电梯内乱蹦乱跳，旁若无人地大声说话和聊天；电梯人数显示超载时不可强行挤入，应主动走出；遇到故障理应及时拨打救援电话，不可随意攀爬；在没有明令禁止宠物乘电梯的地方，小宠物应由主人抱起乘梯，大宠物应佩有牵引绳并在没有其他乘客的情况下由主人带领乘坐电梯。

2. 乘扶手电梯的礼仪

乘坐自动扶梯，应靠右侧站立，空出左侧的通道，以便有急事的人通行；应主动照顾同行的老人与小孩，以防其跌倒；如需从左侧急行通过时，应向给自己让路的人致谢。男士与女士同乘时，应该让女士先上，然后站在靠右边扶梯的位置。

三、会议座次礼仪

在会议座次礼仪中，座位的安排和次序是非常重要的一个礼仪细节，护士在工作中要正确安排会议位次并正确找到自己的座位，这可以体现出护士的素质和修养。一般遵循"以右为上，居中为上，远门为上，前排为上"的排序原则。

1. 会谈座次，以右为上

会谈桌横放时，客方面对正门而坐，主方背对正门而坐。会谈桌竖放时，以进门时面向为准，右侧为上，请客方就座；在会谈时，双方的主谈者应居中而坐，其他人员应遵循右高左低的惯例，依照各自实际身份的高低，自右而左，分别就座于主谈者的两侧。

2. 会见座次，主宾居右

通常主宾、主人席安排在面对正门位置。主宾座位在主人右侧，其他客人按礼宾顺序在主宾一侧就座，主办方的陪见人在主人一侧按身份高低就座。离房门较远的座位为上座，翻译人员、记录员通常安排在主人和主宾后面。座位不够时，可在后排加座，顺序为：先宾客，后内宾；先领导，后群众。依会议安排落座，开会时应认真听，不要私下小声说话或交头接耳，不得闭目养神，不要吸烟，不要传阅与会议无关的读物。发言人发言结束时，应鼓掌致意，不得早退或无故缺席，不得在会场随意走动。

四、公务乘车礼仪

在日常生活和工作中，无论是上班还是出行，都离不开交通工具，作为一个护理人员必须要遵循一定的规则，了解一定的乘车礼仪。

1. 乘坐位次礼仪

在比较正规的场合，乘坐轿车时要分清座次，并在自己合适之处就座。座次礼仪规则可概括为"四个为尊，三个为上"。"四个为尊"即客人为尊、长者为尊、领导为尊、女士为尊，此四类人应为上座；"三个为上"即方便为上、安全为上、尊重为上，按以上这些原则安排座次，其中"尊重为上"原则最重要。在遵守礼仪原则的同时，不能忽略尊重嘉宾本人的意愿和选择，做到"主随客便"。

（1）领导或主人亲自驾车时。

此时一般称为社交用车，上座为副驾驶座。这种情况，一般前排座为上，后排座为下；以右为尊，以左为卑。

（2）有司机驾驶时。

此时以后排右侧为首位。若单独与领导二人外出，领导坐在后排右侧座位，需坐领导左边；若与两个领导同时外出，需坐到副驾驶位置。

2. 乘车细节

女士裙子太短或太紧不宜先上车。上车时，应先背对车座然后把身体降低，轻轻坐在座上，再将双腿一起收进车里，双膝一定要保持合并的姿势；下车时，应将身体尽量移近车门，车门打开后，双腿踏出车外，然后将身体重心移至双脚，头部先出，然后再把整个身体移离车外。

五、行路礼仪

1. 上下楼梯

上下楼梯应右侧通行，不宜多人并排行走。若为他人带路，应在被引导者前面，注意与前后的人保持一定距离，以防磕碰。若楼梯过陡，与长者和异性一起下楼梯时应主动走在前面保护他人。行走时注意速度，不要推挤他人。

2. 通过走廊

一般在走廊时应单排行走，靠右侧通行。若走廊狭窄，只能一人通过，应面向墙壁，侧身相让，让迎面走来的人先通过，若对方先让路，则需要向其道谢。

3. 缓步轻行

护士在工作场合应穿护士鞋，切忌穿高跟鞋，走路要控制脚步的轻重，尽量减少走动过程中发出的声音，维护肃静的气氛和安静的环境，不影响病人休息和他人工作。

项目十一　护理学生临床实习的基本礼仪

学习目标和任务

【目标】

1. 掌握实习前基础护理技能操作，做好心理准备；
2. 熟悉医院护理的核心制度；
3. 了解护理学生实习期间的权利与义务。

【任务】

1. 能正确运用基本社交礼仪，在实习中建立良好的人际关系；
2. 具有自我管理能力，圆满完成实习任务。

目标实践

护理学生临床实习礼仪包括实习前准备和实习过程中的基本礼仪。临床实习是护理学生从"学校人"变成"社会人"的过渡阶段，是护士职业生涯的起点。在实习前，要做好充分的准备，用课堂上学到的知识和技能服务病人。面对人际关系和环境的复杂性，兴奋、紧张和焦虑的情绪反应在预料之中，医护学生要运用所学的礼仪规范，进行有效的沟通，寻找解决问题的方法。

任务一　实习前的准备

一、知识与技能准备

护理理论知识是临床各科护理的基础，是指导临床护理实践的理论依据，是进行有效的评估、制订切实可行的护理计划及护理措施的基础。一名合格的护士必须具备扎实的护理学基础知识。

二、心理与基本生活管理能力准备

1. 心理准备

随着护理行业的发展，护士的工作由"以疾病为中心"转变为"以病人为中心"。实习生仅有一般的乃至良好的临床护理技术和技能都是远远不够的，还必须具有良好的语言表达能力、社会交往能力和心理护理能力。对于医护实习生来说，心理素质的培养对以后的临床实习工作至关重要。所以医护实习前，就要培养好心理素质，争取在以后的工作中少走弯路，创造愉快和谐的工作环境，保持良好的心理状态，提高自己的综合素质，从而提高护理质量。

2. 基本生活管理能力准备

护士工作的基本模式是"三班制"。临床护理既是技术工作，又是体力工作，护士每天在病房里穿梭，需要有健壮的体力和饱满的精力，才能完成繁杂的工作。初入临床时，为了适应这种工作需要，原有的作息习惯就要被打乱。有的护士下夜班后，因其他干扰而不能保证充足的睡眠，致使体力恢复较慢，感到疲劳。繁忙的护理工作使医护学生感到体力不支，疲乏无力，睡眠不足又会直接影响到食欲，如此就形成恶性循环，导致有的医护学生精神不振、不思饮食，有的出现头痛、习惯性便秘、月经不调或经前紧张综合症等自主神经功能紊乱的现象。长此以往，医护学生的身体健康将直接受到影响。为此，岗前教育要做好医护学生的生活指导，引导医护学生及时调整生活节奏，合理安排学习、活动和睡眠时间，减少或避免生理性疲劳，加强营养，加强身体锻炼，保持健美的体魄和充沛的精力，提高适应生活的能力。

三、正确理解权利与义务

1. 病人的权利和义务

医护学生应熟悉法律法规中关于病人权利的相关规定，在提供各项护理服务时，充分考虑和维护病人的这些权利。如记录有病人姓名、疾病名称等个人信息的纸张废弃不用时，随意丢弃到垃圾篓内；与探视者谈论病人的病情等，都是泄露病人隐私的不当行为。

（1）病人享有的主要权利。

病人就医期间主要的权利有：①知情权；②人格尊重权；③选择权；④安全权；⑤隐私权；⑥获得权；⑦投诉权。

（2）病人应尽的主要义务。

病人就医期间的主要义务有：①准确提供疾病信息；②正确回答医护人员的合理询问；③提醒和监督医护人员执行任何操作前，都要确认病人身份，参与自身安全管理；④遵守医院相关规定。

2. 实习医护学生的权利和义务

医护学生应熟悉《护士法》规定的护士的权利和义务，明确自己的法律身份。实习医护学生尚未取得护士执业证书，不能独立从事诊疗技术规范规定的护理工作，一切护理活动必须在职业护士指导下进行，并把观察到的情况及时向老师汇报。凡是需要签名的地方，实习医护学生均没有资格签名，也不可代替或模仿其他老师的签字，所做的工作必须经老师复核确认后方可签名；实习医护学生更不能使用老师的权限进入医院管理系统书写或修改病人的任何内容。实习医护学生的所有行为必须按照护士的标准规范自己，为日后从事护理工作打下良好的基础，同时注意必须在代教老师的监督和指导下做好护理工作，没有经过代教老师的允许，擅自独立操作而造成病人的损害，是要承担相应的法律责任的。

3. 护理活动中常见的侵害病人权利的行为方式

由于护士的特殊地位，能经常接触病人的身体以及隐私，所以医护学生应保证自己行为的合法性，避免侵害病人的权利。护理活动中常见的侵害病人权利的行为有：

（1）擅自留取病人的组织和器官。

未经病人家属同意，留取病人的组织和器官都属于对死者身体权的侵害。

（2）泄露病人私人信息。

病历文书管理欠妥、丢失或同意他人翻阅、复印；与非相关人员谈论病人的病情；提交的实习作业中有病人的真实姓名、住院号等皆是泄露病人隐私的行为。

（3）暴露病人隐私部位。

在护理活动中，缺乏对周围环境的关注，不当地暴露病人的隐私部位。如在进行导尿术、灌肠术、肌内注射、会阴部冲洗等操作时，没有隐蔽的环境，没有屏风遮挡病人，同病房其他病人及家属等非医护相关人员在场等。

（4）教学中涉及病人的隐私问题。

由于专业的特殊性，医生与护士都带有实习生进行床旁现场教学、观察病变部位以及多次查体等，这种做法只考虑了培养专业医护学生的需要，很少考虑病人的感受，需要老师很好地与病人预先沟通。

四、熟悉医院的管理制度及医院环境

1. 医院的管理制度

护理质量管理必须有制度做保障，才能杜绝差错事故的发生。了解医院的护理规章制度，执行和遵守制度是医护学生必修的功课。

（1）查对制度。

护士在执行各种医嘱、各种处置时需要认真核对，确保正确无误，并签字记录。

（2）护士交接班制度。

病区护理工作具有 24 小时连续性，三班制轮流完成，每班之间实行交班制，以保证护理工作的不中断。上下班次之间，对病房病人的变动、术后病人状况、危重病人病情以及必要物品等进行交接。

（3）消毒隔离制度。

医院针对感染与非感染病人、物品、空气都有规范的消毒措施，护士应严格执行以防造成医院性感染及疾病的传播。

（4）病人身份识别制度。

护士在进行各种护理操作时，至少要采用两种以上的方法对病人的身份进行识别，以保证实施对象的唯一性和准确性，禁止凭主观印象或床头卡等作为唯一的识别依据。

（5）护理安全管理制度。

医院有严格的管理制度来保障护理工作的安全性，为各项护理工作的顺利进行奠定基础，如病区药品管理制度、急救物品管理制度和无菌物品管理制度等。

（6）分级护理制度。

病人住院期间，医护人员根据其病情及生活能力确定并给予不同的护理级别的服务，一般分为特级护理、一级护理、二级护理、三级护理。

（7）护理查房制度。

护理查房有护理部主任查房、科护士长查房、病区护士长查房，有的医院实行主任（副主任）护师、主管护师、护师三级查房制，通过查房了解、讨论和解决护理疑难问题，为护理的教学与发展提供典型素材。

（8）病人健康教育制度。

护士有权利对病人进行适时卫生知识宣传教育。对住院病人多采取针对性个别指导的方法，以促进疾病的康复；对门诊病人多采用文字宣传或播放电视录像，为民众普及医学常识。

2. 医院环境

各家医院的布局都是不同的。实习医院确定后，医护学生应尽快了解医院的布局，以更好地适应工作和服务病人。

（1）管理部门位置。

护士必须熟知护理部门的办公位置，同时应当熟悉医政科与后勤科等其他行政管理部门。

（2）业务部门的位置。

医护学生要熟悉门诊各科室、病房各科室和辅助检查科室的位置，以便自身工作及指引病人。

（3）生活设施位置。

如食堂的位置。

五、阶段性时间管理计划的制定

设计良好可行的时间表，养成及时记录执行结果的习惯，是成功者的重要因素之一。医护学生实习期间，同时面对数项工作是常有的事，完成任何一项可能都有困难，决定究竟先做哪一项也可能成为其焦虑的原因。因而，制定时间表显得尤为重要。

1. 制定每日时间管理计划

学生在实习期间的工作与在课堂上听课有很大的差别。提前 10～15 分钟到岗是必要的，但这需要有繁重的体能支出，所以应合理地计划工作内外的时间。

（1）工作外时间。

① 就餐时间；② 等车、乘车时间，可能堵车的时间；③ 提前到达实习科室的时间；

④ 整理记录时间。

（2）工作内时间。

① 优先处理事务的时间；② 常规护理工作的时间；③ 处理突发事件的时间。

2. 制定阶段性时间管理计划

（1）六月、七月。

实习的前两个月，此阶段最重要的任务是：树立职业形象、熟悉陌生环境、提高待人接物能力、端正护理工作态度、提高语言沟通能力以及完成自我适应调节等。

（2）八月、九月。

实习的第三和第四个月，该阶段的主要任务是：进一步熟悉护理基本操作技能、用感恩的心回避和化解各种矛盾，努力做"星级护士"。感恩医院，它提供给我们实习机会；感恩病人，他们无私的支持使我们业务技能得到了锻炼；感恩老师，他们是护理行业的领路人；感恩挑剔我们的人，他们暴露了我们的短板，促使我们实现完美。

（3）十月、十一月。

实习的第五和第六个月，除了要完成实习任务外，还要积极备考国家级考试，全方位学习。提升自己的同时，也能为更好服务病人而奠定基础。提高自身素质，为就业赢得硬件的支持。

（4）十二月、次年一月。

实习的第七和第八个月，该阶段的节日较多，如圣诞节、元旦节、农历新年接踵而来。作为医护学生的最后一个假期，护理工作内容已经基本熟悉，医护学生容易产生浮躁情绪，此阶段重要的任务是调整情绪、控制浮躁、总结收获、准备个人简历。

（5）次年二月、次年三月。

实习的第九和第十个月，面临的主要任务就是更细心地准备个人简历，做到简约而不简单；备考护士执业资格考试、完成实习作业、准备毕业论文等，圆满完成实习任务。

六、物品准备

1. 着装准备

（1）护士服。

准备两套合体护士服，要注意服装的清洁、纽扣齐全和无开缝等细节。

（2）护士鞋。

准备软底、低帮、坡跟或平跟护士鞋，大小合适且松紧合适。

（3）护士帽。

燕帽和圆帽两种护士帽均需要准备。普通病房可佩戴燕帽，手术室及隔离区佩戴圆帽。

（4）饰品。

准备质地较好的发卡，长发需要准备固定发髻的物品，必要时还要准备发网。其他饰品如戒指、手镯、手链、耳饰和脚链等不能带入工作区域。

2. 工具准备

必要的工具有挂表、黑色签字笔、便签笔记本、实习日记本等。尽可能少带不必要的物品，如教材、资格证考试用书、手机、化妆品等。医护学生在实习期间很忙，几乎没有时间翻阅教材，物品太多也不便于存放，也有些医院规定，上班时间是不允许接听私人电话的。

任务二　实习过程中的基本礼仪

一、重视"第一印象"

与陌生人交往的过程中，所得到的有关对方的最初印象称为第一印象。第一印象并非总是正确的，但却总是最鲜明、最牢固的，决定着以后双方交往的程度。对医护学生来说，第一印象的好坏对得到老师的指导、寻求病人的支持起着至关重要的作用。因此，医护学生第一天进入医院、进入第一个实习科室、第一次见到老师、与老师说第一句话时，都要力争给对方留下良好的第一印象。医护学生要从着装、发型、表情、姿势等多方面表现自己，展示谦虚、礼貌、认真、敏捷的形象，做耐心的倾听者，给对方营造说话的氛围，以真诚的方式与对方交往。

1. 仪表端庄，自然大方

护士装、护士帽、发型、面部修饰等要得体，举止倾向职业化，尽量避免幼稚的动作。

2. 语言文明，通俗易懂

语言清晰、表达准确、落落大方。没有粗话俗话，不滥用感叹词。

3. 善于倾听，态度真诚

目光要追随对方，表情要轻松、自然、轻松，听后思考，不懂再问。

4. 介绍自己，主动交往

第一遍自我介绍后，别人有可能记不住你的名字和相关信息，下次主动打招呼时，要再次介绍自己，让别人记得你，这是深入交往的前提，并且要懂得赞美和关心别人，为交往打下良好的基础。

二、医护学生与医务人员的交往礼仪

实习环境是一个小的社会环境，环境中有各种关系的存在。医护学生自觉不自觉地在建立各种关系，如与医生的关系、与代教老师的关系、与护士长的关系、实习生之间的关系，以及与辅助科室工作人员、科室工人等的关系。良好的人际关系可以使医护学生在温馨怡人的环境中愉快地完成实习任务。

1. 医护学生与科室工作人员的交往礼仪

医护学生在实习过程中接触最多的老师是科室的工作人员，要圆满完成实习任务，必须拥有和谐的人际氛围。因此，医护学生要尊重科室的每一位工作人员，工作应积极主动。

（1）尊重护理老师。

医护学生要尊重护理老师，主要要注意如下几点：

① 良好的学习态度：医护学生应始终保持虚心、好学、勤快的态度，端正实习心态。

② 把握请教的时间与方法：不懂之处要虚心向老师请教，对老师的操作或讲解有异议时，注意询问的方式方法，避开病人，语气平和婉转，必要时先查找相关知识再请教。

③ 不过多评议老师：不评议老师学历，也不评议老师工作上的个别不当。

④ 正确对待表扬和批评：医护学生面对老师的表扬时，应坦诚反应，并表示谢意；面对批评时，要认真听取、自省；如是误解，应在恰当的时间给以解释，不可当面顶撞和争辩。

⑤ 实习组长做好小组管理工作：备好同小组同学的名单，做好组员考勤管理工作，为护士长分配任务并做好基本的准备，起到上传下达的桥梁作用。

（2）尊重医生和其他工作人员

① 尊重医生，但不盲目执行医嘱：尊重所有医生，对医嘱尤其是有疑问的医嘱和口头医嘱，要按照操作流程合法、合理地执行。

② 尊重科室工人：与科室工人交往时，不可指名道姓，更不可指手画脚、盛气凌人。自己的工作绝对不要推给他人，需要帮助时要以真诚的方式请求对方。

2. 医护学生与其他部门工作人员的交往礼仪

医院辅助科室及行政管理部门，也是医院重要的组成部分。医护学生与这些部门的人员交往时，必须保持合作的态度，以尊重为先，理解对方，做到举止文雅、宽容大方和以诚相待。

3. 实习生之间的交往礼仪

一个科室往往有很多医护学生，一名老师带多名医护学生是常有的事情，这些医护学生可能是同一所学校的，也可能来自不同的学校，融洽的同学关系有助于共同进步。

（1）换位思考，以礼相待。

医护学生要把所有的实习生都当作自己的同学和朋友，以礼相待，营造快乐的学习氛围。

（2）互助互学，共同提高。

医护学生之间，如遇典型病例应共同分析，经验教训要互相勉励，使实习收到事半功倍的效果。

（3）团队合作，大局意识。

在一起实习的医护学生像一个科室工作的同事一样，要注意培养团结精神、团队精神，注重协作才能获得更大的收益。

三、医护学生为病人服务时的基本礼仪

医护学生的实习离不开与病人的合作，病人及家属的配合程度直接关系着医护学生的实践机会和实习效果。许多病人从内心抵制医护学生，不愿意医护学生拿自己进行练习。医护

学生必须要搞好与病人的关系，要有大爱的精神，除了要了解体谅病人之外，还要学会忍耐；不妨多进行换位思考，把病人当作自己的亲人，若自己能给予帮助，就尽可能地给予帮助，从语言和行为上尊重他们。谦虚有礼，对病人关心体贴，提高日常服务质量，这样才能取得病人的信任和配合。

1. 服务礼仪的基本要求

（1）掌握病人的基本情况。

留心病人的教育背景、情绪状态；留心病人对疾病的认知程度、交流的期望值；留心自身的情绪，学会自我控制，为与病人的语言交流奠定基础。

（2）态度和蔼，减少纠纷。

避免使用刺激对方的语气、语调和语句；避免压抑对方情绪，刻意改变对方的观点；避免使用对方不易理解的专业术语；避免强求对方立即接受医护人员的意见。

（3）认真倾听对方诉说。

交流中，不抑制他们的诉说欲望，不武断地打断他们的诉说，多听病人及家属说话。

（4）传达信息准确无误。

及时准确掌握病人的病情、检查结果、治疗情况、医院费用以及心理状态，便于随时给予准确的解释。

2. 各部门医护学生的服务礼仪

（1）门诊导医礼仪。

门诊导医也是医护学生实习的内容之一。在现代化医院管理模式中，导医护士是一个必不可少的重要角色。导医护士的形象在一定程度上代表医院的形象，其日常工作的主要内容包括：导诊、咨询、观察一些突发应急情况、维持门诊秩序。得体的问候和灿烂的微笑，是导医护士的基本工作态度，它是医护学生与病人及其家属有效沟通的前提；恰当的引导，使病人合理快速就医，更能体现导医护士的基本业务能力。门诊导医需要注意以下几点：

① 外树形象：一个人的外在形象，重点体现在着装、化妆、举止和语言交流效果。目前，导医护士的服装颜色与款式已经不再单一，趋向于空姐式的着装，整洁、鲜明且便于识别；淡妆上岗，能够体现护士健康阳光的精神面貌；表情、举止应景应事，符合礼仪规范，更能彰显医院管理水平。

② 内强业务：高效解决病人的问题，是导医护士服务病人的最终目的。其前提是导医护士必须要熟悉门诊业务，其内涵应包括：自动挂号机的使用、就医流程、各科室分布、专业特色、辅助检查等。除此之外，还应了解社会其他医院的位置，不排斥病人的合理咨询。

③ 综合展现："站立、微笑、主动、流动"是导医护士的工作模式，并通过语言交流，把导医护士的"外美"和"内实"有机地结合起来，综合体现导医护士的内涵修养。①尊称为先：称呼老年人用"大爷""奶奶"为好，称呼中年人及年轻人用"你好"更恰当。②主动询问：问病情、问需要，判断急缓程度，合理导诊。③多给予帮助：多说一句、多看一眼、多帮一把、多送一步，交流时做到"眼到、手到、腿到、情到、神到"，体现导医护士对病人的真诚关心。④慎独精神：把工作当成事业来做，发挥慎独精神，保持工作的激情，多一份

责任感和使命感，避免"司空见惯、麻木不仁、病人急而我不急"的倦怠心理，切忌影响导医护士工作的质量。

（2）手术室、ICU医护学生的礼仪。

"恐惧和无助"是即将手术的病人和ICU病人的共同心理状态。医护学生在实施护理的过程中，应努力减少病人的恐惧，为其提供最大帮助。

① 随时遮盖病人和尊重病人：无论病人的神志是否清楚，都要随时遮盖病人，切忌将病人赤身裸体地暴露，这是对病人最大的不尊重。

② 不该说的话不说：如与工作无关的话，增加病人疑虑的话，以及惊讶的语气等都会增加病人的恐慌。

③ 减少噪音，多方面关心病人：在寂静的环境中，声音更加使人恐惧。手术室及ICU病房时常会有机器的正常低鸣音，要预先告知病人，避免引起恐慌，尽可能避免其他声音的产生，如开关门的声音、移动椅子的声音、推车的声音等，如有声音发生，应在轴节处及时上油，所有动作要轻缓。

④ 及时报告好消息鼓励病人：医护学生要把每一个好消息及时反馈给病人，增加其战胜疾病的信心。如"你的血压终于平稳了""手术非常成功""今天引流量少多了"等。

（3）病区医护学生的礼仪。

需要进一步检查和治疗的病人将住进病区。此时，病人的心情沉重，增加了许多不安情绪。病房医护学生应热情地接待病人，缓解病人的紧张心情，根据病人的情况，突出住院期间各阶段的礼仪服务侧重点，并将礼仪服务贯穿始终，建立良好的护患关系，帮助病人树立战胜疾病的信心。

① 接待病人入病区时的礼仪：病人入住病区时，接诊护士应执行"3S"程序（即专业化、标准化、简单化）。态度和蔼，减少病人的孤独、恐惧、紧张和焦虑，主动帮助病人拿行李，尽快安排病人到病床上休息。在病情允许的情况下，做好自我介绍、住院介绍（包括病区环境介绍、医院制度介绍、主治医生介绍、同室病友介绍等），尽快消除病人的陌生感。

② 护送病人出院时的礼仪：对于即将出院的病人，医护学生要表示祝贺并感谢病人对自己工作的支持，征求病人对护理工作的意见和建议；耐心指导病人出院后的家庭服药、饮食起居、健康锻炼，以及复查、咨询、随访等；热情送病人到病区门口或电梯门口，嘱咐病人多保重。道别时一般不说"再见"，可以用"记得按时复诊"等代替。

③ 护理操作时的礼仪：语言沟通与技能操作始终是一体的、同步的、不可分割的，护理操作中的礼仪规范不是千篇一律的，医护学生要因人、因景、因事来区别应用。

操作前的礼仪：轻声敲门后再送入病房，视情况关门。首先关切礼貌地向病人问好，适当询问病人的病情、心情等，用通俗礼貌的语言解释本次操作的目的、需要病人做的准备工作、操作过程中有可能出现的感觉等，以减少病人对操作的恐惧感，取得病人的合作。

操作中的礼仪：在操作过程中，如涉及病人隐私，应适时遮挡并注意保暖，及时与病人沟通，询问病人的感受，态度要和蔼与真诚，通过言谈、表情和体态语言来显示对病人由衷的关心。

操作后的礼仪：操作结束后，及时嘱咐、安慰、询问病人，了解病人的感受及操作效果，嘱咐相关的注意事项。尽快安置好病人的体位，对造成病人痛苦的操作，应及时给予安慰。

对病人的合作，医护学生应诚恳地表达谢意。

④ 日常护理中及时沟通：病人住院期间，病情变化、治疗方案变化等均要及时与病人沟通。如有创检查及风险处置前的沟通、静脉输液改为口服药前的沟通、贵重药品使用前的沟通、发生欠费且影响病人治疗前的沟通、急危重症病人病情转归的沟通、术前沟通、术式变更前沟通、输血前沟通、医保目录以外诊疗项目及药品使用前的沟通等。

⑤ 从容应对病人不礼貌的行为：以不争吵、不冲突为前提，如自身有过错，应先主动道歉。如病人发脾气，待其平静后再做婉言解释；如病人举止轻浮，甚至动手动脚，医护学生的态度要严肃，并迅速回避，如果情节严重，应立即向老师报告。

（4）社区医护学生的礼仪。

社区卫生服务中心（服务站）是近几年来国家推广的一项基层卫生服务模式。由于社区的服务对象、服务方式、服务范围与医院不尽相同，所以在礼仪方面的要求也不尽相同。站内的服务礼仪基本上同医院门诊的服务礼仪，深入家庭的服务是医院少有的工作。一般来说，医护学生不单独进入病人家庭，随老师进入家庭服务时，应遵守社区服务的礼仪规范。

① 非急诊病人最好提前预约：社区护士在进行家庭访视，建立家庭健康档案，开展健康教育、保健指导、家庭护理等活动时，最初不易得到认同，所以家庭访视之前最好预约，不要贸然访视。医护学生要随带教老师一起访视病人，不要单独行事。

② 正确佩戴胸卡，主动介绍自己：胸卡是识别医护工作人员的重要标志。护士必须正确佩戴胸卡，同时恰当称呼病人及家属，主动介绍自己和随行的医护学生，要开门见山说明自己的来意、目的和大约需要的时间，取得信任，请求家庭的配合。

③ 充分注意进入家庭后的礼仪：按照主人指定座位落座，和主人说话时前倾身体，不可挪动主人的物品；如果需要进入卧室、书房、卫生间、厨房等评估环境时，一定要征得主人的同意；不能表现出对家庭某一成员特别热情，以免被其他家人误解。

④ 家访频度和时间合适，不扰乱居民生活：频度合适，有家访的必要时再进行家访，做受欢迎的医务人员；时机合适，不干扰居民正常生活，不要太早，也不能太晚，更不要在居民吃饭时进行家访，给居民造成不必要的麻烦；严控时间长度，适时告辞，以免居民疲劳。

⑤ 细节体现专业素养：耐心倾听慢性病人的近期健康状况、用药情况等，细听细问，不打断对方；病人行进不便时要及时相助；冬天接触病人身体时，要先将手搓热；护理操作要认真、细致、规范，着力的轻重、范围大小要适当；注意观察每一位家庭成员的反应，有利于发现潜在信息。这些形体语言、行为细节，可消除病人焦虑，减少紧张情绪，增加病人信任感。

3. 护理特殊病人的礼仪

（1）护理老年人的礼仪。

① 语气、语速、音量要适当：老年人听力下降，反应较慢，医护学生与老年人交流时应用缓和语气，语速要放慢，声音适当放大。

② 适当给老人展现能力的机会："不服老，担心被遗忘、被嫌弃"是老人的普遍心理，医护学生帮助老人时一定要征得同意，如帮助他穿鞋子、扶他走路等，适当提供机会，让老

人展现他的能力。但是对潜在的危险要有预见性，如老人的平衡力差，膝关节力量弱，容易跌倒。

③ 耐心听老人述说：老人喜欢说自己难忘的生活经历和患病过程等。如果时间允许，医护学生要诚恳耐心地倾听老人述说，以便取得信任，同时要多说话，与老人沟通互动，表达尊重。

（2）护理儿童的礼仪。

① 医护学生要有"慈母心"：儿童渴望被关爱呵护，医护学生在治疗护理陪同孩子玩耍时，要充分展现女性的母爱，态度和蔼可亲，以取得患儿的信任和合作。

② 鼓励与夸奖相结合：儿童依赖大人但又想表现自己的能力。医护学生要经常使用夸奖的语言，给患儿表现能力的机会并鼓励他，这样有助于提高患儿的独立能力。

③ 非语言沟通的合理应用：儿童的语言表达能力、理解能力、个人爱好等随年龄的不同有很大的差异。医护学生应根据情况适当使用非语言沟通，如微笑、抚摸，甚至"扮鬼脸"等。但应注意患儿的年龄，年龄较大的儿童对这些会比较反感。

④ 营造适合儿童的温馨环境：充分利用色彩理论，在力所能及的范围内营造温馨的治疗环境。如墙壁上的卡通画、可爱的贴花、涂鸦区、小礼物等，这些都可以给患儿带来愉悦的心情。

（3）护理残障病人的礼仪。

与残障人员交往时，要坚持"尊重认知方式、理解心理特点、热情对待、适度帮助"的原则。残障人员的认知方式与常人不同，如听力和语言残障人员用"眼睛和手代替听"，视力残障人员用"耳朵代替看"，上肢残障人员常用"脚代替手工作"。他们因生活的不便，多有自卑和孤独感，患病会加重他们"绝望、无能为力"等心理问题。残障人员对周围人的反应很敏感，若对他们视而不见、冷眼旁观或过度关注，都会使他们感觉不舒服，与他人交流时，要避免使用"残疾""瞎子""哑巴"等词语，掌握好交流的方式，并在生活中给予适度的帮助。

① 不要轻易移动病人的轮椅、拐杖或假肢：对肢体残障者来说，轮椅、拐杖、假肢是他们肢体的一部分，不要轻易抚摸、倚靠他们的轮椅、拐杖，也不要轻易移动，不要对假肢好奇，避免引起反感和恐慌。给予帮助时要事先征得同意，如帮助乘坐轮椅的人通过不平的地面，整理卫生需要移动轮椅和拐杖时，要放在他们能看到的地方，整理后及时放回原位。

② 不要俯视和触摸病人：与坐轮椅病人交流时可采取面对面的坐位，保持视线的同等高度；不抚摸病人、不拍病人肩膀，因为这些动作更强调病人的弱势地位。

③ 理解病人的情绪宣泄：残障者情绪波动较大，当他们发脾气时，医护学生要理解避让，及时适当地进行安慰和劝导，待他们心情平静后再进行护理操作。

④ 以正常的心态看待发育畸形的病人：发育畸形者最担心人们用异样的眼光看他们。医护学生不要出现惊讶的语气和眼神，更不要过分关注畸形的部位。除工作需要外，交流中避免病人敏感的话题。

（4）护理肿瘤病人的礼仪。

① 敬佩态度乐观的病人：对已经知道病情仍然乐观的病人，护士应适时鼓励和赞扬，表达敬佩之情，使病人感到生存的价值。

② 鼓励情绪低落的病人：对情绪低落的病人，医护学生应帮其分析有利的条件，正面鼓

励病人，增加其战胜疾病的信心。

③ 正确对待不知情的病人：如果病人不知病情，家属要求保密，医护学生应尊重家属意见，含蓄对待病人的询问。如"虽然没有最后明确的诊断，我们会采取最有效的方法积极治疗和护理，以免延误你的病情等"。

（5）护理外籍人员的礼仪。

① 尊重为本：尊重是礼仪之本，主要包括两个层面的意思：其一是自尊，强调自尊自爱，医护学生有责任、有义务维护自己的国格和人格，唯有这样才能受到外宾的真正尊重。自尊要体现在方方面面，如仪表仪容、言谈举止、职业素养以及外事纪律等。其二是尊重他人，即尊重对方，尊重对方的方方面面，不能失礼于人。

② 了解对方的习惯：只有了解对方的习惯，才能做到全方位尊重对方。一般要了解对方生活生长的环境，如来自哪个国家、哪个区域以及他们的信仰习惯等。例如致意习惯，国际交往常用握手礼，有些国家行鞠躬礼、双手合十礼、脱帽礼；称谓习惯，国际常用称呼为先生、夫人、小姐；宗教信仰与认识习惯，如佛教国家不能摸小孩的头，而中国人摸小孩的头表示喜爱；对数字、颜色、花卉、动物等的忌讳。

③ 护理理念的差异："平等性"在外籍人员的理念中显得尤为重要。如中国传统观念中，呵护儿童、照顾老人是应该的；而在外籍人员看来，对待儿童、老年人都要像对待正常成年人一样，充分尊重他们的意愿，不可随意抚摸儿童的头面部或抱抱可爱的孩子，也不可随意伸搀扶老人，以免引起"侵权""有损体面"的误会。

项目十二 求职应聘的基本礼仪常识

学习目标和任务

【目标】

1. 熟悉书面求职资料写作技巧和注意事项；
2. 掌握医护学生求职面试时的礼仪要求；
3. 了解求职礼仪的概述。

【任务】

1. 能独自制作一份面试的个人简历；
2. 能在求职活动中自如地展示自我形象；
3. 培养能尽快适应社会和工作岗位的能力。

目标实践

当今社会，面试已成为一种必然趋势，求职者的形象给面试官印象的好坏常常关系到求职的成败。所以，求职礼仪至关重要。

任务一 求职礼仪的概述

一、求职礼仪的概念

求职礼仪是公共礼仪的一种，是发生在求职过程中的一种社交礼仪，即求职者在求职过程中与招聘者单位接待者接触时，应表现出的礼貌行为和仪表形态规范。它具体体现在求职者的仪表、仪态、言谈、举止，以及应聘者的书面资料方面。

二、求职礼仪的特点

1. 求职礼仪具有广泛性

我国有着极其富有的劳动资源，每年都有大量的新增人口以及大专院校毕业生源源不断地融入求职大军。在今后相当长的时期里，会有越来越多的人为实现自己的社会价值、为实现人生目标、为了生计走进劳动力市场。

2. 求职礼仪具有时机性

求职具有很强的时机性。尽管求职者与招聘方接触之前做了大量的准备工作，但面试结果却仅在双方接触的短暂时间里决定，尤其是面试求职，往往一个简单的照面，求职的成败就已成定局。所以，要想在众多的应聘者中脱颖而出，把握好第一次见面机会至关重要。

3. 求职礼仪具有目的性

招聘、应聘双方的目的都非常明确。招聘方的目的是招聘那些综合实力强的人员。招聘者通过对求职者的仪表、言谈、行为礼仪的观察，形成第一印象，并把这些作为是否录用的重要条件。求职者的目的更为直接，希望在短暂的时间里给招聘方留下最佳印象，促使面试成功。

三、求职礼仪种类

求职的形式根据招聘单位的机制、工作性质、招聘形式等分为多种类别。概况地讲，大体分为三种形式：书面求职礼仪、面试求职礼仪和网络求职礼仪。三种形式可以单一出现，也可以综合出现。

任务二　求职应聘的礼仪

一、书面求职礼仪

1. 书面求职资料

书面求职材料包括个性化封面、学校简介、学校推荐表、成绩表、各种有效证件（各类证书以及各种获奖证书）的复印件，以及个人简历表等。其中的个人简历表，一般附在求职信后面，用最简洁的形式介绍自己的经历。包含的信息量比求职信大，可分为表格式和文字式，内容通常包括介绍个人情况、说明本人求职目标、参考性资料。

（1）个人情况。

姓名、年龄（出生年月）、性别、籍贯、民族、学历、政治面貌、身体情况、家庭地址、联系电话等。可制成表格，在右上角处贴上近期免冠半身正面照片，彩色为佳。一张精神饱满、充满青春朝气的照片会帮你瞬间赢得用人单位青睐。

（2）求职目标。

即求职意向或个人期望的工作职位。可以与个人特长、奋斗目标等结合。

（3）参考性资料。

学业资料（就读学校，所学专业，外语、计算机掌握程度，普通话水平等级以及其他各类资格证书）、个人履历（个人从高中至就业前经历、上学的时间，适当突出大学阶段的社会工作和社会实践活动等）、所获荣誉（三好学生、优秀学生干部、专项奖学金）、爱好特长、学校推荐表（学校会给每个合格的毕业生发一份推荐表，并在推荐表上客观地写上各位同学在校的表现）、成绩表等。

2. 求职信的书写

求职信一般分为开头、主体和结尾三部分。

（1）开头部分。

包括称呼、问候语、求职缘由和意愿等。

① 称呼要得体、准确、礼貌：良好的第一印象，对求职信件的最终效果有着直接影响。一般来说，收信人应该是单位里有实权录用你的人。要注意此人的姓名和职务，书写要准确。若是首次接触，对用人单位有关人员的姓名不熟悉，可以在求职信件中直接称职务头衔。

② 问候要真诚：抬头之后的应酬语（承启语）起开场白的作用。无论是经常通信还是首次接触，信的开头都应有问候语。问候语可长可短，即使短到"你好"两字，也体现出写信人的一片真诚。问候要切合双方关系，交谈不宜言深，以简洁和自然为宜。

（2）主体部分。

正文是书信的主体，包括求职资格、工作经验、相关社会经历、个人素质等，以内容清楚、叙事准确、文辞通畅、字迹工整为原则，另外还要谦恭有礼，即根据收信人的特点及写信人与收信人的特定关系进行措词（包括敬语谦词的选择、语调的掌握等）。

（3）结尾部分。

再次表明诚意，请求对方给予商谈机会，并且要正确使用祝颂语。祝颂语一般分两行书写，上一行前空两格，下一行顶格。可以套用约定俗成的句式，如"此致敬礼""祝你健康"之类。最后，要署上写信人的名字和写信日期，为表示礼貌，可写"求职者"或"你未来的部下"。名字之下，选用适当的礼告敬辞，如对尊长，在署名后"敬启""肃上"等；对平辈，在署名后如"谨启""敬上"等。

3. 书面求职资料的写作技巧和注意事项

（1）语言精练、重点突出。

写求职信前要明确自己的优势与用人单位的兴趣。用人单位在短时间内接到大量求职信，应使用简洁明快、开门见山的语言，让对方迅速了解你的意向与优势，重点突出能引起对方兴趣的内容。

（2）谦虚有度、用词恰当。

不可狂妄自大也不可妄自菲薄，实事求是地对自己做出准确评估，恰如其分地表现自己。

（3）富有个性，敢于创新。

写求职信时，可参照他人"模板"，这种求职信省时省力，但缺乏针对性，所以要充分发挥自己的潜在能力。如果有明确的目标也熟知某一具体职位，认为自己完全有能力胜任，可以根据用人单位的性质和需求，把求职信写得富有创意、感染力和说服力，以多元化的思考方式给对方留下深刻印象，引起用人单位兴趣。

（4）实事求是、真诚可信。

了解对方实际需要，以情动人、以诚感人；实事求是，言出肺腑；优点要光大，缺点不隐瞒；恭敬而不自卑，自信而不自傲。

（5）篇幅适宜、不断完善。

求职信不宜过长，应考虑用人单位的精力和时间，一般控制在 800 字左右，避免错字和别字的出现。写好后应反复推敲并检查，不断完善。外观整洁、格式规范、字句工整、语句精练。

二、求职面试礼仪

护士可以通过参加招聘会、借助学校的就业指导部门、到用人单位毛遂自荐或者利用网络等方式获得就业机会。其中面对面的交流是求职者在求职过程中一个富有技巧的重要环节，应从每个细节打造自己的形象，将自己的能力、素质和性格特征等综合地展现在招聘者面前。因此要做好全方位的准备，注重礼仪规范，举止得体大方，为求职成功打好基础。

1. 面试前的准备

（1）充分准备，缓解压力。

首先，要对自己做出一个正确的定位，选择与本人实力相当或相近的择业目标。其次，通过各种渠道查找有关用人单位的信息，以及他们期望职工在这个特定的岗位上应该具有的素质。最后，设计良好的个人形象，着装要与肤色搭配，可选择与用人单位着装相似的服饰，以给对方一种亲切感。不要过于暴露或性感，切忌佩戴过多饰品，注意保持好个人卫生。

（2）恪守时间，准时到场。

守时是职业道德的一个基本要求，提前 10～15 分钟到达面试地点，熟悉环境，稳定心神。如果面试迟到，会被视为缺乏自我管理和约束能力，即缺乏职业能力，给面试者留下非常不好的印象。如果路程较远，对面试地方不熟悉，可提前做好准备，早到 30 分钟，甚至 1 个小时。但早到后，不要提早进入办公室和出现在面谈地点。提前半小时以上到达会被视为没有时间观念，或者使聘用者觉得很不方便。求职者面试时不应由亲友陪同面试，避免给人留下不成熟的印象。

2. 面试中的礼仪

（1）耐心等待，彬彬有礼。

到达面试地点后应在等候室耐心等候，并保持安静及正确的坐姿。如果单位准备了相关的介绍材料，应该仔细阅读了解其情况，也可自带一些试题重温。不要来回走动显得浮躁不安，也不要与别的面试者聊天。在接待室恰巧遇到朋友或熟人时，不可旁若无人地大声说话、笑闹、吃口香糖、抽香烟、接电话。

（2）微笑致意，坐立有相。

进门前先敲门，准入后方可进入，进入房间后轻轻将门上。保持自信和自然的笑容，可以帮助你放松心情，令面试的气氛变得更融洽愉快，也可令考官认为你充满自信，能面对压力。向面试人员问好，鞠躬或行点头礼然后介绍自己。待主考人邀请时才能礼貌地坐下，坐的时候要保持笔直。身体语言要大方得体，不可翘腿、左摇右摆、双臂交叠胸前、单手或双手托腮。

（3）交谈有法，讲究实效。

谈话时要与考官有恰当的眼神接触，给主考官留下认真的印象，点头不可太急，否则会给人留下不耐烦及想插嘴的印象。注意倾听是交谈的重要礼节，既表示对对方的尊重，同时也能使自己获得更多的信息，以调整自己谈话的内容。谈话时切忌东张西望，此举有欠缺诚意之嫌。不太明白主考人的问题时，应礼貌地请他重复。陈述自己的长处时，要诚实而不夸张，要视所申请职位的要求，充分表现自己有关的能力和才干。不懂得回答的问题，不妨坦白承认，切忌不要乱讲，给人留下不好的印象。面试过程中不要打断主考人的话，主考人可能会问你一些与职位完全无关的问题，目的在于进一步了解你的思考能力及见识，不要表现出不耐烦或惊讶的神态，以免给用人单位留下一个太计较的印象。切忌因主考人不赞同你的意见而惊慌失措，部分主考人会故意反对应聘者的意见，以观察他们的反应。尽量避免中英文夹杂，尽量少用语气助词，避免给主考人一种用语不清、不认真、缺乏自信的感觉。讲错话要补救，在讲错话之后，不要放弃，必须重新振作，继续回答其他问题。回答内容要求实，不要过于自谦；回答范围要适度，不要言过其实；回答问题要具体，不要满口套话。

（4）适时结束，保持风度。

当面试者说出"你的情况我们已经了解了""谢谢你对我们工作的支持"等时，求职者应起身站好，面带微笑诚恳致谢、礼貌告别。

3. 面试后的礼仪

（1）及时致谢，加深印象。

面试后表示感谢是十分重要的，因为这不仅是礼貌之举，也会使主考官在作决定之时对你有印象，增加求职成功的可能性。一般在面试后两天内，可给招聘人员打电话或写信致谢。感谢电话要简短，最好不要超过两分钟。感谢信要简洁，最好不超过一页。感谢信的开头应提及你的姓名及简单情况。然后提及面试时间，并对招聘人员表示感谢。感谢信的中间部分要重申你对该公司和该职位的兴趣，增加些对求职成功有用的事实内容，尽量修正你可能留给招聘人员的不良印象。感谢信的结尾可以表示你对自己的素质能符合公司要求的信心，主动提供更多的材料，或表示能有机会为公司的发展壮大做出贡献。

（2）适时联系，善于总结。

一般情况下，每次面试结束后，考官都要进行讨论和投票，然后送人事部门汇总，最后确定录用人选，可能要等3~5天。求职者在这段时间内一定要耐心等候消息，不要过早打听面试结果。在面试两周后或在主考官许诺的通知时间到来时，若还没有收到对方的答复，应立即联系招聘单位或主考官，询问是否已作出了决定。应聘中不可能个个都是成功者，如在竞争中失败，不要气馁。总结经验教训，找出失败的原因，并针对这些不足重新做准备，收拾心情，全身心投入下一次面试，期待下一次的成功。

项目十三　护士礼仪的实训指导

目标任务

【目标】

1. 掌握护士礼仪的实训目的和方法；
2. 熟悉护士礼仪的评价要点。

【任务】

3. 学会创设情景，加强护士相关礼仪练习；
4. 能在日常生活和工作场所熟练运用护理礼仪，提升医护学生形象。

任务一　护士日常社交礼仪训练

【实训目的】

1. 学会针对不同身份的交往对象选择合适的称谓。
2. 学会介绍、递送名片、握手等的正确方式。
3. 针对不同场合选择不同致意方式。

【实训准备】

1. 学生准备：穿着护士服，衣帽整洁、发式规范。
2. 物品准备：名片。
3. 环境准备：在教室进行。

【实训方法】

1. 教师演示讲解：教师按照礼仪要求逐一演示递送名片及握手的方式，讲解称谓、致意，介绍礼仪的要点和细节。

2. 分组训练：每6~8人一组，进行分组练习。

3. 随机抽取小组表演，其他同学观看并指出不足。

4. 教师归纳总结。

【评价要点】

1. 学习态度：着装整齐、态度认真严谨并一丝不苟。

2. 能力发展：能够准确运用所学的基本交往礼仪，并且形成正确的礼仪行为。

3. 情感表达：语言和蔼可亲并在交往中表现出友善真诚的态度。

任务二　医护学生校园礼仪训练

一、课堂礼仪

模拟一堂课：请同学扮演老师、班长和其他学生，注意体现正确的课堂礼仪。

【实训目的】

1. 通过练习，掌握课堂礼仪的基本知识以及注意事项。

2. 能熟练地把礼仪融入课堂中。

3. 学会观察他人的表演，找出不足之处。

【实训准备】

1. 学生准备：扮演老师、班长、学生等角色。

2. 物品准备：课堂基本用品。

3. 环境准备：以班级为单位设计一个模拟现场。

【实训方法】

1. 每 10 人为一组，先讨论如何展开情境，扮演老师、班长、学生角色；其他同学观看，轮流练习体验。

2. 随机抽取小组表演，其他同学观看并指出不足。

3. 教师归纳总结。

【评价要点】

1. 学习态度：是否以认真的态度对待训练。

2. 技能掌握：是否将理论与实践有机结合。

3. 职业情感：在情景练习过程中，是否严肃认真。

4. 团队精神：练习过程中是否积极参与、团结互助、相互指导、共同协作。

二、交往礼仪

某天中午，你最好的朋友来你的宿舍找你借钱买书，可是不巧你的钱只够你自己买书了，你要怎么和他解释呢?

【实训目的】

1. 通过练习，掌握与同学交往礼仪的基本知识、注意事项。
2. 能熟练地把礼仪融入日常生活中。
3. 学会观察他人的表演，找出不足之处。

【实训准备】

1. 学生准备：角色扮演。
2. 环境准备：以班级为单位设计一个模拟现场。

【实训方法】

1. 每 10 人为一组，先讨论如何展开情境，角色扮演；其他同学观看，轮流练习体验。
2. 随机抽取小组表演，其他同学观看并指出不足。
3. 教师归纳总结。

【评价要点】

1. 学习态度：是否以认真的态度对待训练。
2. 技能掌握：是否将理论与实践有机结合。
3. 职业情感：在情景练习过程中是否严肃认真。
4. 团队精神：练习过程中是否积极参与、团结互助、相互指导、共同协作。

三、公共场所礼仪

你来到自习室，发现已经没有空余的位置了，可有一名同学为他没有来的同学占了空位，你要怎么做才能让他把空位让给你呢？

【实训目的】

1. 通过练习，掌握公共场所礼仪的基本知识、注意事项。
2. 能熟练地把礼仪融入生活中。
3. 学会观察他人的表演，找出不足之处。

【实训准备】

1. 学生准备：角色扮演。
2. 环境准备：以班级为单位设计一个模拟现场。

【实训方法】

1. 每 10 人为一组，先讨论如何展开情境，角色扮演；其他同学观看，轮流练习体验。
2. 随机抽取小组表演，其他同学观看并指出不足。
3. 教师归纳总结。

【评价要点】

1. 学习态度：是否以认真的态度对待训练。

2. 技能掌握：是否将理论与实践有机结合。

3. 职业情感：在情景练习过程中是否严肃认真。

4. 团队精神：练习过程中是否积极参与、团结互助、相互指导、共同协作。

任务三　护士仪容礼仪训练

一、表情仪容的训练

面部表情是仅次于语言的一种交际手段。在临床工作中，护士一定要学会正确地运用表情。在千变万化的表情中，目光和微笑的运用是至关重要的。

1. 目　光

目光是面部表情的第一要素。一双眼睛能传递出喜、怒、哀、乐不同的情感。在人类的五种感觉器官眼、耳、鼻、舌、身的信息量中，眼睛占到 70%。护士在工作中，要善于用眼睛表达理解和爱心，同时也要学会用心观察对方的目光，根据对方的真实态度调整自己的交流方式，以求得好的沟通效果。

【实训目的】

1. 通过练习，掌握目光交流的时间、角度、部位。

2. 能熟练地运用目光表达自己的情感、意愿。

3. 学会观察、解读他人的目光，以便更好地满足其需求。

【实训准备】

1. 环境准备：业余时间可以在教室或寝室进行练习。实训课应模拟病房环境，使之清洁、安静、明亮、宽敞。

2. 物品准备：肌肉注射所需物品以及测量体温、脉搏、呼吸、血压所需物品。

3. 学生准备：为病人操作时应着护士服，仪表端庄，衣帽整洁。

【实训方法】

1. 课余时间练习：① 每天用 5～10 分钟的时间，对着镜子静坐，戴上口罩欣赏自己的目光，让镜中的眼睛与你的眼睛交流；② 与同桌相互对视、沟通、交流，试着用目光表达自己的喜、怒、哀、乐，可相互点评。

2. 实训课应以小组为单位，进行情景练习：如护士为病人测体温、脉搏、呼吸、血压时的沟通与目光交流；为病人做肌内注射时的沟通与目光交流等。

3. 每位同学都要写出训练体会。

【评价要点】

1. 学习态度：是否以认真的态度对待训练。

2. 技能掌握：是否将理论与实践有机结合。

3. 职业情感：在情景练习过程中是否严肃认真，是否关心、体贴病人。

4. 团队精神：练习过程中是否积极参与、团结互助、相互指导、共同协作。

2. 微　笑

微笑是美妙的社交语言，能创造出交流与沟通的良好氛围，表现人际关系中友善、诚信、谦恭、和蔼、融洽等最美好的感情因素。微笑服务不仅是一种礼貌的体现，也是一种劳动方式，是护士以真诚态度取信于病人的重要方式，一个微笑、一份关怀很简单，但需要我们每天重复去做。护士更应该懂得施爱和微笑，懂得微笑在病人身上所产生的神奇效果。微笑是可以训练养成的。

【实训目的】

学生通过练习，寻找自己最自然和最美好的笑容，久而久之定格在脸上，让其变成自己习惯性的微笑。

【实训准备】

1. 环境准备：业余时间可以在教室或寝室练习。实训课应模拟病区环境，使之清洁、安静、明亮、宽敞。

2. 学生准备：为病人操作时应着护士服，仪表端庄，衣帽整洁。

【实训方法】

1. 课余时间练习：

（1）练习微笑基本方法：每天用 5～10 分钟的时间，放一首自己喜欢的欢快、跳跃、节奏明快的乐曲，静坐在椅子上，集中精力，沉浸于欢快的乐曲中，放松面部肌肉，然后让嘴角微微向上翘起，让嘴巴成为弧型，发"一"音，让发自内心的微笑能够自然流露。

（2）练习眼中含笑法：取厚纸一张，遮住眼下边部位，对着镜子，心里想着那些最让人高兴的事情，使笑肌抬升收缩，鼓起双颊，嘴角两端做微笑口型，这时你的双眼就会呈现出十分自然的表情。然后再放松肌肉，眼睛恢复原样，但目光仍旧脉脉含笑，这时就是眼中含笑。

2. 实训课以小组为单位进行情景练习：护士面带微笑地问候新入院的病人并为病人介绍病区情况等，最后请同学点评。

3. 每位同学都要写出训练体会。

【评价要点】

1. 学习态度：是否以认真的态度对待训练。

2. 技能掌握：是否将理论与实践有机结合。

3. 职业情感：在情景练习过程中是否严肃认真，是否关心、体贴病人。

4. 团队精神：练习过程中是否积极参与、团结互助、相互指导、共同协作。

二、基本化妆技巧

护士（女性）作为职业女性，不可能每天有足够的时间去从容地装扮自已，但应追求自然清雅的淡妆效果，掌握简易化妆法是很有必要的。

【实训目的】

1. 熟练掌握工作妆的化妆方法及技巧。
2. 能结合自身特点，恰当地为自己设计工作妆。
3. 掌握不同护士发式的梳理和妆饰。
4. 具有严谨的工作态度，尊重病人，培养交流的习惯。

【实训准备】

1. 环境准备：配套有化妆镜、暖光源的化妆实训室。
2. 用物准备：

① 化妆用品：爽肤水、护肤液或面霜、粉底、眼线笔、眼影膏或粉、眉笔、唇线、口红或唇膏、胭脂、化妆棉、眼影刷、面巾纸等。

② 头发修饰用品：发网、带花发网、发卡和皮筋等。

【实训方法】

1. 面部化妆技巧

（1）操作示范：教师演示化妆步骤或播放录像。

① 洁面护肤：用温水洗净脸部及颈部并擦干，用化妆棉蘸爽肤水，轻轻拍打脸部及颈部，再轻抹一层护肤液或面霜。

② 上粉底：选用与自己肤色接近的粉底霜（液）或粉饼，用点、按、压、揉的手法，均匀地涂在面部及颈部。

③ 固定粉底（定妆）：用透明的蜜粉或同色的蜜粉固定粉底，减少粉底的油光感，防止妆脱落和走形。

④ 画眼线：眼线应画得紧贴眼睫毛，画上眼线时，应从内眼角向外眼角方向画；而下眼线应从外眼角向内眼角画，并在距内眼角约三分之一处收笔，内眼角不画，重点晕染眼尾。

⑤ 涂眼影：护士化工作妆最好选用浅咖啡色眼影，用眼影棒或眼影刷蘸眼影色，沿着睫毛边缘，于眼尾向眼内角方向四分之一处涂抹，注意靠近外眼角可涂得稍浓些。

⑥ 描眉：眉毛化妆的关键是要选好眉头、眉峰和眉梢。一般描眉要做到两头淡中间浓，最后用眉刷轻刷双眉，使眉毛显得自然。

⑦ 画唇线和涂口红：可根据个人的五官比例，用唇线笔勾画出理想的唇形轮廓，然后再涂口红。护士工作妆的口红以浅色和鲜艳度低的颜色为佳，显示出护士健康红晕的气色即可。上唇应从两侧向中间涂口红，而下唇则从中间向两侧涂，涂完口红后，用纸巾吸去多余的口红，并检查牙齿上有无口红痕迹。

⑧ 上腮红：晕染腮红应根据个人脸型来确定，胭脂应与眼影、口红颜色同一色系，以体

现妆面的和谐之美。擦腮红的部位以颧骨为中心，长脸要横着擦，圆脸竖着擦，腮红要向脸部原有肤色自然过渡。

⑨ 检查修补：化完妆后，要看左右面部妆容是否对称、过渡是否自然、整体与局部是否协调，对不完善之处要进行修补，从而使化妆效果更加完美。

（2）分组训练：将学生分为两人一组，相互练习化妆技巧，并由师生共同选出若干名同学进行点评。

（3）技能练习内容及要求：面部化妆的效果以清新自然为佳，给人以素雅、清新、健康的感觉。要求既能掩饰面部某些缺陷和提亮肤色，又不显出有过度上妆的痕迹。

2. 头发修饰

（1）选出长发的学生，由教师指导学生学习用网套盘发的方法，按护士工作要求梳理发型。

（2）分组训练：两人一组，头发梳理整齐盘起并且要求不散落碎发。

（3）相互纠错：相互之间看是否符合要求，相互纠正。

【评价要点】

1. 学习态度：是否以认真的态度对待训练。
2. 技能掌握：是否将理论与实践有机结合，独立完成整个过程。
3. 职业情感：是否理解护士淡妆上岗的意义。
4. 团队精神：练习过程中是否积极参与、团结互助、相互指导、共同协作。

任务四　护士工作服饰训练

【实训目的】

1. 掌握各种护士工作服装的穿着方法。
2. 学会戴燕帽、圆帽和口罩的正确方法。
3. 具有快速整理服饰的能力，养成保持整洁的良好习惯。

【实训准备】

1. 环境准备：模拟护士更衣室及护士站、手术室、监护病房等环境，要求环境整洁、宽敞，物品放置有序，仿真效果佳。
2. 用物准备：有醒目的指示标牌的护士更衣室及护士站。

① 护士更衣室：设置穿衣柜及护士服悬挂处，挂有普通病房服装、儿科护士服装、监护病房服装、手术室服装、护士帽（圆帽及燕帽）、工作牌、口罩、护士鞋、穿衣镜、梳子、发花、发卡。

② 监护病房：设置更衣室，监护室门口设置清洁区域、室内换鞋或套鞋套区域。

③ 手术室：门口设置更衣室，更衣室外设清洁区域，可设置多个小柜，内放手术室的鞋，通过清洁区域可进入洗手区、无菌区。

3. 学生准备：仪表端庄、大方，淡妆，修剪指甲，不可戴首饰。

【实训方法】

1. 训练内容：普通病房、监护病房、手术室的护士着装礼仪，护士举止以及仪容礼仪。

2. 案例资源：

（1）普通病房与急诊室护士服装礼仪案例：小刘为长发；小王为短发。两人均为某医院护士，清晨上班进入更衣室，更换护士服，戴护士帽，换护士鞋，面对穿衣镜将服饰整理好后来到护士站交接班。

（2）监护病房护士服装礼仪案例：小李，监护室护士。清晨上班进入更衣室，更换监护室服装，换护士鞋，进入指定区域工作。

（3）手术室护士服装礼仪案例：小陈，某医院手术室护士。进手术室内更衣室，更换隔离衣、帽和口罩。更衣后在清洁区域内穿手术室的鞋，然后进入洗手区，洗手后进入无菌区，更换无菌手术衣。注意换好手术衣后两人必须背对背移动，保持无菌区城不被污染。

3. 训练指导：以小组为单位，采取组长负责制。教师提出要求，学生进行分组练习。

4. 情景训练要求：

（1）普通病房与急诊室护士更换护士服装时，选择型号大小合适的服装及鞋帽；更换手术室服装时应注意结合护理职业要求，遵守无菌观念。

（2）着装时正确掌握化淡妆的技能及合理运用肢体语言。

（3）掌握护理服饰中的礼仪要求。

【实训要点】

1. 学习态度：练习过程是否严谨认真，是否按要求完成训练内容；情景设计是否合理；着装是否整齐。

2. 能力发展：面容及表情是否得体；举止是否文明与规范；着装是否体现端庄稳重的职业素质。

3. 创新意识：学生在进行情景表演过程中是否有新意并与所饰角色是否相宜。

4. 职业情感：训练中是否精神饱满；是否热爱护理职业，是否有职业自信感和职业满足感。

5. 团队精神：小组成员是否积极参与；是否认真完成实验内容；是否体现职业精神风貌。

任务五　护士举止礼仪训练

【实训目的】

熟练掌握工作中常见的举止礼仪规范。

【实训准备】

1. 用物准备：治疗盘、病历夹、治疗车、止血钳、椅子。

2. 环境准备：环境清洁、安静、仿真性强的模拟病房。

3. 情境准备：要求学生仪表端庄大方、着装规范、精神饱满。模拟医院临床病房环境的实际情况，按训练要求，自行设计工作情境，分配扮演角色，安排合理的工作情境，完成训练内容，达到熟练掌握工作中的举止礼仪的目的。

【实训方法】

1. 训练内容：引导指示、端治疗盘、持病历夹、推治疗车、递接物品、搬放椅子等。

2. 训练指导：以小组为单位，实行组长负责制，教师对练习内容进行讲解和分析，指导每组学生进行工作中常用举止礼仪的规范练习，教师提出要求，根据学生练习情况进行个别指导。

3. 训练要求：

（1）引导指示：要求护士在引导患者时做到举止文雅、稳重大方，引导者要注意与被引导者做适当的交流，指示时手势动作宜亲切自然。

（2）端治疗盘：要求举止自然，操作规范，持物稳妥，整个过程中不可违反无菌操作原则。

（3）持病历夹：要求举止自然，持物稳妥，行走过程中不要甩动病历夹。

（4）推治疗车：要求举止自然，车辆控制平稳，车上物品安放稳当，行走过程中要防止物品晃动跌落。

（5）递接物品：要求举止自然，双手或右手递接，锐利部分朝向自己。

（6）搬放椅子：要求举止自然，椅背夹于手臂与身体之间。

【评价要点】

1. 学习态度：训练内容是否完成，练习过程是否严谨认真。

2. 能力发展：工作举止文明规范，亲切大方，能将举止礼仪的规范运用在临床实践工作中。

3. 创新意识：能灵活应变地处理和解决工作中的突发问题，在工作中能够创新性地以规范的工作举止礼仪进一步提高护理工作的质量。

4. 职业情感：护士对病人要有高度的责任心、爱心、同情心和耐心。在工作中护士能表现出规范得体的举止礼仪，表现出良好的素质修养，为病人提供优质的服务。

5. 团队精神：小组成员配合默契，情境模拟真实，情境设计合理，共同参与角色扮演练习。具有集体协作精神，正确应对和处理实际问题。

任务六　护士工作场所礼仪

【实训目的】

护士要学会打电话、进出门、行路等工作场所礼仪，并在护理工作中运用。

【实训准备】

1. 学生准备：穿着护士服，衣帽整洁，发式规范。

2. 物品准备：电话、门（可用医护学生间模拟）。

3. 环境准备：模拟护士站、病区走廊。

【实训方法】

1. 指导教师指导医护学生分组练习，组织情景对话，按照通信礼仪要求进行练习。

2. 采取角色扮演，并进行角色互换，模拟在病区走廊与同事或与领导碰面时应遵循的行路礼仪以及进出护士站或病房时的礼仪。

【评价要点】

1. 学习态度：练习过程是否严谨认真，是否按要求完成训练内容；情景设计是否合理；着装是否整齐。

2. 能力发展：面容及表情是否得体；举止是否文明、规范；着装是否体现端庄稳重的职业素质。

3. 创新意识：学生在进行情景表演过程中是否有新意，与所饰角色是否相宜。

4. 职业情感：训练中是否精神饱满；是否热爱护理职业；是否有职业自信感；是否有职业满足感。

5. 团队精神：小组成员是否积极参与；是否认真完成实验内容；是否体现职业精神风貌。

任务七　实习礼仪模拟训练

一、病人入住病区时的接待礼仪

吴先生，36岁，门诊初步诊断为"风湿性心脏病、二尖瓣关闭不全、心力衰竭"。病人的主要表现有阵发性心悸、呼吸急促、口唇发紫、T39.6℃、颈静脉怒张、下肢明显凹陷性水肿。吴先生在其父亲和住院处护士的陪同下步行进入病房。值班护士正在处理医嘱，看到病人走来，立即起身接过病人病历，和住院处护士进行了简短的交接，带病人到101病房2床。协助病人放好物品，并将床头和床尾摇高，膝下垫上小软枕，同时示意病人的父亲坐下休息，并吩咐实习护士拿来了吸氧的鼻塞等物品，熟练地接上吸氧装置为病人吸氧，整个过程用时约6分钟，始终面带微笑，亲切地询问了病人体位的舒适度，简要解释了吸氧的方法使病人接受并合作，病人安静后，护士介绍了自己的姓名和责任，也介绍了随同的实习医护学生。然后告诉病人，马上去找主管医生来为病人看病。

【实训目的】

1. 通过实训，理解病区护士与其他部门护士之间的交往礼仪，掌握接待新入院病人的"3S"基本程序。

2. 熟练掌握"自我介绍、住院介绍"的内容与方式，做好在医生到来之前护士应该做的工作，消除病人的恐惧与陌生感。

【实训准备】

1. 学生准备：扮演病人、家属、住院处护士、值班护士、实习护士等角色。

2. 物品准备：病历、床、吸氧用物等。

3. 环境准备：以班级为单位设计一个模拟现场。

【实训方法】

1. 每十人为一组，先讨论案例，指出案例中值班护士接待病人中实施了哪些交往礼仪。再分角色扮演病人、拿行李包的家属、值班护士、实习医护学生、住院处护士。另外五人观察每个角色的表现；交接练习。

2. 随机抽取小组表演，其他同学观看并指出不足。

3. 教师归纳总结。

【评价要点】

1. 学习态度：训练设计是否合理，能否认真对待情景演练，训练过程是否严谨认真，案例讨论的过程是否仔细认真。

2. 能力发展：角色扮演是否到位，训练是否积极参与、准确表达。

3. 创新意识：能灵活应变地处理和解决工作中的突发问题，在工作中能创新性地以规范礼仪进行交往，进一步提高护理工作质量。

4. 职业情感：对病人有高度的责任心、爱心、同情心和耐心，在工作中能表现出规范得体的交往礼仪，表现出良好的素质修养，为病人提供优质的服务。

5. 团队精神：小组成员配合默契，情境模拟真实，共同参与角色扮演练习。具有集体协作精神，正确应对和处理实际问题。

二、协助老年病人使用轮椅时的护理礼仪

李先生，85 岁，住院病人，初步诊断为肺癌。病人有阵发性呛咳、咳血、持续剧烈的胸痛、气急、消瘦等症状，且听力较差、反应稍慢。现需要使用轮椅送病人进行 CT 检查。

【实训目的】

护士通过实训，了解与老年人的语言沟通方法；熟练掌握协助老年病人上下轮的服务礼仪，并能体现实习医护学生的良好仪态。

【实训准备】

1. 学生准备：角色扮演病人、实习护士等。

2. 物品准备：床、轮椅、毛毯等。

3. 环境准备：以班级为单位设计一个模拟现场。

【实训方法】

1. 每十人为一组，先讨论案例，分析案例中病人的特殊性，比较护理老年病人与护理普

通成人的服务礼仪的区别，以及协助老年病人上下轮椅的技巧和外出检查途中的注意事项。扮演病人、实习护士角色；其他同学观看，轮流练习体验。

2. 随机抽取小组表演，其他同学观看并指出不足。

3. 教师归纳总结。

【评价要点】

1. 学习态度：训练设计是否合理，能否认真对待情景演练，训练过程是否严谨认真，案例讨论的过程是否仔细认真。

2. 能力发展：角色扮演是否到位，训练是否积极参与、准确表达。

3. 创新意识：能灵活应变地处理和解决工作中的突发问题，在工作中能创新性地以规范礼仪与病人进行交往，进一步提高护理工作质量。

4. 职业情感：对病人有高度的责任心、爱心、同情心和耐心，在工作中能表现出规范得体的交往礼仪，表现出良好的素质修养，为病人提供优质的服务。

5. 团队精神：小组成员配合默契，情境模拟真实，共同参与角色扮演练习。具有集体协作精神，正确应对和处理实际问题。

任务八　求职礼仪模拟训练

【实训目的】

1. 掌握求职面试礼仪的基本内容。

2. 训练医护学生灵活运用求职面试礼仪。

【实训准备】

1. 学生准备：角色扮演用人单位的面试官和毕业医护学生。

2. 物品准备：学生桌椅、面试相关材料、笔等物品以及求职者评价表（见图13-8-1）。

3. 环境准备：以班级为单位设计一个模拟面试现场。

表13-8-1　模拟应聘（面试）评价表

序　号	姓　名	评价标准				备注
		整体印象（30分）	自我介绍（30分）	语言表达（30分）	应变能力（30分）	
1						
2						
3						
4						
5						
……						

说明：

1. 整体印象：包括着装打扮、面部表情、态势动作。

2. 语言表达和应变能力：指在回答问题过程中表现出的各种能力。

3. 学生准备：学生将自我介绍内容背熟，着护士服装，要求衣帽整齐，符合护士着装礼仪。

【实训方法】

1. 训练内容：求职着装礼仪、行为举止礼仪、言谈礼仪、会面礼仪、称谓礼仪、介绍礼仪等。

2. 案例资源：

（1）某省结核病院到我校招聘护理专业毕业生 5 人。

录用条件：中专或中专以上学历，有良好的道德品质，热爱本职工作，学习成绩优秀，勤奋好学，技能过硬的应届毕业生。有特长者优先考虑。

面试要求：附带个人简历一套，着装符合护士礼仪规范，自我介绍 2 分钟，自选一项护理技能进行操作。

（2）某市儿童医院计划在学校招聘护理专业毕业生 3 人。

录用条件：中专或中专以上学历，有良好的道德品质，性格开朗，善于与儿童沟通，有爱心，热爱本职工作，严谨认真，成绩突出者、有文艺特长者优先。

面试要求：附带个人简历一套，着装符合护士礼仪规范，自我介绍 2 分钟，进行静脉输液操作。

（3）某医院扩建拟招聘 40 名护理专业毕业生。

录用条件：中专或中专以上学历，有良好的道德品质，热爱本职工作，严谨认真，技能全面，成绩突出。

面试要求：附带个人简历一套，着装符合护士礼仪规范，自我介绍 1 分钟，技能操作一项（抽签）。

面试时间：××××年××月××日：8：00~10：00

面试地点：学校礼堂

联系电话：×××××××

3. 训练指导：指导学生写好自我介绍内容，设计好个人简历以及招聘考试题目。以小组为单位，组长负责制，预先练习，背熟内容。教师对训练内容进行讲解和分析，指导学生求职的礼仪要点，学生以角色扮演、角色互换的方式进行练习，教师提出要求，根据学生情况进行个别指导。

4. 情境训练要求：

（1）个人简历全面，自我介绍准备充分。

（2）着装得体自然，充分展现自信。

（3）注重语言表达能力，应用礼貌用语。

（4）举止端庄、稳重，显示良好的教养。

【评价要点】

1. 学习态度：在面试前按要求做好方方面面的充分准备，在面试过程中态度端正，按要求完成训练任务。

2. 能力发展：灵活运用面试礼仪，提升沟通能力和应变能力。

3. 创新意识：在求职场上立于不败之地，除了必须具有应对职业挑战的学识，满怀工作激情外，还要具备一些基本的沟通技巧。

4. 职业情感：培养学生严谨、务实、精益求精的工作态度。

5. 团队精神：角色双方配合是否默契，准备时分工明确，每位成员能否积极参与。

附录：运动常识简介

目的和内容

【目的】

结合教材前两部分的学习内容，有针对性地选择了与锻炼、运动、健身、安全等相关的六个方面的小常识，旨在帮助学生解决在实训练习中和课余锻炼中存在的疑问和误区。同时，联系医护专业知识、结合女性身体各个特殊时期增加了相应的运动常识，实现课程之间的融合和提升。

【内容】

1. 有氧运动。
2. 关于健身。
3. 损伤处理。
4. 运动小常识。
5. 社区健身。
6. 女性身体特殊时期运动常识。

一、有氧运动

1. 有氧运动的定义

有氧运动是指人体在氧气充分供应的情况下进行的体育锻炼，即在运动过程中，人体吸入的氧气与需求相等，达到生理上的平衡状态。

简单来说，有氧运动是指强度低且富韵律性的运动，其运动时间较长（约 30 分钟或以上），运动强度中等或中上（最大心率值 60% ~ 80%）。是不是有氧运动，衡量的标准是心率。心率保持在 150 次/分钟的运动量为有氧运动，因为此时血液可以供给心肌足够的氧气。因此，有氧运动的特点是强度低、有节奏、持续时间较长。

有氧运动的要求是每次锻炼的时间不少于 30 分钟，每周坚持 3~5 次。做有氧运动时，氧气能充分燃烧（即氧化）体内的糖分，还可消耗体内脂肪，增强和改善心肺功能，预防骨质疏松，调节心理和精神状态。

2. 有氧运动与无氧运动

人体运动是需要能量的，如果能量来自细胞内的有氧代谢（氧化反应），就是有氧运动；但若能量来自无氧酵解，就是无氧运动。有氧代谢时，充分氧化 1 克分子葡萄糖，能产生 38 个 ATP（能量单位）的能量；而在无氧酵解时，1 克分子的葡萄糖仅产生 2 个 ATP。有氧运动时，葡萄糖代谢后生成水和二氧化碳，可以通过呼吸很容易被排出体外，对人体无害。然而在酵解时会产生大量丙酮酸、乳酸等中间代谢产物，不能通过呼吸排除。这些酸性产物堆积在细胞和血液中，就成了"疲劳毒素"，会让人感到疲乏无力、肌肉酸痛，还会出现呼吸、心跳加快和心律失常，严重时会出现酸中毒。所以无氧运动后，人总会感到疲惫不堪，肌肉疼痛要持续几天才能消失。

3. 常见的有氧运动项目

步行、快走、慢跑、竞走、滑冰、长距离游泳、骑自行车、打太极拳、跳健身舞、跳绳、做韵律操、球类运动等都是有氧运动。有氧运动的特点是强度低、有节奏、不中断和持续时间长。同举重、赛跑、跳高、跳远、投掷等具有爆发性的非有氧运动相比较，有氧运动是一种恒常运动，是持续 5 分钟以上还有余力的运动。

4. 有氧运动需要遵循适宜原则

有氧运动能够增进有效吸氧量，提高氧运输能力。有氧运动形式最好简便易行、连续有效，但必须遵循中等适宜负荷原则，使运动负荷不超过有氧代谢阈值，即呼吸时能完全满足对氧气的需要。使运动

保持在中等适宜负荷的方法主要有以下三种：

（1）最简单的控制方法：在运动过程中，感觉呼吸平稳不急促，没有疲劳的感觉，也不需要用意志力来坚持。

（2）较科学的控制方法：使心率始终保持在每分钟 130~160 次的范围，可通过自我测定脉搏随时进行调节。

（3）更精确的控制方法：用目标心率（靶心率）=（220 - 年龄）×（65%~75%）的公式计算，在心率的上下限范围进行调节。

由此可知，轻微的运动不是有氧运动，也达不到锻炼的目的。只有达到一定强度的有氧运动，才能锻炼心肺循环功能，提高人的体力耐力和新陈代谢潜在能力，才是最有价值的运动。也就是说，有氧运动在达到或接近它的上限时，才具有意义。而这个上限的限度，对每个人来说都不同。

5. 有氧运动的适度性原则

有氧运动好处多，可是很多人并不知道怎样才算是有氧运动，也不知道应该怎样把握有氧运动的尺度。

（1）循序渐进。

循序渐进是所有运动锻炼的基本原则。运动强度应从低强度向中等强度逐渐过渡，持续时间应逐渐加长，运动次数由少增多。年老体弱者或有慢性疾患的人，更要掌握运动的尺度。最好在运动前看医生，全面体检，由医生根据个人情况，开出具体的有氧运动处方，再依方进行锻炼。

（2）运动前预热。

每次运动前需要有个热身过程，即准备活动，活动关节韧带，抻拉四肢、腰背肌肉，然后从低强度运动开始逐渐进入适当强度的运动状态。

（3）接近而不超过"靶心率"。

一般来说，靶心率（目标心率）为170－年龄的数值。如果是60岁，靶心率就是170－60=110次/分。在运动时可随时数一下脉搏，心率控制在110次/分以下，运动强度就是合适的，当然这是指健康的运动者，体弱多病者不在此列。如果运动时的心率只有70~80次/分，那么离靶心率相差甚远，就说明还没有达到有氧运动的锻炼标准。

（4）自我感觉。

自我感觉是掌握运动量和运动强度的重要指标，如果感到轻度呼吸急促、有点心跳、周身微热、面色微红、津津小汗，就表明运动适量；如果有明显的心慌、气短、心口发热、头晕、大汗、疲惫不堪，就表明运动超限。如果你的运动始终保持在"面不改色心不高跳"的程度，心率距靶心率就相差太远，那就说明你的锻炼不可能达到增强体质和耐力的目的，还需要再加量。

（5）持续时间。

一般健康者每次有氧运动时间不应少于20分钟，可长至1～2小时，主要根据个人体质情况而定。每周可进行3～5次有氧运动，次数太少难以达到锻炼目的。

（6）后发症状。

运动过后的不适感觉，也是衡量运动量是否适宜的尺度。一般人在运动之后，可能会有周身轻度不适、疲倦、肌肉酸痛等感觉，休息后很快会消失，这是正常现象。如果症状明显，感觉疲惫不堪、肌肉疼痛，而且一两天不能消失，这说明中间代谢产物在细胞和血循环中堆积过多。这是无氧运动的后果，注意下次运动就要减量了。

6. 有氧走（跑）

有氧走（跑）也必须遵循科学规范的原则，每周跑（走）的次数、距离和速度，都必须按循序渐进原则，使机体有个适应过程，并将强度控制在中等适宜范围。还应注意其他细节，如锻炼所处的气候和环境、锻炼前后的身体壮况、锻炼应把握的适当时机等，这些都是影响锻炼效果不可忽视的重要因素。

（1）有氧步行健身法。

最轻松的莫过于随心所欲的漫步，最好约几位知心同伴，在气候宜人的季节，选择校园附近的郊外，在晚饭后半小时，沿自己熟悉且能保证安全的路线，边走边聊聊学习、生活和对未来的打算，时间控制在 1 小时左右。

体质较弱学生的步行锻炼法：步行的节奏与呼吸同步，脉搏以每分钟高于安静脉搏 15～20 次为宜，如果略感气短或胸网，可适当放慢步行速度。

步行 30 分钟后，休息 15 分钟，脉搏若能恢复到步行前的心率，下次可适当提高步行速度和延长步行时间；否则应保持或适当减少运动量。

（2）有氧跑步健身法。

如果你的体力足以适应步行锻炼的负荷，就可以采取跑步健身法。可按两个阶段分别制定锻炼目标，每个阶段都分适应期和巩固期，通常应先经过一段时间的锻炼上一个台阶，等适应后加量再上一个新合阶，然后将跑的负荷量始终稳定在这个水平。

阶段锻炼法		
周期	第一阶段	第二阶段
适应期	10～12 周，每周 3 次，每次跑 15 分钟	6～8 周，每周 3 次，每次跑 15 分钟
固期期	6～8 周，每周 3 次，每次跑 15 分钟	4 周，每周 3 次，每次跑 30 分钟
注意事项	刚开始锻炼可先走再跑，或与同伴边走边跑边谈，应有轻松愉快的感觉，不要勉强自己一定要跑多少距离	经过一段适应过程，再逐渐增加距离和提高跑速，但跑的强度应以呼吸时不影响正常说话为宜。此阶段结束后，可保持这个水平继续锻炼

7. 有氧操（舞）

有氧操（舞）是通过操和舞的形式，使身体在音乐伴奏下进行活动的一种有氧运动。由于动作简单随意、跑跳结合、节奏鲜明，可以全面运动四肢，不仅对促进健康大有裨益，而且还有利于娱乐和调节情绪，所以深受青少年的喜爱。

（1）有氧操。

有氧操即有氧健身操，就是具有有氧运动特点的健身操，即在音乐的伴奏下，能够锻炼全身的健身运动。有氧操也最好运动至少 12 分钟以上。有氧操是一种运动强度恰如其分的体操，非常有利于心肺功能和肌肉力量的逐步增强，同时确保营养素的需氧呼吸，避免人体内能量"燃烧"的浪费。从形式上讲有氧操最早被称为韵律操，是一种在原地或跑跳中，通过伸展腰、腹、背与四肢，并结合呼吸达到健身目的的运动，可徒手或利用各种轻器械（绳、棍、皮筋、哑铃、台阶等），配上爵士乐进行有节奏的身体练习。

有氧健身操的特点：锻炼者每周一般参加 3 次左右的锻炼。每次锻炼要求保持在 12 分钟以上，并且是连续不断的健身操运动，锻炼者的心率保持在自己最大心率的 60%～85%。1～5 分钟的工间操、广播操等不能称为健身健美操。

（2）有氧舞。

有氧舞蹈是配合音乐有节奏地舞动的有氧运动，有氧舞蹈一方面能消耗较多热量，另一方面能把许多舞蹈动作健美操化，通过有氧健美操的锻炼形式，进行组合练习。有氧舞蹈动作不像健美操动作那样，有氧舞蹈有许多风格，其音乐与舞蹈的结合紧密，锻炼时能愉悦身心，同时使人的创造力、想象力、表现力和艺术修养等综合能力都能得到提高。

有氧舞最早由迪斯科舞发展而来，亦称"即兴现代舞"，20 世纪 20 年代先受美国民间黑人音乐的影响，后发展成一种自娱自乐的群众性舞蹈。由于它的动作比较活泼随意，只要掌握一些基本的动作，通过膝的屈伸和胯的扭动，带动肩、臂和躯干活动，就可以在音乐伴奏下随心所欲地达到健身和娱乐的目的。

有氧舞蹈根据动作、音乐的不同特点可分为拉丁风格、方克、街舞风格等。有氧舞蹈在国内还出现了扇子舞等许多风格。跳有氧舞蹈并不一定要去舞蹈教室，在家也能跳，可配合年龄编舞，有较大的自由性。

加拿大学者利格的实验证明，跳舞作为一种健身方法，锻炼价值并不亚于跑步。利格以参加舞会的 4 名男大学生和 4 名女大学生为试验对象，在他们跳迪斯科舞时对其吸氧量做了连续监测。结果发现：跳迪斯科舞与长跑、骑自行车、游泳的运动量相当，如每天坚持 15～30 分钟的跳舞活动，不仅可以达到健身的目的，还可消耗体内多余的热量和脂肪。

8. 有氧游泳

有氧游泳是指采取最熟练的游泳姿势，不追求游得快，只要求保持呼吸顺畅、四肢放松，长时间游的一种运动。其中以蛙泳最为适宜，因为这种泳姿既便于呼吸，又能使身体放松浮于水面，能毫不费力游上一个小时。

游泳是锻炼价值很高的运动之一，很少有其他运动项目能与游泳相媲美。实践证明：即便游泳对强壮骨骼不如步行和跑步有效，但它却有其他运动远不能比的锻炼价值，因为任何人都可以通过游泳强身健体。

二、关于健身

1. 科学健身

随着人们生活水平的不断提高，近年来，健身热在全国各地蓬勃兴起。人们在进行健身锻炼时，必须遵循科学的方法，因地、因时、因人而宜，这样才能获得最佳而持久的锻炼效果，促进身体健康。

首先健身要因人而异。健身锻炼首先要根据自身的情况及所要达到的目的而选择适宜的运动项目。如体弱多病者应循序渐进、逐步加大运动量。一开始，可打太极拳、太极剑、散步、慢跑、做健身体操等，随着体质的增强，可循序渐进，逐步加大运动强度，再进行大运动量的项目；脑力劳动者由于经常用脑，伏案不动，所以散步、慢跑、爬山、打球、游泳、体操等，正是利于脑力劳动者增强心肺功能和体质的健身项目；离退休者由于年龄比较大，因此不宜进行强度高的运动，太极拳、气功、散步、慢跑、门球、广播体操等活动可怡情养性、延年益寿，可选择几种配合进行；身体肥胖者可选择骑自行车、球类、长跑、游泳、跳绳、踢毽等活动，以消耗体内多余的脂肪，使身体变得健美、苗条；身体消瘦者宜选择增强肌肉力量和促进消化吸收功能的运动，前者如俯卧撑、单双杠、拉力器、举哑铃；后者如跑步、游泳、广播体操、太极拳、球类项目等。

其次，健身要区别个性特点。性格外向的人，群体性的项目会给他们更大的快乐和刺激，如足球、篮球、网球、排球、拳击及其他具有竞争性活动，可让运动者有机会和其他人一决高低。性格内向的人一般不适宜从事竞争性强和过于激烈的运动，与其他人竞争可能会给其带来一定的心理压力，不妨选择步行、慢跑、游泳、划船、太极拳等可以独自进行的运动项目。

2. 按体型选择健身

健身是一种健全人的身体、增强人的体质的运动项目。健身的形式和手段需要根据人体生命科学的原理来制定，以达到推动人们身心健康的目的，不科学的过激运动会导致人体受损。因此，对症下药，按体型选择运动对健身尤为重要。

（1）瘦弱、脂肪少、肌肉力不强、体力不佳型。

这种体型的人，往往内脏器官也不太健康。运动时，应该先慢慢锻炼好基本体力，逐渐强化肌肉力量、持久力及身体柔软度，再进行重量训练，参加有氧运动、跳绳、游泳等动态运动。瘦弱型的人要特别注意饮食，应多摄取含丰富蛋白质的食物，以增进内脏机能，增强肌肉力。此外，还要多摄取维生素类。

（2）看起来瘦弱，但却有很多脂肪型。

这种体型的人，肌肉力量和内脏器官的功能往往不强，体力不好。这类人适合的运动是步行、爬楼梯、跳绳、游泳等能使脂肪燃烧的运动。饮食应该避免暴饮暴食，少吃甜食，少吃脂肪含量高的食品，但要摄取高蛋白食品。

（3）体重在标准体重范围内，但其上臂部、臀部以及腹部到大腿的脂肪超过标准型。

这种体型的人，只要肌肉和关节没问题，可参加任何运动，打球、游泳、骑马等有氧运动更好。但如果平时不是经常运动，就不能突然剧烈运动。在做每项运动前，应先做热身运动和体操，强化肌肉力量。饮食上只需注意营养均衡、适度摄食、少吃夜宵，不过量摄取含脂肪多的食物即可。

（4）身上各部分皮脂厚度太厚，体重过重，几乎没有肌肉，骨骼支撑能力弱型。

在日常生活中，这种体型的人爬几级楼梯就会"气喘如牛"。这类人应该多做有氧运动和多游泳，可以消耗脂肪。也可以常做静态的伸展运动，以强化肌肉和骨骼。还需要提醒的是，由于肥胖者都有高血压倾向，在运动前可先量血压，并注意动作的正确性，但不要做过度激烈的运动，身体状况不好就要停止运动，不可操之过急。饮食上绝不能过度节食。一天可吃2 000～3 000千卡热量的食物，以保证营养均衡。不能急剧减少糖分，以免血糖下降，增加空腹感。

总之，不论采用什么方式和手段进行锻炼，都要遵守因人而异和循序渐进原则。凡事都是欲速则不达，只要持之以恒，就能拥有健美的身材。

3. 走路健身及常见误区

走路人人都会，不过正确的走路健身方法却不见得人人知道。运动医学专家指出：由于大多数人并未意识到普通的走路与健身走路有很大区别，超过90%以上的人走路健身时，存在诸多误区。专家指出，从严格意义上讲，走路健身属于体育运动中的一种，人们在走路健身时必须遵守体育运动中所要遵守的一切规则和要求，比如走路前必须做好相关准备，而不是盲目随意进行。常见的走路健身的七种误区如下：

（1）穿紧身衣走路：如同跑步时要穿运动服，健身走时同样要身着运动服。在没有束缚的感觉中活动，会让人很舒服。

（2）穿尼龙袜或薄丝袜走路：应穿全棉且较厚的袜子走路，以起到防滑和缓冲作用。

（3）在水泥马路上走路：包括健身走在内的所有运动都不要在马路上（尤其是水泥路面）进行，因为除了大量的汽车尾气对健身不利外，长期在较硬质地的路面走易导致运动损伤。

（4）穿平底鞋走路：很多人认为超市里卖的薄底鞋很适合走路，或是穿皮鞋走路健身，这些都是非常错误的做法。走路健身需要一双合适的鞋保护双足，因为太薄或太硬的鞋子会将路面的不良情况直接反馈到脚部，从而失去缓冲和保护脚部的作用，并导致蹠腱腱膜炎（表现为脚底心痛或足背痛）。所以，走路健身时一定要穿弹性较好的运动鞋或旅游鞋。

（5）总在一侧走路：在一些路面不平的场所走路时，不要老走一边，因为坑坑洼洼的路面会使某一侧腿部受力过大，久而久之就会引起胫腓骨疲劳性骨膜炎（表现为小腿中下段骨头痛）。

（6）长时间快步走路：走路的最佳时间是一小时以内，走长了容易引起运动性疲劳。走路的快慢根据个人实际情况而定，千万不要走得气喘吁吁的，也不要觉得累了马上停下来。

（7）走路时不带任何东西：在夏天走路健身时，可戴太阳帽，同时随身准备一瓶水，老年人则要准备几颗水果糖，以防低血糖，冬天走路健身时，要佩戴手套和帽子。

散步是一种方便的健身活动，以下与散步有关的数据会提高你步行的兴趣。

（1）饭后散步30分钟，可以增加30%的热量消耗。

（2）在沙地、松软的土地或草地步行，也可以增加5%的热量消耗。

（3）倒退走可以增加78%的热量消耗（仅推荐在开阔地带）。

（4）10分钟步行1千米，消耗热量相当于5.5分钟跑1千米。

（5）每天步行1千米（加上日常活动），每个月能减少约0.3公斤的脂肪。

（6）每小时6～8千米的步行速度（大约10分钟1千米），消耗热量等同于跳桑巴舞10分钟。

（7）脚有26根独立骨头，30条不同的肌肉，50根肌腱，25万个汗腺和33处关节。

（8）步行可促进新的骨骼细胞生成，帮助身体完成相当庞大的新陈代谢，相当于每7年产生一套全新的骨骼。

4. 健身型散步

众所周知，散步有助于保持良好的健康状况。国外的一项研究表明，散步不仅可使肌肉和骨骼更加强健，而且坚持散步 10 年至 15 年的女性，与同期活动比较少的同龄女性相比，患心脏病的几率较少。但专家指出，健身型散步和普通的步行不同，慢走几乎完全不使用肌肉，因此效果极小，要增进健康，走路步伐必须比平常大，速度也要快并且持续时间较长。

专家介绍，散步是所有健身活动中坚持率最高的活动，并且受

伤的风险很低。要达到步行健身的目的需要每分钟步行 90 至 120 米，一天步行 40 分钟到 50 分钟，一周 3 天至 4 天，手臂尽量摆大，步伐长度要相当于身长的 45%～50%。散步虽有好处，但不宜过度，不宜汗流满身拼命走路，而应根据自己的体力情况来定。

5. 健身与排汗

锻炼后要大汗淋漓，如果没出汗，就达不到健身的目的，这是不少人的想法。那么运动效果是用出汗量来衡量吗？

一般来说，运动强度越大，排汗量越多。因为随着运动强度的增加，会产生更多的热量以及大量的代谢物、二氧化碳和水。为了保持正常体温，人体就必须通过增加排汗量才能把多余的热量散发出来，因此，运动强度与排汗量呈正比关系。

几个人进行同样的运动后，有人出汗多，有人出汗少，这是因为出汗的多少是因人而异的。首先，汗液取决于汗腺的分泌，而汗腺的数量，不仅有性别差异，还有个体差异。另外，出汗多少还取决于体液含量。有些人体液较多，运动时出汗就多。反之，运动时出汗就少。体液的多少由体脂的含量决定。尽管运动风险因人而异，但胖人受水分丢失的耐受能力却比较差，也就是说，运动时间就算不长，胖子也会因代谢失调而过早出现疲劳。

运动前是否饮水对出汗也有影响，如果运动前大量饮水，会导致体液增多而增加出汗量；再者，还要看个人的身体素质，体质强壮的人，肌肉与运动器官都比较健康，即使进行强度较大的运动，也毫不费力，出的汗自然就少；相反，体质差的人稍稍活动，就会大汗淋漓。

因此，出汗越多并非锻炼效果越好。一些无汗运动，如散步、骑车，同样可以起到预防或减少各种慢性疾病的作用，还能帮助降低患中风、糖尿病、痴呆、骨折、乳腺癌和结肠癌的危险。

此外，流汗越多减脂越多的说法也是极其错误的，因为流汗越多意味着锻炼者丢失的是水分，而非脂肪。脂肪作为一种能量来源在锻炼时才会消耗。不过，这种情况不是在运动初期就会发生，在锻炼开始阶段，肌体消耗的是碳水化合物或者说是糖类物质，通常经过 20 分钟轻松至中等强度的有氧运动，肌体才开始由消耗糖类向消耗脂肪过渡。有氧运动是指任何类型的持续而有节律的活动，这种运动需要氧气及全身各大肌群的参与，如骑自行车、跳绳、散步、慢跑、健美操及游泳等，因此，要燃烧多余的脂肪，每次至少锻炼 40 分钟。

因此，运动效果是否好，应以运动时的心率作为标准。计算方法为：运动时的最高心

率 = 220 − 年龄，即一个 50 岁的人，他运动时的最高心率应为 170 次，如果超出就证明运动量超负荷，要注意减轻了。

6. 健身与睡眠

应该怎样安排睡眠才能保证健身效果呢？一般来讲，每天的睡眠时间如果能达到 6 ~ 7 小时，身体状况就可以恢复到与前一天相同的水平。相对来说，青年人和男性需要更多的睡眠时间。由于运动中损耗了大量的糖原，肌纤维也受到轻微破坏。身体补充糖原和修复损伤更多是在睡眠时完成，因此，健身者要保证每天有一定的睡眠时间，才可以获得恢复效果。

睡眠不够会影响情绪，使人变得烦躁、缺乏耐心，还会使人克服困难的意志减退。这些不良心态会限制运动状态的正常发挥，使健身者体验到挫折、无奈、焦虑和气馁，从而影响锻炼效果和健身习惯的养成。运动心理学的研究表明，学习完新技能后进行适度的睡眠，可促进大脑对记忆的加工，巩固所学的技能。

当然，如果睡觉过多会走向另一个极端。首先，肌肉的酸痛通过睡觉不能消除；其次，睡眠过多易使人头昏脑胀，感觉更疲劳。有研究表明睡眠超过 9 小时，跟少于 6 小时的效果一样，对人都有害。

想提高睡眠质量，可以睡前喝少量牛奶。牛奶中含有促进睡眠血清素合成的 L-色氨酸，以及能调节机体功能的肽类，有利于入睡。

7. 运动耗能

人们都知道运动可以消耗体内多余的脂肪或防止脂肪在体内的积存，但哪些运动可以消耗最多的热量却是鲜为人知的。以下介绍一些运动消耗热量的数据。

紧张的划船活动，可使体重 82 公斤的人 1 小时消耗掉 943 卡热量；以每小时 13 英里的速度骑自行车，每 2 小时可消耗 840 卡热量；以每小时 10 英里的速度跑步，可消耗 1155 卡热量；以每小时 5.5 英里的速度慢跑，可消耗 725 卡热量；打排球每小时可消耗 385 卡热量；打篮球每小时可消耗 585 卡热量；打垒球每小时可消耗 322 卡热量；冲浪运动每小时可消耗 633 卡热量；游泳每小时可耗 765 卡热量；打高尔夫球每小时可消耗 320 卡热量；每小时步行 4 英里，可消耗 385 卡热量。

8. 十种易忽视的健身误区

在健身活动中，如果能避免以下 10 种健身锻炼的错误，就能把运动伤害降到最低。

（1）过于要强，无法正确估计自己的能力。最容易受伤的就是举过大的重量。要增加肌肉力量，安全的方法是循序渐进。

（2）不注重摄入水分。不要感觉到渴了再喝水，运动中要及时补充失去的水分。在运动前、运动期间和运动后都要补充足够的水。

（3）不做伸展。在进行大量练习前或练习结束后应做伸展运动。为了降低运动伤害，不要在没有热身的情况下伸展肌肉。

（4）周末斗士。将一周的练习归到一个周六下午做完是非常错误的。对想减重者来说，更有效的方法是长期坚持练习。

（5）忽略热身。举重或做有氧运动器械前需进行几分钟的热身，可以选择慢走或骑单车等。出出汗加速血液循环，让肌肉和韧带得到预热从而降低运动受伤的危险，提高锻炼效果。

（6）忽略放松。由于时间的限制，许多人在做完运动后就直奔浴室。实际上，应该用几分钟的时间将心率降至正常水平。

（7）依靠扶手支撑。使用跑步机煅炼时，最好不要依靠扶手支撑，可以轻轻地把手放在扶手上维持平衡，从而获得满意的锻炼效果。

（8）摆姿势。如果只在镜子前摆姿势或坐在自行车上聊天不动，是无法锻炼肌肉或消耗脂肪的。

（9）越多越好。停止超强度训练。当你猛推重物的时候，同时也有可能猛拉到肌肉，造成肌肉损伤。

（10）饮食过量。健身后并不意味着你需要把每天摄入的热量加倍。不要用广告宣传的"高能量"食品替代正餐。高能量经常意味着"高热量"，有很多种低脂的正餐可以提供适当的热量、蛋白质等。

9. 健身常识

（1）锻炼并非愈多愈好。

"生命在于运动"是至理名言，但是片面、过大地强调运动量，反而会抑制免疫系统的功能，增加创伤的危险。

从锻炼身体的意义上看，要达到使身体每个部分都获得最大氧气量的状态，只要经过20～40分钟的室内运动就可以了。而这种状态的出现，每星期有 3～4 次就足够，除此以外的更多运动，非但不会有什么好效果，有时还会带来不良影响。过度的锻炼会使肌肉与韧带拉伤，带来肌腱炎、疲劳性骨折及其他一些疾病。

（2）胖人不宜健身跑。

有些肥胖的人喜欢健身跑，以求减轻体重。但其实肥胖者在健身跑的过程中，因体重大，膝关节和关节部分承重过大，易受到损伤，出现踝关节肿痛、膝关节炎症性疼痛等。因此，比较适合肥胖者的健身运动应是游泳、骑自行车等，而不应选择健身跑。

（3）青少年勿要强化运动。

人们常认为，青少年处于生长发育时期，应当加强体育锻炼，以增强体质。然而，现代体育科学研究对此提出了质疑。青少年处于生长发育期，人体器官机能都未成熟，生理上的特点决定着他们不宜过多地运动，否则，容易造成骨折、扭伤或其他内伤。如从小就进行紧张的体育锻炼的女性，可能使青春期激素紊乱，从而危害其心理健康；男孩子过早强化体育锻炼，可能使其身体各器官过早老化，造成生理状态严重超前。因此，对于青少年来说，过量的运动会适得其反。

（4）中午不宜健身。

研究人员认为，经过一上午的消耗，中午时分身体内血糖水平较低，人会感到疲倦。此时锻炼，不仅运动强度达不到，锻炼效果也会打折扣。同时，大脑和心脏是人体主要耗能器官，大脑消耗的营养是人体摄入营养总量的近1/3。最合理的运动方式是在午饭后散步20分钟，然后休息20~30分钟。

建议下午下班后再去锻炼。如晚上6时左右吃适量高碳水化合物的食物，如面包等，吃三五成饱即可。7时至9时锻炼，其中前半小时用于热身，后一个半小时进行系统的锻炼。最好是有氧运动与无氧运动结合，比如器械练习半个小时，游泳45~60分钟。练完后，补充食物，站着看半小时电视或出去走走，切忌吃完后躺下休息。

当然，有些人已经习惯了中午锻炼。他们认为中午锻炼后，下午精神状态更好。如果是这样的话，饮食上可以调整为一天四顿，早餐吃好；上午11时加餐，如饼干、蜂蜜、巧克力等；中午从12时锻炼到13时，休息半小时后再进餐，保证八成饱；晚上下班后，再进晚餐。而且中午锻炼的人一定要保证晚上有充足的睡眠，否则对身体不利。

（5）健身不宜周末突击。

随着生活节奏的加快，不少人利用双休日进行集中健身，以弥补平日锻炼的不足。但健身专家指出，周末时间充裕，却并非体育健身的最佳时间，这种"暴饮暴食"的锻炼方式无益于健康。偶尔运动不等于健身。因为这些健身者每星期的前五天大多是在办公室里度过的，基本没有运动，身体实际上已经适应了这种状态，周末突然拿出许多时间集中锻炼，反而打破已经形成的生理和机体平衡。

健身效果主要是锻炼痕迹不断积累的结果。所谓锻炼痕迹，即运动后留在健身者机体上的良性刺激。若健身时间间隔过长，在锻炼痕迹消失后才又进行锻炼，每一次锻炼都等于从头开始。科学有效的做法是每周锻炼3~5次，或者说，最适合的锻炼巩固应该在前一次的锻炼痕迹未消失之前，就进行第二次锻炼。

随着现代人们健康意识水平的提高和对健身的需求不断增加，很多人趁着周末到户外爬山、郊游，但由于平时运动少，膝盖在爬山时上下屈曲角度又大，平时清闲的双腿、双膝突然增加运动量，很容易造成滑膜炎骨折和韧带断裂等运动损伤。因此，周末运动也要和平时正常运动一样科学合理地去选择，若一旦发生运动损伤应视具体情况采取相应的治疗措施。

（6）夏季健身应预防热疾病。

夏天健身时人们可以穿单薄的衣服，可以裸露出胳膊、腿，但是，在炎热的环境中锻炼身体，切记预防热疾病。

人体体温调节的中枢在下丘脑，在它的控制下，产热和散热处于动态平衡，可以维持体温的正常。在夏季炎热的环境中生活和劳动，机体代谢加速，产热增加，人体会借助皮肤血管扩张、血流加速、汗腺分泌增加、呼吸加快等方式，将体内产生的热量送达体表，通过传导、对流及蒸发等方式散热，以将体温保持在正常范围内。研究表明，人的循环系统末梢组织热传导值可以在此时增加5~6倍，这被称为热应激。生物体都具有这种应激能力，保证了在热环境下的生存。但是人的热应激能力是有限度的，而且还具有较大的个体差异，若在热环境下劳动或运动时间过长，没有采取合理的防热、散热措施，超过了个人的热应激能力，就会出现如下丘脑的排汗中枢发生障得，机体不能常过排汗蒸发热量，肌细胞钠、钾比例失调；循环血量减少、部功能障得等。机体内蓄积了过多的热量，就会导致热疾病的出现。

热疾病主要有以下几种：

① 热痉挛症状：肌肉痉挛、大出汗、疲劳等。

② 热衰竭症状：极度软弱、多汗、皮肤湿冷、心率加快、头痛、恶心、衰竭等。

③ 中暑症状：头晕、头痛、心慌、口渴、恶心、呕吐、体温急剧升高、晕厥、虚脱或神志模糊等。

热疾病对人体健康的危害很大，夏季健身时要注意防止热疾病的发生。有不少人以为在烈日暴晒下劳动或运动才会发生中暑，其实闷热、湿热环境也会造成热疾病。建议在热环境下健身注意以下几点：

① 保证充足的睡眠，使大脑和身体各系统都得到放松和休息，如果因为某种原因没有睡好觉，第二天最好不要锻炼，或者减小运动量。

② 尽量选择凉爽的时间段和阴凉的地方进行运动，室内健身要保证空气流通。如果是在日晒下运动，时间不要长于 30 分钟，最好每隔 15 分钟到阴凉的地方休息一下。

③ 选择吸汗服装，不要穿紧身运动服。锻炼中如果有条件可以经常往脸上、身上酒些水，帮助散热。

④ 提前补充水分，运动前补水 500 毫升左右，运动中必须补水，每隔 20 分钟补充淡盐水 120 毫升左右。

⑤ 老年人、孕妇、有慢性疾病的人，特别是有心血管疾病的人，在高温时间段不要到室外运动。

⑥ 随身携带降温药品，如十滴水、仁丹、风油精等。

如果发生热疾病，不要惊慌，马上把病人送到阴凉通风处，适当补充水分，严重者向医生求治。

三、损伤处理

1. 冷敷、热敷应对症选择

冷敷和热敷都是护理扭伤后的治疗方法，但是应针对不同病情选用。

冷敷：冷敷可使毛细血管收缩，减轻局部充血。同时，冷敷可抑制神经末梢的感觉，使局部神经传导速度暂时减慢，降低感觉敏感性，达到止痛效果。冷敷还可以降温退热。

冷敷方法：将小毛巾在冷水或冰水中浸湿，拧成半干，敷于局部，持续 15 ~ 20 分钟，每天 3 ~ 5 次。也可用冰袋裹上毛巾敷于局部，但要注意避免冻伤。

热敷：热敷可促进局部组织血液循环，提高机体抵抗力和修复能力，促使炎症消散，减轻局部肿痛。热敷同冷敷操作相似，注意刚受闭合性外伤（即无伤口的外伤）时，却不可开始就热敷，如果伤后立即热敷，使局部的血液循环加快，组织间那些断裂或不完全断裂的毛细血管遇热后便会扩张，出血自然就会更多。由血管渗透到组织间隙的体液也会更多，因而受伤肢体的局部会更加肿胀。如果组织间的血肿渗透到皮下，就会出现大片的皮下淤血斑。此时应冷敷控制出血。

热敷应该在扭伤之后的 72 小时左右施行，此时局部毛细血管已停止出血，肿胀亦逐渐好转，热敷能有效地促进血液循环，加速淤血和渗出液的吸收，起到温经散寒活血通络的作用，促进扭伤组织早日修复。注意，有感染时应避免热敷，各种内脏出血急腹症也不宜热敷。

2. 锻炼时发生晕厥的应急处理

晕厥是由于脑部暂时血液供应不足而发生的暂时性知觉丧失现象。晕厥时，病人表现为失去知觉、突然昏倒、面色苍白、手足发凉、呼吸缓慢，患者自觉全身软弱，眼前发黑。

运动时发生晕厥的原因如下：一是精神过于紧张，如突然加大运动量，或与他人比赛，刺激神经反射使血管紧张性降低，引起广泛的小血管扩张，从而引起脑部血液一时性供应不足；二是长时间站立或下蹲后骤然起立，植物性神经功能失调，引起直立时血压显著降低，导致脑部缺血；三是快速跑后马上站立不动，大量血液积聚在下肢扩张的血管中，回心血量减少，心血输出量也随之减少，使脑部突然缺血；四是运动时呼吸节律掌握不好，吸气后憋气时间太长，脑部供氧不足，体内缺氧，也可引起晕厥。

发现有人晕厥后，应让病人平卧，足部略高抬，头部放低，松解衣领，注意保暖，用热毛巾擦脸，自小腿向大腿作重推拿和用手揉捏。重者，可针刺或手指掐点人中穴（鼻与唇之间沟的中间）或给氨水闻嗅。在知觉未恢复以前，避免给饮料或服药。如呼吸停止，应做人工呼吸。醒后可给热饮料，注意休息。如果是首次晕厥，以前从未发生过，最好到医院做一个全面检查，以排除可能存在的器质性疾症，争取早期治疗，根除隐患。

晕厥的预防：除平时坚持体育锻炼、增强体质外，要注重久蹲后不要骤然站起；当有晕厥征兆时，应立即俯身低头，以免昏倒。疾跑后不要立即站立不动，应继续慢跑，并做深呼吸。

3. 扭伤后的应急处理

在损伤的 24 小时内，皮下软组织周围的小血管会发生破裂，此时如果使用红花油等活血化淤的药物外用涂抹揉搓，就会加重局部的血液渗出，从而使肿胀加重。在伤后的 24 小时或 48 小时以内，应减少关节活动，同时用冰块或冷毛巾进行冷敷，也可用外用药消肿止痛，减轻炎症，此期切勿按摩、热敷。等急性炎症逐渐消退，但仍有肿胀、淤血时，可用热毛巾或热醋放于伤部热敷，还可在伤部进行轻柔的局部按摩。肿胀、淤血、压痛等消除后，可用按摩、热疗与药物治疗双重进行，同时应加强扭伤部位的功能训练。

4. 小腿抽筋的原因及治疗措施

小腿抽筋医学上称为"腓肠肌痉挛"。其发生原因很多，缺钙、贫血、下肢静脉曲张、营养不良肺结核、心脏病等都可引起此症。老年人出现腿抽筋，除了受凉或缺钙外，还要注意检查是否由动脉硬化引起。当动脉发生硬化时，腿部血液循环会受阻不畅，血液供应减少，血流不畅，代谢产物不能被及时带走，当达到一定浓度时，就会刺激肌肉收缩，引起疼痛抽筋；血流受阻血供减少后，局部组织出现缺血缺氧，生理生化机能发生紊乱也可致疼痛抽筋。

老年人出现小腿抽筋时，轻者适当活动下肢即可自行缓解，疼痛剧烈者可热敷并按摩腓肠肌，也可用松节油揉擦局部，亦可找医生针刺承山穴、委中穴等。反复发作者可适当加服镇静剂。为预防夜间小腿抽筋，老人除在膳食方面要多吃些含钙量高的营养食品外，要注意下肢保暖，尤其可在睡眠前热水烫脚。平时加强体育锻炼和运动，每日对小腿肌肉进行按摩，促进局部血液循环。

5. 运动性腹痛的原因及治疗措施

现在，爱好体育锻炼的人越来越多，但有些人在运动中会时常出现腹部疼痛的现象。医学上称为"运动性腹痛"，运动后引起腹痛，大致有以下几种原因，可根据不同情况采用不同的方法进行治疗。

（1）准备活动不充分。

开始运动时运动量过大，由于内脏器官功能还没有提高到应有的运动水平就加大了运动强度，特别是心肌力量较差时，搏动无力，影响静脉血回流，下腔静脉压力上升，肝静脉回流受阻，从而引起肝脾淤血肿胀，增加了肝脾被膜张力，以致产生牵扯性疼痛。

预防这类运动性腹痛，关键是运动前要做充分的准备活动，使内脏器官适应。

（2）胃肠痉挛。

运动时胃肠发生痉挛引起腹痛，轻则钝痛、胀痛，重者呈阵发生性绞痛。疼痛部位多在脐周及腹上部。发生这类腹痛，可在腹部热敷以缓解痉挛。

预防的措施是运动前别吃得太饱，也别吃容易产气的食物，如豆类、薯类及冷饮。

（3）腹直肌痉挛。

在夏季进行较为剧烈的运动时，由于大量水分和电解质丢失，体内代谢失调，加上疲劳可引起腹直肌痉挛性疼痛。

预防的关键在于夏季运动出汗时要适当补充盐水，局部按摩腹直肌，做背伸运动拉长腹直肌可以缓解腹痛。

（4）呼吸节律紊乱。

大运动量锻炼时，破坏了均匀的有节奏的呼吸，使吸氧量下降，造成体内缺氧，导致呼吸肌疲劳，隔肌疲劳后减弱了它对肝脏的按摩作用，导致肝脏淤血肿胀而引起腹痛。

对于这类腹痛，关键是调整呼吸节律，尽可能用鼻呼吸而不要张嘴呼吸。

四、运动小常识

1. 运动之前应热身

如果在锻炼前不做热身运动，容易引起肌肉、韧带拉伤或关节扭伤，致使锻炼不能正常进行。尤其在寒冷的冬季，人体因受寒冷的刺激而使肌肉、韧带的弹性或伸展性明显降低，全身关节的灵活性也较夏秋季节差得多。锻炼前，身体各部位、各系统的有关区域都处于安静和抑制状态，热身运动就是使人体各部位、各系统，从静止、抑制状态逐步过渡到兴奋、紧张状态，从而为承受锻炼时的最大负荷做好准备。所以锻炼时要做好充分的热身活动，通过慢跑、徒手操和轻器械的力量练习，使身体发热微微出汗后，再投身到大运动量的健身锻炼中去。因每项运动特点不同，热身侧重点也不同，下面介绍几种常见运动的热身方法：

篮球以跑跳动作为主，要重点保护膝关节、踝关节，热身时以膝部的屈伸、膝关节和踝关节绕环以及跳跃运动为主。在进行运动时特别注意地面情况，防止在快速运动中跌倒造成损伤。

羽毛球是瞬间爆发力比较高的运动，容易造成大腿内侧肌肉拉伤和跟腱部位断裂。前后压腿、侧压和跨步下蹲是热身的重点。

网球运动因上肢运动幅度大，容易造成肘、肩、腰背部的损伤。运动前用快速且大幅度的徒手挥臂及腰部扭转做热身可有效避免运动损伤。

足球在快速奔跑中的冲撞容易使膝关节和踝关节受损，或造成小腿肌肉拉伤。以膝部的屈伸和膝、踝关节绕环及跑跳运动为主做热身。

2. 运动频率把握好

从运动生理学的角度来看，运动的频率（即每周锻炼的次数）与锻炼的效果有着直接的关系。一次适量的运动后，肌肉（如肌糖元的储备）和全身各器官系统的健身效果，可以保持一定的时间（从几个小时到几天）。例如，运动后，肌糖元的浓度逐渐增高，在第24小时达到最高点，以后逐渐减少。所以，最合适的运动频率应该这样掌握，即在前一次锻炼的效果尚未消失之前，进行第二次运动，这样，每次锻炼的健身效果逐渐积累，就能够达到提高体能、增进健康的目的。否则，每次运动之间的间隔时间过长，破坏了运动训练的连续性，就难以取得应有的健身效果，还容易在每次运动后产生肌肉酸痛、疲劳及某些运动创伤。

初次参加体育运动的人，开始锻炼时，运动频率更少些，以每周3次、每次15~30分钟较适宜。以后，随着运动进程的发展和体质的增强，每周可运动3~5次，每次30~50分钟。进行有一定运动强度、运动量及运动持续时间（30分钟以上）的体育锻炼时，每周进行3~4次，隔日1次即可。有研究表明，采用间歇训练法进行身体锻炼，6~7周之后，最大吸氧量可明显提高。

体质稍差、年龄偏大或初次参加体育锻炼的人，可以进行慢跑或跑走交替的运动，每次15～30分钟，频度为每周2～3次。经过几周或几个月后，根据体质情况再增加运动频度。增加频度时，一定要结人的实际情况，如年龄、身体情况、进行运动的时间及运动后的反应（如心率、呼吸次数和肌肉是否酸痛）等综合考虑。年龄较大、身体较胖、体质较弱的人易产生呼吸、循环、消化等系统的反应及肌肉酸痛等，在增加运动频度时应特别慎重。

如果参加体育锻炼的主要目的是消除体内多余脂肪，减轻体重，那么，每周运动5次比运动3次效果要好一些，但运动强度不可过大，运动方式不要过于激烈。可以通过增加运动频度和延长运动时间来增加身体的热能消耗，从而达到控制体重的目的。

3. 科学跑步助健康

德国医学专家赫尔曼教授指出："慢跑是保持健康的最好手段，关键是运动中它能有效提高供氧，慢跑时的供氧能力比静坐时多8至12倍。"近几年的科学研究已证明，跑步能够增加血液流动，提高血液对氧气的输送能力；跑步可使肺功能增强，从而提高肺活量和吸入氧气的能力；跑步可以改善心脏功能，防止心脏病的发生，使心肌变得强壮有力，改善心肌血液供应；跑步可以增加骨密度，防止骨质疏松。

那么，怎样跑步是最科学的?一个安全有效的运动处方应包括四个部分，即准备活动、跑步活动、肌力练习和整理活动。

（1）准备活动通常需要5～10分钟，可以先慢跑2～4分钟，再做几节全身的柔韧性练习，也可快步走并做些与伸展运动相结合的活动。比校安全有效的柔韧性练习是坐在地上或躺在垫子上进行静力伸展活动。

（2）跑步活动是核心内容，质和量都必须予以保证。所谓"质"就是锻炼中的心率要达到"有效心率范围（即最高心率的60%～85%），简单的计算方法是用参数180（或170）减去自己的年龄，余数就是运动中应该达到的心率数。所谓"量"就是每次进行20～30分钟跑步运动（或走跑交替），每周运动最好3～5次。

（3）肌力练习：这主要是针对一些跑步运动中没有得到充分锻炼的肌群，主要是四肢肌肉和腰腹部的肌肉。可做徒手或负重的肌力练习，如俯卧撑、引体向上、仰卧起坐、俯卧挺身及举重等。最后再做几分钟的放松性柔韧练习。

（4）整理活动：经过20～30分钟的耐力运动，不宜突然停止或坐下、躺下，因为肌肉突然停止运动会妨碍血液回流到心脏，从而造成大脑缺血，锻炼者就会觉得头晕，甚至失去知觉。正确的做法是放慢速度，继续跑和走3～5分钟，同时做些上肢放松活动，让心率慢慢降下来。

在跑步中还应注意以下事项：初练者要做好身体检查，最好做一次心电运动试验，以了解自身的心脏情况。要循序渐进，运动量从小开始，逐渐增加运动时间和运动强度。天气不佳（过热、过冷、雨天路滑）都不宜进行室外胞步，有条件可进行室内原地跑步或在跑步机上运动。患有心率不齐、心肌梗死、哮喘、血尿及坐骨神经痛等疾病者，应暂停跑步，等病情好转在医生同意后才可进行运动。

4. 慢跑增加骨密度

美国疾病预防和控制中心的研究人员对 4000 多名受试进行了研究，结果显示，进行慢跑运动的男性体重较轻，慢性健康问题也较少。此外，这些男性腿骨的密度比不跑步者平均要高 5%；与那些任何运动都不参加的男性相比，骨质密度要高 8%。该研究还认为：即使那些每月只跑步一次的男性，也比不跑步的男性骨密度要大。

5. 冬季长跑知要领

冬季是长跑锻炼的好季节，但是，长跑并不简单，有许多要领需掌握。

首先要做好长跑前的准备。冬天气温低，长跑穿着不能太单薄，尤其是上腹部要注意保暖。长跑前最好喝一杯白开水，能降低血浓度，促进血液循环。有些人习惯一出门就马上起跑，这样并不好。起跑前应该先搓搓手、脸和耳朵，以免冻伤，还要充分活动脚腕和膝关节，做好热身活动。起跑时，上身稍微前倾，两眼平视，两臂随跑动节奏自然摆动，脚尖要朝向正前方，后蹬要有力，落地要轻柔，动作要放松。长跑属于有氧代谢运动，跑动中，人体对氧气的需求量不断增加，因此要注意呼吸节奏。一般情况下，可两步一吸或三步一吸，节奏不宜起伏过大。吸气方式上，应鼻呼吸和口鼻呼吸相结合，可用舌抵住上颚，以避免冷空气直接大量吸入而造成对胸部的刺激。很多人习惯长跑后马上休息，其实这样并不好。跑动后，人体全身上下都得到了活动，这时进一步做好基础素质锻炼，比如做广播体操，或者压腿、踢腿、原地蹦跳等，可以使锻炼起到事半功倍的效果。

6. 跑步下山不可取

登山既能锻炼身体呼吸新鲜空气，又可以舒畅身心缓解工作和生活中的压力，可谓一举多得。但在登山时，一些不为人注意的小细节很容易对身体造成伤害，往往到病情严重时才会引起重视，但已错过了治疗恢复的最佳时机。

跑步下山时人体为了控制速度保持平衡，下半身会不自觉地往后"刹车"，这时向前冲的上半身和向后拉的下半身所形成的两种力量的"应力点"恰好集中在膝盖附近，膝盖会受到很大的冲力。强大冲力会对膝盖内的半月板和软骨造成较严重的磨损，它们不能自行修复，是一种不可逆的慢性损伤。同时登山对关节施加的负重是普通行走的四倍，对于膝关节本身就比较脆弱的老年人就更不适合了。

另外，登山时还要特别注意防范崴脚。一旦发生崴脚的情况，应用绷带固定好，并保证有足够的休息恢复时间。如果受伤没能得到痊愈就会落下病根，伤处不仅会经常疼痛，还会使踝关节周围的韧带松弛直至断裂，进而会导致创伤性关节炎的发生。

建议登山者在登山前准备好辅助工具，如手套、拐杖和合适的鞋子等，以减小缓冲负力。为了保护膝关节，下山时要徐行慢走，切不可奔跑。另外要准备无菌纱布、绷带和消毒药水，以"8"字型捆扎，对突发的擦伤和扭伤，在包扎时一定要保护受伤关节。

7. 多动手指益健脑

专家指出，手指运动在大脑皮层中的投射区域最广，因此，经常运动手指能有效地阻止和延缓脑细胞的衰老过程，使大脑的活动功能经久不衰。手指活动可通过以下动作完成：

每天早晨将小指向内折弯，再向后拔，反复做屈伸运动 10 回；用拇指及食指抓住小指基部正中，早晚揉捏刺激这个穴位 10 次；将小指按压在桌面上，反复用手刺激它；两手十指交叉，用力相握，然后突然猛力拉开，给予肌肉必要的刺激；刺激手掌中央（手心），每次捏 20 下，既有助于血液循环，又对安定神经有效；经常揉搓中指尖端，每次 3 分钟，这对大脑的血液循环很有好处。

8. 双肩臂运动医肩周炎

肩关节周围炎（又称肩周炎）虽然常发生在老年，但青少年因运动不慎，也会损伤肩部或上肢其他部位，直至诱发关节囊慢性炎症。如果不及时治疗，同样也会引起关节囊或肱骨头黏着，而导致肩关节功能性障碍。做双肩臂运动可以起到治疗肩周炎的作用，练习方法：

（1）甩两臂运动：人体垂直，两脚分开约 4 拳距离，两臂垂直、握拳向前，大拇指竖出，其跟部（肌肉部）紧靠拍打，然后再两臂向下向后，两拳紧靠甩打，前后甩打动作做 50～100 次。

（2）拳击肩运动：人体垂直，两脚分开约 4 拳距离，双手握拳，右手臂甩拳击至左肩背，左手臂甩拳击至右肩背，一左一右交叉击肩背动作做 100～200 次。

（3）扭肩运动：人体垂直，两脚分开约 4 拳距离，两手叉腰，身体不动，做到右肩朝前左肩朝后，再左肩朝前右肩朝后，这一肩扭摆动作各做 50～100 次。注意，扭摆肩时要轻松活络。

9. 腹式呼吸益延寿

腹式呼吸对促进气血运行，改善脏腑功能都有很大的好处。腹式呼吸的方法：

第一种，顺式呼吸。吸气时把腹部鼓起，呼气时把腹部缩回。

第二种，逆式呼吸。吸气时将肚子收缩，呼气时再把肚子鼓起。以上两种方法都可选用，目的是在胸式呼吸时，配合腹部以鼓起回缩。

腹式呼吸的原则：

第一，呼吸要深长而缓慢。

第二，用鼻呼吸而不用口。

第三，一呼一吸要掌握在 15 秒钟左右，即深吸气（鼓起肚子）3～5 秒，屏息 1 秒，然后慢呼气（缩回肚子）3～5 秒，屏息 1 秒。

第四，每次 5～15 分钟，做 30 分钟最好。

第五，身体好的人，屏息时间可延长，呼吸节奏尽量放慢加深。身体差的，可以不屏息，但气要吸足，呼出要彻底。

每天练 1～2 次，坐式、卧式、走式、跑式皆可选择。练到微热微汗即可。腹部尽量做到鼓起缩回 50～100 次，也可用手帮助。呼吸过程中如有口津溢出，可徐徐下咽。

10. 晨醒之后忌跃起

临床医学的很多案例事实说明，夜晚酣睡早晨醒来之际是发生心脑血管病的"魔鬼时间"。

人在睡眠时，大脑皮层处于抑制状态，各项生理机能维持着"低速运转"，这时人体的代谢降低，心跳减缓，血压下降，部分血液郁积于四肢。早晨一觉醒来后，由于经过一夜的体内代谢，以致血液变稠，血流缓慢，循环阻力加大，心脏供血不足。所以晨醒后如果立即起床，对本身已负担过重的心脏来说，是雪上加霜，最会引发心脑血管病，甚至造成意外死亡。

早晨醒来后的第一件事是赖床 5～10 分钟。采取仰卧姿势，做深呼吸、打哈欠、伸懒腰、活动四肢，然后慢慢坐起，穿衣下地，使身体功能逐步得到适应。

11. 久坐之后需扩胸

对于习惯久坐的人来说，有一种简单而有效的延缓肺功能衰退的方法，这就是扩胸运动。

方法：每坐一两个小时后，站起来，双臂展开，做扩胸活动。每次舒展胸部三五分钟。整个过程要放松自然，这样有助于增强心肺功能，改善易出现的脑缺氧状况。由于做扩胸运动时需要站起来，这样一个站立的小动作还可以使腿部的肌肉收缩，令下肢的血液回流至心脏，能有效预防深静脉血栓的形成。

12. 防治抑郁多运动

随着社会的发展，抑郁症已经成为精神疾病中的一大杀手。抑郁症初期有什么表现，如何了解自己的精神健康，如何防治抑郁症？

苦恼忧伤、对生活丧失兴趣、杜绝社交、身体疲劳、睡眠障碍等都是抑郁症的表现。同时，抑郁症患者具有自卑感，重者有强烈的内疚感，甚至选择自杀作为自我惩罚的途径。医生建议，防治抑郁症可从增强社会适应能力，使用抗抑郁药物和加强运动等方面着手，而运动是值得特别推荐的。防治抑郁症，可以有氧运动为主，一般不宜做大强度的剧烈运动，如有比较明显的身体和心理不适，应该同时进行心理和药物治疗。

抑郁症患者通过适当的体育运动，可以有效改善自身症状。主要的运动方式有：跑步、跳绳、散步。

跑步非常简单，也最经济、最实惠。跑步是治疗抑郁症的首选运动项目之一，跑步时间可根据个人情况而定。科学研究表明，下午 5～6 点左右最为适宜，速度是 120 步/分钟，最好每天坚持，这样效果更好。因为运动锻炼之后，大脑会分泌"快乐分子""镇静分子"，持续分泌的越多，相应的情绪状况就越好。运动之后，肌肉系统非常放松，神经系统也很放松，情绪也就会比较平稳。坚持运动后自信心也会提高，对情商、智商都有改善作用。

跳绳也是比较简便的运动项目之一，不受时间、环境、气候影响，需要的环境场所比较简单，即使天气状况不好，也可以在家进行，适宜在各种气候、季节、环境下进行。跳绳的时间可以根据自己的情况而定，一般 10～30 分钟，跳累时中间休息一下再坚持。

散步比较适合年龄偏大或身体偏弱的人，也要遵循循序渐进的原则，如果运动时如果没有养成良好的习惯，会有更大的伤痛或者不舒服，尤其年龄大、体质弱的人群，逐渐增加每天散步的步数，每天走 30 分钟左右比较适合。当然如果体力状况越来越好，精神状态越来越佳，散步可以越来越快，快步走能达到良好的运动效果。

13. 高压情绪勿运动

工作中遇到压力，生活中遇到烦恼的时候，有不少人会选择通过参加体育运动来排解不愉快的心情。但在巨大压力的压迫下参加运动不仅不能缓解压力，反而会产生精神紧张、身体疲劳的副作用。

人们带着太大的压力和不良情绪参加体育运动时，由于思绪纷乱，注意力难以集中，很容易出现运动损伤等意外。而参加者为了急于消除不良情绪，往往刻意选择那些大运动量的、剧烈的运动项目，企图以出汗的方式来释放压力和不良情绪，但是这种激烈且大运动量的运动，不仅会造成身体疲劳，还常会使紧张的神经更紧张。

体育运动能减压是因为运动能使身体产生一种被人们称为"快乐因子"的腓肽激素，这种激素能愉悦神经、调节心理，让人感觉到高兴和满足。因此人们应该养成天天参加体育运动的习惯，做到当天的压力当天解决。不要等到压力不能承受的时候才去参加运动来缓解压力。

14. 感冒期间忌锻炼

在日常生活中，不少人在感冒初期，趁着难受还不明显时就去打球跑步，觉得痛痛快快出身大汗，能让感冒的症状减轻一些。但专家纠正说，这不是治疗感冒的"偏方"。

运动时，人体会大量出汗，体内的毒素排出较快，从表面上看可以暂时缓解感冒的症状，但也会埋下不小的"隐患"。因为，激烈的运动后，大约 24 小时内会出现免疫抑制的情况，在这段时间里，免疫细胞开始"罢工"，进行休息调养，而感冒病毒入侵体内，正需要免疫系统与之斗争，没有免疫细胞，感冒病菌自然分外猖狂，很可能让小感冒演变为病毒性心肌炎、肺炎、风湿病。同时，运动后机体代谢会相对旺盛些，这样会大量消耗体内的糖、脂肪、蛋白质等，会削弱身体的抵抗力。在人多的运动场合，抵抗力差的人常常经不起任何细菌的攻击，感冒往往会加重。专家建议，感冒后还是要尽量休息，为提高身体的抵抗力创造有利的条件，可靠多喝水来排除体内的毒素。身体好转后也要选择温和的运动，让休息了一段时间的肌肉和关节有个适应的过程。

15. 鹅卵石健身因人异

走鹅卵石一直是大家比较喜欢的健身方式，但是，走鹅卵石健身也不是人人皆宜。想通过这种方式健身的人，一定不能盲目选择，否则健身不成反伤身。脚部有损伤（包括关节胀痛、拉伤、扭伤等）、炎症（包括长骨刺和脂肪垫等）还未痊愈的人，不宜走鹅卵石健身。发生过足跟骨疼、脚趾腱鞘炎和囊肿、趾骨骨折，连走路都应穿有软垫的鞋来减少摩擦的足病患者，更不宜走鹅卵石，否则可能会加重脚伤。此外，暴露在外的石头上不免沾有灰尘和各种细菌，所以脚部有外伤的人要避免赤脚行走，以防病菌从伤口进人，引起感染。脚部已有感染的人，如果光脚在石头上走，很可能会感染其他病菌，引发一些继发性感染。值得注意的是，即便脚部没病的人，走完之后也应该马上洗脚，否则如果皮肤不留心被擦伤，病菌会马上入侵，造成局部感染、淋巴腺炎、淋巴结肿大等。

患有寒凉性疾病的人，如关节炎和脉管炎等，血管弹性差，受冷刺激后会加剧血管痉挛，使血流更加缓慢，不利于新陈代谢，因此，脚部的保暖非常重要。这类人也不适合赤脚接触冰凉的石头。

骨质疏松和骨关节退行性病变的人应注意控制走鹅卵石的时间，因为骨质疏松会使跟骨硬度减低，如在坚硬的石头上行走，很容易造成损伤。而骨关节退行性病变则以骨质增生为主，还包括软组织退化（如韧带、关节囊的松弛）和软骨退化，走的时间太久，会加剧磨损，造成膝关节肿胀和疼痛。

老年人一般都有不同程度的骨质疏松和关节退行性病变，走鹅卵石的时间应控制在早晚各 15 分钟左右。刚开始走鹅卵石时，脚会比较疼，不应该勉强坚持走很长时间，要循序渐进地增加锻炼时间；早晨鹅卵石较凉，可能会使关节受凉疼痛，应尽量选择接受日照后较温暖的鹅卵石路。锻炼后要洗脚，最好用干毛巾把脚擦至发热，这样能够改善微循环。老年人走路时更要将精力集中在路面，以免分散精力造成不必要的扭伤跌伤。老年人也可以采取站在原地踮脚尖的方式，既安全又起到了和走鹅卵石同样按摩穴位的效果。

16. 太极拳健身效果因人异

太极拳作为一种传统的健身项目，深受广大群众的喜爱。某医院运动创伤科表示在医院接受治疗的一些老年患者中，有不少竟是因为打太极拳而引发的病患。所以，对于老年人来说，有不少人并不适合打太极拳这运动项目。

从生活经验可以知道，经常不运动，突然运动后，第二天身体会酸疼，但继续运动就会改变这种症状。有些老年人初打太极拳，因为要长时间弓腿，时间一久就会觉得膝盖酸疼。但这时千万不要认为继续练习，待身体习惯后就不疼了。因为 40 岁之后，随着年龄的增长，膝盖内的半月板和软骨会出现不同程度的劳损和退化。老年人膝盖的内半月板和软骨经过多年的磨损已经非常脆弱了，弓腿对膝盖的压力非常大，极易造成膝盖骨的软骨磨损，同时由于半月板和软骨不能自身生长修复，受到过多压力后会加速关节退变，诱发退变关节的急性发作。因此，老年人锻炼后腿疼，一定要注意休息并马上减少运动量。

如果晨起或久坐站起时觉得关节僵硬，就说明自身的关节已经开始退化，这时的锻炼就必须控制运动量，为避免膝关节受伤应尽量减少使关节负重的长跑、登山、频繁扭动膝关节的秧歌和反复下蹲锻炼的太极拳运动。

17. 运动不能磨骨刺

骨刺也叫骨质增生，医学上称之为骨赘，是人体的一种代偿性、退行性变化。一般来说，骨刺是由于长期的炎症刺激或者长期磨损引起的，具体来讲，骨刺是由于关节磨损形成炎症后出现的组织增生，不是长在关节的表面，而是长在骨关节的边缘。走路或运动不可能使骨刺的症状得到缓解。骨刺不需特殊处理，但如果骨刺引起了局部疼痛，包块或压迫神经、脊髓时，应积极治疗。

运动可以增强体质，改善机体状态，但运动对关节来说反倒是个磨损的过程。因此，运动要适可而止，不可过量，且要因人而异。一走路关节就疼的人最好不要选择爬山或爬楼作为锻炼身体的项目，应以步行为主。体重过重的老人也不适合爬山或爬楼。当然，也不必为保护膝关节而不运动。中老年人宜进行散步、游泳、健身操等运动。

五、社区健身

1. 社区健身简介

全民健身热潮空前高涨，越来越多的人已经或正在把健身融入自己的生活，健身成为日常生活中不可或缺的一部分。在庞大的健身群体中，多数人选择了距离住所较近的社区进行锻炼，而近些年来社区户外健身器械的普及，给广大健身爱好者提供了便利的锻炼条件，社区户外健身场地也成为社区居民活动的主要场所。

社区健身器械种类繁多、功能各异，广泛分布于城市、乡村的各个社区，每个器械上面都附有简略的使用说明，便于指导群众锻炼。根据各类器材的功能，运动器械分为四个类型：伸展类器械、扭腰类器械、有氧器材和力量器械。

2. 伸展类器械注意事项

许多老人在压腿时都喜欢把腿抬得很高，认为这样动作才到位。其实，这类运动不主张拼命压腿或者把腿抬得很高，压得高不代表健康，建议最高不要过腰。用下腰训练器同样要十分小心，因为老年人肌肉软组织里的水分少，并会有不同程度的骨质疏松，用力过度很容易损伤腰椎。

3. 扭腰类器械注意事项

使用这类器械时动作尽量慢、柔，扭腰过快可导致脊柱周围小肌肉拉伤，对椎间盘会有不利影响，可能会导致椎间盘突出。因此，在做扭腰动作时，要量力而行，不要过度扭曲，尤其不要用力过猛。在扭腰时，转180度的圈，一般用3~4秒是安全的，个别老年人可用1~2秒，但不要用爆发力。

4. 有氧器械：太空漫步机使用方法

太空漫步机属于有氧器材。有的老年人在太空漫步机上加大步幅，跨度达到160度到180度，把太空漫步机当成"动态劈腿器"，这是相当危险的。因为这样可能会导致髋关节韧带松弛，易引发脱臼。此外，许多老年人喜欢在太空漫步机上同侧打秋千，这种玩法没有任何健身效果，一不留神还可能会摔下来。

滑跑机也是一种宜于老年人锻炼的器械，但有些老年人在使用时频率过快。以一个周期360度计算，一般的老年人在一秒钟内不要超过1.5至2个周期。

5. 力量器械：使用单杠谨防肩关节脱臼

单杠属于力量器械。老年人做单杠主要是为了刺激肌肉，60岁以上的老年人尤其不要做得太快太猛，有中度椎间盘突出的人，可以在单杠上做手臂适度屈曲，脚着地，做半体重的垂吊，其功用相当于垂吊牵引。无法在单杠上完成引体向上的老年朋友，切勿把手放在单杠上垂吊，因为这样容易造成肩关节脱白。

六、女性身体特殊时期运动常识

1. 月经期健身的注意事项

月经是女性的一种正常生理现象，由于健身活动可提高人体的机能水平，改善血液循环系统功能，使腹肌和盆底肌收缩和放松，有利于子宫经血的排出，所以女性经期健身是完全可以的，但不能忽视月经期的特殊性，需要一些特殊措施。由于经期子官内膜脱落出血，盆腔充血，生殖器官抗感染力下降，易于感染，此时健身应注意以下卫生要求：

（1）经期应避免过冷或过热的刺激（冷水淋浴和桑拿），特别是下腹部不要受凉，以免痛经或月经失调。

（2）经期的第一和第二天应减少运动量及强度，运动时间不宜太长。

（3）经期不宜做剧烈练习，尤其是震动强烈、增加腹压的动作，如疾跑、跳跃（剧烈的健身操）、负荷过大的力量练习等，以免造成经血量过多或影响子宫的正常位置。

（4）经期一般不宜游泳，以免在生殖器官自洁作用降低时病菌侵人造成感染。

（5）痛经、月经过多或月经失调者，经期应减少运动量、强度和练习时间，甚至停止运动。

（6）月经期不能做腹部按摩。

2. 腹部保健操——缓解女生原发性痛经

处于青春期的女生，常因子宫发育不良、内分泌影响而月经量过多、骨盆内组织充血、精神过于紧张等，可能引起原发性痛经（月经初潮起便有腹痛现象），如不伴有盆腔病理性疾病，则可在行经前、后，多做以腹部运动为主的保健体操，通过促进腹盆和盆腔血液循环来缓解痛经带来的腹疼。

练习方法如下：

（1）两腿仰卧位，做腹式深呼吸 10 次左右。

（2）身体站立，两手扶椅背，轮流提起和放下两足跟，做 20 次左右。

（3）准备姿势同上，做 5 次深蹲。

（4）取仰卧位，提腿屈膝收腹，尽量使膝盖触及下颌，然后向前伸腿，做向左右侧摆动作 10 次左右。

3. 孕妇运动有益处

有研究表明，怀孕期间做适当的运动对母体和胎儿都有好处。美国加利福尼亚大学妇产科博士弗里德总结多年的临床经验,认为每天进行 30 分钟左右的适度锻炼对于孕妇来说是非常重要的，因为怀孕期间适量锻炼可以有效帮助准妈妈们控制体重，有利于产后恢复正常的体重。另外。怀孕期间进行一定的锻炼还可以帮助女性避免一些疾病，比如可以减少患糖尿病和妊娠毒血症的风险。

散步、游泳、慢跑、上楼梯、固定蹬脚踏车等都是孕妇根据自身情况可以选择的不错的运动方式。但是选择锻炼方式之前孕妇应该与自己的医生进行沟通，听取医生的建议。

4. 产后健身常识

妊娠期腹壁皮肤受妊娠子宫膨胀的影响，弹力纤维断裂，腹直肌呈不同程度分离，产后腹壁明显放松，乳房、臀部的围度也会改变。适当活动及做产后健身操非常有利于身体恢复和身材恢复。

自然分娩的产妇，应于产后 6～12 小时内起床稍事活动，产后第二日可在室内随意走动，再按时做室内产后健身操。会阴侧切或行剖宫产的产妇，可推迟至产后第三日起床稍事活动，待拆线后伤口不感疼痛时，也应做室内产后健身操。

尽早适当活动及做产后健身操，有助于体力恢复、排尿及排便，避免或减少静脉栓塞的发生率，且能使骨盆底及腹肌张力恢复，避免腹壁皮肤过度松弛。产后健身操应包括能增强腹肌张力的抬腿、仰卧起做动作和能锻炼骨盆底肌及筋膜的缩肛动作。产后两周时开始加做胸膝卧位，以预防或纠正子宫后倾。产后健身操介绍如下：

（1）骨盆底运动。

分娩第一天即可做骨盆底运动，收紧骨盆底肌肉，像憋小便一样，在自己感觉舒服的限度内尽量坚持长一点时间，然后慢慢放松，反复做 10 次。

（2）增强腹部肌肉运动。

第一周，呼气时轻轻地缩紧腹部的肌肉，维持数秒钟后再放松。然后做压紧腹部练习：仰卧在床上，用枕头或靠垫撑住头和两肩，两腿弯曲，然后在呼气时抬起头部和两肩，保持这种姿势数秒钟，然后放松，再重复做 3 次。

（3）侧伸运动。

在上述姿势上抬起头和肩部，够向另一侧的脚踝。躺下去休息一下，然后向另一侧做重复动作。

（4）侧抬腿运动。

使双腿、臀部及头部保持在一条线上，将上面那条腿抬至与肩部同高，然后放下。这项运动可以帮助产妇锻炼臀部和大腿的肌肉。

（5）侧腰运动。

保持髋部朝前，在感到舒适的情况下，手尽量向下滑。动作要缓慢而连贯，将手停在腿侧。

（6）拱背运动。

在开始时保持背部平直，然后慢慢向上拱起，像一只猫一样。如果有任何不适的感觉，立即停下。这项运动可以帮助锻炼背部肌。

（7）脚踩踏板运动。

踝部用力将两脚向上弯，再向下弯，反复练习。它能改良血液循环，防止脚部肿胀。可每小时做一次，从分娩后第一天就开始。

5. 产褥期保健知识

如果产后恢复正常，没有任何产褥期并发症，那么在产褥期结束后就可以进行一定的运动了。如果不能确切地了解自身的恢复状况，在开始运动前最好取得主治医生的认可，如还没有完全复原，应根据自身情况推迟或减少锻炼的时间及强度。

参考文献

[1]　常蕙. 形体训练[M]. 北京：高等教育出版社，1996.

[2]　王占春. 舞蹈[M]. 北京：人民教育出版社，1998.

[3]　孙国荣. 大学生舞蹈教学指导[M]. 上海：上海音乐出版社，1998.

[4]　潘志涛. 中国民间舞教材与教法[M]. 上海：上海音乐出版社，2001.

[5]　成明详. 体育与健康[M]. 北京：人民卫生出版社，2003.

[6]　王锦芳. 形体舞蹈[M]. 浙江：浙江大学出版社，2006.

[7]　张蕙兰. 瑜伽[M]. 北京：人民体育出版社，2007.

[8]　宋金龙. 体育与形体、保健[M]. 北京：科学出版社，2008.

[10]　瑞隆. 哈他瑜伽关键肌肉全解[M]. 上海：上海锦绣文章出版社，2008.

[11]　冯卫红，曲海英. 护士礼仪与形体训练[M]. 北京：科学出版社，2010.

[12]　匡小红. 新编健美操运动教程[M]. 西安：陕西人民出版社，2010.

[13]　李晴晴. 舞蹈与幼儿舞蹈创编[M]. 长春：东北师范大学出版社，2014.

[14]　雅基，格林，哈斯. 舞蹈解剖学[M]. 郑州：河南科技出版社，2017.

[15]　王宇，高元杰. 护理礼仪与人际沟通[M]. 北京：人民卫生出版社，2018.

[16]　刘桂瑛. 护理礼仪[M]. 北京：人民卫生出版社，2004.

[17]　秦东华. 护理礼仪与人际沟通[M]. 北京：人民卫生出版社，2014.

[18]　董乃群，刘庆军. 社交礼仪实训教程[M]. 北京：清华大学出版社，2012.